临床护理常规与精要

主　编　殷爱云　等

副主编　王　新　王于静　王华倩　仪　敏
刘　云　吕海云　陈　晨　蔡　佳
张学春　赵莎莎　李福莲　赵　阳
郭晓敏　韩茹春　葛艳玲　张　敬
祖新霞　陈小琳

吉林科学技术出版社

图书在版编目（CIP）数据

临床护理常规与精要 / 殷爱云等主编. -- 长春：吉林科学技术出版社, 2020.8

ISBN 978-7-5578-7577-0

Ⅰ. ①临… Ⅱ. ①殷… Ⅲ. ①护理学 Ⅳ. ①R47

中国版本图书馆CIP数据核字(2020)第189113号

临床护理常规与精要

主　　编　殷爱云 等
出 版 人　李　梁
图书统筹　焦少敏
责任编辑　许晶刚　张延明
封面设计　周砚喜
开　　本　787mm × 1092mm　1/16
字　　数　318千字
印　　张　15
印　　数　1-1500
版　　次　2020年 8 月第1版
印　　次　2021年 5 月第2次印刷

出　　版　吉林科学技术出版社
发　　行　吉林科学技术出版社
地　　址　长春市净月区福祉大路5788号
邮　　编　130000
编辑部电话　0431 - 81629517
印　　刷　保定市铭泰达印刷有限公司

书　　号　ISBN 978-7-5578-7577-0
定　　价　60. 00元

目 录

第一章　骨与关节疾病患者的护理

骨与关节疾病是指发生在脊柱和四肢的骨、关节、肌、肌腱、筋膜、滑膜、神经、血管、淋巴等组织和器官的疾病。这些疾病主要影响人的活动，给病人的日常生活、工作、劳动、学习带来一定的困难，严重时造成肢体残疾，给社会和家庭造成一定的负担。护理这类病人时，要充分调动家属和病人的积极性，共同参与疾病的治疗和护理，最大程度的恢复肢体的功能，提高病人的生存质量，减轻社会和家庭的负担。

第一节　骨折患者的护理

一、概述

骨的连续性或完整性中断即为骨折。可发生在骨的任何部位，以创伤性骨折较常见。

（一）病因

1. 直接暴力　外力直接撞击，暴力作用于骨骼，使直接受击处骨折，多伴有广泛的皮肤和软组织损伤。

2. 间接暴力　暴力接触身体后，经传导、杠杆、扭转作用使受击点远隔部位发生骨折，如跌倒时手掌着地致锁骨骨折，下肢跌倒时股四头肌猛烈收缩致髌骨骨折。

3. 积累劳损　骨骼某处长久地承受一种持续应力，该处可能发生疲劳性骨折，如长途行军致第2、3跖骨颈骨折等。

4. 骨骼疾病　因骨骼局部结构破坏或脆弱，正常活动中即可发生病理性骨折，如骨髓炎、各种骨肿瘤所致骨折。

（二）分类

1. 根据骨折端是否与外界相通分类。

（1）闭合性骨折：骨折处皮肤或黏膜完整，骨折断面不与外界相贯通。

（2）开放性骨折：骨折处皮肤或黏膜破损，且骨折部位直接地或间接地（刺破中空性器官）与外界相通。骨折端已污染，发生感染的可能性较大。

2. 根据骨折的程度及骨折线的形态分类

（1）不完全性骨折：骨的连续性部分中断，如裂缝骨折、青枝骨折等。

（2）完全性骨折：骨的连续性完全中断，如横形、斜形、螺旋形、粉碎、嵌插骨折及压缩骨折等。完全性骨折常有骨断端移位，其移位情况取决于暴力方向、肢体重量、肌肉牵拉、搬运不当等因素，给治疗增加了一定难度，可造成严重并发症。

3. 根据骨折的稳定程度分类

（1）稳定性骨折：指复位后在适当外固定下不易发生移位的骨折，如不完全骨折及横断、嵌插骨折等。

（2）不稳定骨折：指复位后易于移位的骨折，如斜形、螺旋形、粉碎性骨折等。不稳定骨折的复位、固定都有较多复杂性。

4. 根据骨折的时间长短分类

（1）新鲜骨折：指骨折后短期内（一般在2周内）骨断端尚未形成纤维性连接者，此期是手法闭合复位的理想时期，时间越短越好。

（2）陈旧骨折：指骨折断端血肿机化，已经形成纤维性粘连者（多发生于骨折2周后），此时复位较难，多需手术处理。

【护理评估】

（一）健康史

了解病人的年龄、受伤经过，既往有无骨骼疾病史，如骨髓炎、肿瘤等。明确病人受伤时外力作用的方向、大小部位、程度及受伤时的体位，伤后立即发生的功能障碍及其发展过程，急救处理的经过、搬移和运送方式等。

（二）身体状况

1. 一般表现

（1）疼痛和压痛：骨折处有明显疼痛和压痛。骨盆骨折、肋骨骨折时，分别做骨盆挤压试验、胸廓挤压试验可产生剧痛。

（2）肿胀及瘀斑：骨折发生后局部血肿形成，同时因创伤性炎症反应，致患处明显肿胀。严重时出现皮肤水泡。血肿浸润皮下常见大片瘀斑。

（3）功能障碍：骨折时因骨骼支架作用障碍和局部疼痛，肢体主动或被动活动受限。

2. 骨折的专有体征

（1）畸形：骨折端发生重叠、侧方、成角、旋转等移位时，受伤局部表现短缩、异常角度等畸形改变。

（2）反常活动：在四肢长骨骨折时，原来应该连贯的没有关节的部位，出现了反常的类似关节的活动。

（3）骨擦音（感）：局部肌肉的痉挛或肢体位置变动，使骨折两端碰触而发生的摩擦声音。骨折专有体征多见于完全性骨折。

3. 骨折的并发症　骨折发生后，在短期内或在愈合后期，常出现各种并发症，轻者可能致残，重者会危及生命。

（1）早期并发症：肱骨髁上骨折

1）休克：多发性骨折、骨盆骨折、股骨干骨折出血量较大，且伴有较重软组织损伤，易发生创伤性或失血性休克。

2）血管损伤：邻近骨折部位的重要动脉或静脉有损伤可能。如肱骨髁上骨折可损伤肱动脉，股骨下1／3骨折可损伤腘动脉，锁骨骨折可损伤锁骨下动脉。血管损伤能造成肢体远端血液循环障碍，严重时导致肢体残疾或肢体坏死。

3）神经损伤：常见的如肱骨干骨折致桡神经损伤，肘关节周围骨折致尺神经或正中神经损伤，腓骨颈骨折致腓总神损伤等。脊椎压缩性骨折可致脊髓损伤而出现不同程度截瘫。

4）内脏损伤：骨盆骨折时骨盆变形或骨折端锐刺可致膀胱、尿道和直肠损伤，肋骨骨折时断端刺向深部或暴力冲击可致气胸血胸以及肝、脾破裂等。要注意复杂性损伤常合并有颅脑、胸部、腹部伤，评估中应密切注视全身和局部症状

5）骨筋膜室综合征：骨筋膜室是由深筋膜与骨、骨间膜、肌间隔所围成的容量有限的软组织间室。骨筋膜室综合征是由于骨折时形成的血肿和严重软组织水肿，导致间室内压力增高，间室内软组织的血液循环障碍。肌肉、神经急性缺血而出现的一系列综合征。常见于前臂掌侧和小腿。主要表现是：①肢体组织因缺血和受压而剧烈疼痛。②局部肿胀，严重压痛。③指（趾）呈屈曲状，活动受限，被动牵拉时疼痛加剧。④因动脉供血障碍或静脉回流障碍，表面皮色苍白或潮红、发绀。⑤远端动脉搏动可正常，但严重时减弱或消失。根据以上表现一经确诊，应紧急地充分切开深筋膜及肌间隔以缓解间室压力。如延误诊治可导致肢体坏疽或缺血性肌挛缩等严重后果。此外，尚需注意肢体外绷带包扎过紧或肢体主要动脉、静脉损伤也易引起骨筋膜室综合征。

（2）晚期并发症

1）关节僵硬：患肢固定日久而缺少适当功能锻炼，可使关节囊等周围软组织挛缩。尤其是关节内和周围软组织损伤，形成关节面之间或关节与周围软组织之间的广泛粘连，从而致关节活动受限。常伴骨质脱钙及失用性肌萎缩。

2）损伤性骨化（骨化性肌炎）：常见于关节脱位或关节附近骨折。因局部形成血肿，骨膜剥离移位，随后发生了血肿广泛骨化，并波及周围损伤出血的肌肉等软组织中，致使关节功能障碍。

3）愈合障碍：全身情况较差或骨折处骨质血供不良、骨断端分离或有软组织嵌入、复位或固定不妥当、不适当的过早过度活动、局部感染等诸多因素均可使骨折延迟

愈合或不愈合。

4）畸形愈合：复位或固定不妥当、过早负重活动等，可使骨折在重叠、旋转、成角等畸形状态下愈合连接。

5）创伤性关节炎：关节内骨折使关节面不平滑，或肢体骨折后畸形愈合使关节活动应力紊乱，均可造成创伤性关节炎。表现为活动时关节疼痛和运动障碍。

6）缺血性骨坏死：骨折处骨质因血供障碍而坏死，如股骨颈骨折的股骨头坏死。

7）缺血性肌挛缩：因肢体重要血管损伤所致，也可是骨筋膜室综合征的后期结果。缺血肌群变性、坏死、机化而出现挛缩，如发生在前臂掌侧即表现为特殊的“爪形手”畸形，也称Volkmann挛缩。

另外，长期卧床还可引起皮肤压疮、泌尿系感染及结石、坠积性肺炎等其他并发症。

（三）辅助检查

X线摄片可明确有无骨折以及骨折类型。投照部位包括骨折处上或下邻近关节，常规摄正、侧位片，必要时加特殊位置摄片。对复杂性损伤病人和手术前后病人应作血常规检查，了解失血情况或感染情况。

（四）治疗原则

1. 骨折的治疗方法与效果骨折治疗的原则是复位、固定和功能锻炼。复位就是用手法或手术使骨折部位恢复到正常或接近正常的解剖关系；固定就是用外固定方法（小夹板、石膏绷带、牵引等）或手术切开内固定方法将骨折稳定在复位后的位置，使其以良好的对位对线关系达到牢固愈合；骨折复位与固定后，为促进骨折煎合和患肢肌肉、肌腱、韧带、关节囊舒缩活动的恢复，应指导病人循序渐进地进行功能锻炼。

骨折的常用治疗方法有以下4类：

（1）手法复位与外固定：这是临床上最常用的方法，大多数病人采用这种简单的方法，可获得满意的愈合效果。手法复位是在麻醉下（常用局麻），沿肢体纵轴对骨折处施以有效牵引和对抗牵引，然后采取合适的手法使骨折断端的移位得到矫正。如果使两骨折端接触面（对位）和两骨折端在纵轴线上的关系（对线）完全恢复了正常解剖关系，即为解剖复位。如果两骨折端对位欠佳，但对线基本良好，愈合后肢体功能正常，此属功能复位。复位达到要求后应采取以下外固定方法：①小夹板固定。

（2）持续牵引：是利用牵引力和反牵引力机械装置，作用于骨折部位，以达到复位和维持固定的目的。常用于手法复位有困难或夹板、石膏固定有困难者，如股骨干闭合性骨折，因骨折周围肌肉丰满、肌痉挛，难以手法复位也难于稳妥进行外固定；胫腓骨不稳定性骨折，一般外固定不易奏效；再如四肢骨折局部严重肿胀或有皮肤挫裂伤，胫、股骨开放性骨折等也宜采取持续牵引法。

持续牵引有皮牵引和骨牵引两种方法。前者是用宽胶布粘贴在患肢皮肤或使用预制的牵引带而挂上重量作牵引，牵引力量小。后者是通过贯穿在骨组织内的钢针作牵引，牵引力量大。两者均需要相应的滑轮装置。牵引初期力量大，有复位作用；骨折复位后减轻重量以维持固定。持续牵引的优点是可解除肌肉痉挛；并因肌肉的牵张而形成骨折四周的“软组织夹板”作用以促进碎骨片聚拢复位，骨牵引还有利于开放性损伤伤口观察及换药；便于关节功能锻炼，一般不能早期下床活动；牵引力过小而不能复位可致畸形愈合，牵引过度而骨折端分离可致愈合障碍等。

（3）手术复位与内固定：有些特殊情况需考虑手术复位，如骨折断端有肌肉等软组织嵌入者、手法复位难以奏效的关节内骨折者、合并重要血管或神经损伤须手术探查者、陈旧性骨折或手法复位失败的骨折等。方法是手术切开后直视下骨折复位。优点是复位准确；缺点是手术损伤骨折周围软组织及骨膜，使局部血供破坏而致不同程度愈合。手术切开复位者，一般采取内固定，紧贴骨骼，使用对人体组织无不良刺激的金属内固定物，如髓内针、螺丝钉、接骨钢板等。优点是固定牢靠，但常需二次手术去除内固定物。

（4）外固定器：是介于内固定与外固定之间的一种方法。外固定器具有复位和固定双重作用，易于处理伤口，不限制关节活动。

2. 骨折的愈合过程与标准　经过正确的处理，如果没有并发症，成人骨折需3～4个月可达到良好愈合的效果。

（1）骨折的愈合过程：其过程大致可分3个阶段。

1）血肿机化期：骨折后局部形成的血肿，逐渐机化为纤维组织。此时骨断端发生纤维性联结，故又称纤维愈合期，大约为2周。

2）原始骨痂形成期：骨断端的骨内、外膜处经过成骨细胞增生、钙化等一系列愈合过程，形成新生骨组织，即内骨痂和外骨痂；骨断端之间的纤维组织也转化为软骨组织，再钙化、骨化为骨组织，形成腔内骨痂和环状骨痂。骨痂的形成使骨折处能耐受肌肉收缩产生的一般应力，这时可去除外固定，渐恢复日常活动。故此期又称临床愈合期，大约3个月。

3）骨痂改造塑形期：在以后相当长期的负重活动中，应力轴线上的骨痂不断加强，其他骨痂逐渐吸收，骨髓腔沟通，可恢复至正常骨结构。

（2）骨折临床愈合标准：骨折的临床愈合是否达到治疗效果要求，可参考5项标准：①局部无压痛及纵向叩击痛。②局部无异常活动。3X线片显示骨折处有连续性骨痂，骨折线模糊。④解除外固定后应满足下列要求：上肢向前平举1kg重物持续1分钟，下肢在3分钟内不扶拐可平地连续行走30步以上。⑤连续观察2周不变形。

（3）影响骨折愈合的因素

1）全身性因素：儿童及青少年愈合快，老年人愈合慢营养不良或患有各种代谢障碍性疾病等健康状况不佳者愈合慢。

2）局部性因素：①骨折的部位、类型、程度等影响愈合。如松质骨比密质骨愈合快、损伤重、血肿大、骨缺损或坏死等愈合慢或不愈合。②治疗或护理不当，如复位或固定欠妥、不恰当的手术处理、功能锻炼不够或过度等可影响愈合。③骨折端的血供不良或周围软组织较少或软组织损伤重，骨愈合慢。④骨断端接触不佳或分离或有软组织嵌入则影响愈合。⑤骨折局部有感染则影响愈合。

（五）心理–社会状态

意外的车祸或工伤事故，事先并无先兆，病人缺乏心理准备与适应。伤后由于肢体活动受限、担心致残、学习和工作中断等使病人多表现抑郁反应，如忧愁、悲伤、后悔、自责或抱怨。当伤肢功能残障或肢体缺失时病人会出现悲观失望，甚至会有轻生的想法。

【护理诊断及合作性问题】

1. 焦虑　与学习、工作中断或担心肢体伤残等有关。

2. 躯体活动障碍　与患肢疼痛、肢体固定及医嘱要求卧床有关。

3. 有感染的危险　与开放性损伤、手术创伤、长期卧床、缺少活动及抵抗力下降等因素有关。

4. 潜在并发症　休克、内脏损伤、脂肪栓塞等骨折早期并发症；缺血性肌挛缩、创伤性关节炎，肌肉萎缩、关节僵硬、肢体畸形等骨折晚期并发症。

其他常见护理诊断：自理能力缺陷、营养失调、便秘、有周围神经或血管功能障碍的危险、有意外损伤的危险、执行治疗方案无效、自我形象紊乱、社交障碍等。

【护理目标】

病人疼痛缓解，焦虑减轻，能顺利适应角色改变和生活、工作环境；生活得到照顾，经过指导和训练，生活自理能力提高；尽量避免各种并发症的发生；配合医护工作，提高自我保健及康复能力。

【护理措施】

（一）急救护理

1. 抢救生命　病人出现呼吸心跳停止、窒息、休克、大出血、开放性气胸或张力性气胸时，应及时配合急救，包括胸外心脏按压、人工呼吸、压迫止血、给氧输液等处理。同时注意观察神志、呼吸、脉搏、血压等情况，并做好记录。

2. 保护伤口　开放性骨折用无菌敷料或现场最清洁的布类包扎伤口，以免继续污染；外露骨端一般不进行现场复位，以免细菌侵入。

3. 妥善固定　凡有骨折或疑有骨折的病人，均应给予临时固定处理，以免骨折端移动加重损伤，同时可减轻搬运中的疼痛，有利于防止休克。四肢长骨固定应超过骨折两端关节，固定物一般使用预制的夹板，但现场可就地取材，如用木棍、木板、书本等。在无材料可取时上肢可固定于胸部，下肢固定于健侧下肢。

4. 迅速转运　病人经初步抢救和包扎固定后，应迅速平稳地转送医院，以便及时正规地治疗。病情复杂者，应有医护人员陪送。

（二）非手术治疗及术前护理

1. 一般护理

（1）生活护理：骨科病人常需较长时间卧硬板床，卧床期要做好生活护理，如协助洗漱、进饮食等。供给病人高能量、高营养饮食，多吃水果蔬菜，以防便秘。鼓励、促使病人主动进行有关躯体活动。做好排尿排便护理，保持会阴部及床单清洁。长期卧床易发生骨质脱钙，应多饮水，预防泌尿系结石和感染。长期卧床还可能发生压疮、呼吸系统感染，应经常进行皮肤护理，常翻身，练习深呼吸运动等。

（2）体位：长期卧床或使用外固定的病人，应注意保持肢体功能位置。如肘关节应屈曲70°～90°，前臂中立位，腕关节应背伸30°左右；掌指及指间关节应拇指对掌，且各指成半握拳状等，对截瘫病人，一般在足部使用石膏托或支架以防垂足畸形。

2. 心理护理　对就诊病人要态度和蔼，尊重病人，增强病人安全感和信任感。对治疗期间的病人，给予理解和同情，耐心听取病人的诉说与不适，尽量满足病人合理需求。对康复期病人，多做安慰和鼓励，帮助病人主动适应新的生活环境。主动介绍骨折的愈合过程，及时解除病人认知上的疑虑和误解，消除心态上的焦虑与抑郁，克服存在的消极或厌世态度，做好相应的护理工作，促进早日康复。

3. 病情观察　对多发性骨折或复杂性创伤病人，重视生命体征变化和颅脑、胸、腹部症状体征，以便及时发现合并伤和骨折早期并发症；对骨折早期病人，了解患肢远端血液循环情况，触摸桡动脉或足背动脉搏动是否正常；在骨折病人治疗期和康复期，要经常观察患肢肌群和关节的形态与功能状况，配合医嘱、教育病人定期作骨折部位X线复查，以随时了解、评估骨折愈合的现状和晚期并发症发生的可能性。

4. 做好小夹板、牵引、石膏固定病人的护理。

5.. 术前准备　闭合性骨折重点是皮肤准备，术前2～3日开始备皮，每日用肥皂水清洗手术区域皮肤，再用70%的乙醇或碘附消毒后，用无菌布单包扎；术前1日剃去毛发后，再消毒包扎。开放性骨折待急救处理后，先进行清创术，再进行骨折手术。

（三）术后护理

1. 一般护理

（1）搬运：注意保护患肢应采用三人平托法，以保持病人身体轴线平直。

（2）体位：四肢手术后应抬高患肢，以利于血液回流，减轻或预防患肢肿胀。手术后有石膏外固定者应用枕头、沙袋等衬垫妥当。肢体位置以有利于静脉回流，不引起石膏断裂，尽量舒适为原则。

2. 病情观察　观察患肢血液循环，随时观察患肢有无疼痛、肿胀、肢端麻木。检查局部皮肤的温度、颜色、感觉及活动度。

3. 防止意外伤害　加强基础护理，为病人提供方便、安全的医疗护理环境，以防止病人由于躯体活动受限发生跌倒等意外伤害。

4. 功能锻炼　骨折病人进行功能锻炼的主要目的是迅速恢复患侧肢体的正常功能，从而恢复独立生活。而实际病人却往往因为惧怕疼痛或由于缺乏相关知识而不敢或难以进行功能锻炼。因此护士应在不影响固定的前提下指导病人早期进行功能锻炼。

（1）宣传锻炼的意义及方法：使病人意识到功能锻炼的重要性，消除思想顾虑，主动运动锻炼。

（2）了解各关节的功能位：功能位是指关节保持的位置可以发挥最大功能的姿势。在骨折的治疗中病人被动体位或肢体固定要保持功能位，以减少并发症发生。①腕关节：背伸20°～30°。②肘关节：屈曲90°③肩关节：外展45°、前屈30°、外旋15°④踝关节：0°（即足与小腿呈90°）。⑤膝关节：屈曲5°⑥髋关节：前屈15°～20°、外展10°～20°、外旋5°～10°。

（3）一切功能活动都应在医护人员指导下进行，随着骨折部位稳定程度的增长及周围损伤软组织逐步修复，功能锻炼活动范围由小到大，次数由少渐多，时间由短至长，强度由弱到强。具体锻炼方法可分为3个时期。

1）骨折早期：伤后1～2周内，伤肢局部肿胀疼痛，骨痂尚未形成，骨折端不稳定，容易再移位，加之外固定限制，妨碍患肢和关节的活动。此期功能锻炼的主要形式是：在关节不活动的情况下，主动地使肌肉收缩和舒张，每天数次，每次5～20分钟。上肢肌肉锻炼的方法是用力握拳和充分伸直五指。下肢肌肉锻炼的方法是用力收缩和放松股四头肌，以及用力使踝关节背伸，趾屈及伸屈足趾。原则上骨折部上、下关节不活动，身体其他部位均应正常活动。此期制动并抬高患肢，促进血液循环，减轻水肿，观察伤口情况，使用有效抗生素，开放性骨折加用TAT注射治疗3处理，以免导致不良后果。功能锻炼的主要目的是促进患肢血液循环，以利消肿和稳定骨折。

2）骨折中期：伤后2周后至8～10周，局部疼痛消失，肿胀消退，骨折部日趋稳定。此期锻炼的形式除继续增强患肢肌肉等长舒缩活动外，在医护人员或健肢的帮助下进行骨折部上、下关节的活动，并逐渐由被动活动转为主动活动。运动强度、运动量及运动时间可逐步增加，防止关节僵硬、肌肉萎缩、骨质疏松等。每天2～3次作关节的全范围活动。

3）骨折后期：此期骨愈合已较坚固，已达临床愈合，外固定已解除。此期功能锻炼的主要形式是加强患肢关节的活动和负重，使各关节迅速恢复正常活动和肢体正常力量。

（4）功能锻炼以恢复肢体的生理机能为主。上肢以增强手的功能为主；下肢以增强负重，步行能力为主。

（5）功能锻炼以骨折部位不发生疼痛，病人不感到疲劳为原则。锻炼后患肢轻度肿胀，经晚间休息后能够消肿的可以坚持锻炼。如肿胀较重伴有疼痛，应抬高患肢，减少活动，待肿胀、疼痛消失后再恢复锻炼。如果肿胀疼痛加重，经对症处理无明显好转并伴关节活动范围减少；或骨折部位突发疼痛时，应暂停锻炼，并进一步检查，谨防发生新的损伤。

（6）功能锻炼应严格控制不利于骨折端稳定的活动。如外展型肱骨外科颈骨折的肩关节外展活动；伸直型肱骨髁上骨折的伸肘活动；踝部骨折的足跖屈活动等。

5. 心理护理　鼓励病人自理，经常与病人交谈，了解病人及家属的要求，取得病人与家属的信任。指导并协助病人完成自己的日常生活活动，增强恢复健康的信心。鼓励、协助和指导病人功能锻炼，使其肢体尽快恢复功能，生活自理。

【健康指导】

1. 骨折初期应教育病人及时就诊，及时采取正确治疗，预防骨折并发症。指导病人在骨折整复后遵医嘱及时到医院复诊。

2. 对骨折固定期的病人要适时进行宣教，指导病人和家属配合治疗和护理工作。

（1）告知病人病情和治疗的基本情况。

（2）应鼓励病人多饮水、多吃蔬菜、水果及易消化食物多做卧床活动锻炼，必要时服用缓泻药物。

（3）年老、体弱、瘫痪或有外固定的病人，易发生压疮，指导病人和家属学会预防及护理压疮的方法。

（4）指导家属定时开窗通风；注意病人保暖，避免受凉；协助卧床病人翻身和肢体运动，嘱病人多作深呼吸及咳嗽，以预防肺部并发症。

3. 疾病康复期应最大限度地恢复肢体功能活动，避免残障。鼓励、指导病人学会、改进并坚持长期功能锻炼方法。

4. 社区护理中要教育人们遵守交通规则，加强生产生活环境的安全保护措施，预防骨折发生。

二、常见骨折病人的护理

（一）桡骨下端骨折病人的护理

多发生于桡骨远端2~3cm范围内，以桡骨远端伸直型骨折（Cols骨折）多见，即跌倒时腕部背伸，以手掌撑地，间接暴力使骨折远端向背侧桡侧移位。局部典型移位在侧面观呈“餐叉”畸形，在正面观为“枪刺样”畸形。X线摄片有助于了解骨折详细情况。

1. 处理原则　手法复位、石膏绷带或小夹板外固定。

2. 护理要点　复位固定前后均应注意患侧手指血液循环、感觉、运动有无异常。固定期间作手指、肘、肩运动，拆除固定后进行腕关节功能锻炼。

（二）肱骨髁上骨折病人的护理

肱骨髁上骨折指肱骨髁上约2cm以内的骨折。以伸直型骨折最多见，即跌倒时手掌着地，间接暴力使骨折远端向后方移位，可同时伴有桡侧或尺侧移位，易合并肱动脉或正中神经损伤。局部可有骨折一般表现及特殊体征，但肘后三角关系正常。X线摄片可明确骨折类型及程度。

1. 处理原则　一般采取手法复位及肘关节屈曲位外固定；对局部肿胀明显者，宜先行尺骨鹰嘴悬吊牵引，待消后再行手法复位；手法复位失败或合并血管、神经损伤者宜手术治疗。

2. 护理要点　按一般骨折病人进行护理，但特别要注意观察患肢桡动脉搏动及末梢血液循环、感觉、活动情况，晚期注意有无骨化性肌炎、肘内翻畸形、甚至Volkmann挛缩等并发症发生。

（三）肱骨外科颈骨折病人的护理

肱骨外科颈位于解剖颈下2～3cm，即肱骨大结节之下，胸大肌止点之上，是肱骨干骨密质与骨松质交接处，最易发生骨折，故名外科颈骨折。

根据骨折原因可分为无移位型骨折、外展型骨折和内收型骨折三型，以外展型骨折多见。肱骨外科颈骨折诊断容易。了解受伤史及发病机理，伤后有肩部疼痛、肿胀、皮下瘀斑、肩关节活动受限。大结节下方骨折处有压痛，根据肩部正位X片可显示骨折类型。

1. 处理原则　可采用手法复位后用超肩小夹板或用石膏托固定于贴胸位四周，固定后强调早期功能锻炼。手法复位不成功，复位不满意或陈旧性骨折，应采用手术复位，髓内针或螺钉内固定。

2. 护理要点　注意观察患肢血运，指导病人在外固定后进行患肢的主动运动，防止肌肉萎缩和僵硬，抬高患肢，减轻水肿，解除固定后，加强肩关节、肘关节的运动。

（四）股骨颈骨折病人的护理

股骨颈骨折多发生于老年人，有三种类型：①头下骨折。②经颈骨折。③基底骨折。由于股骨颈局部血供较差，易并发骨折不煎合和股骨头缺血性坏死。多数情况下是跌倒时，身体发生扭转，间接暴力使股骨颈折断。临床表现为患髋疼痛，活动障碍，患肢呈缩短外旋畸形，检查见大转子上移。但嵌插骨折时畸形不明显，仍可勉强行走，X线摄片检查可明确诊断。

1. 处理原则　对嵌插骨折或无移位的稳定骨折，可穿“丁”字鞋或行持续皮牵引6～8周，后逐渐扶拐下地，患肢不负重行走。有移位的骨折或不稳定的骨折应在X线监测下，手法复位后行加压螺钉内固定或角钢板固定。并发股骨头坏死或不愈合者，应考虑人工股骨头置换术或全髋关节置换术。

2. 护理要点　非手术治疗卧床期间进行股四头肌等长收缩训练和踝、足趾的屈伸活动；不可取侧位，不可使患肢内收，避免骨折移位；牵引8周后可在床上起坐，3个月后可下地扶拐不负重行走，6个月渐弃拐行走；长期卧床应注意肺部感染、泌尿系感染、褥疮等并发症。手术治疗的病人卧床2～3周后可起坐，6周后下地扶拐不负重行走；人工股骨头置换术后1周后可酌情下地活动。

（五）脊柱骨折病人的护理

脊柱骨折可发生于颈椎、胸椎或腰椎。多因间接暴力所致，常造成椎体压缩或粉碎性骨折，严重时合并关节脱位或脊髓损伤。临床表现为局部疼痛、肿胀、脊柱活动受限，骨折处棘突有明显压痛和叩痛，胸、腰椎骨折常有后突畸形。合并截瘫时，损伤脊髓平面以下感觉、运动、反射障碍；颈椎骨折致高位截瘫时四肢瘫痪，可出现呼吸困难，第4颈椎以上损伤可能呼吸停止。X线或CT、MR检查有助骨折部位、程度、脊髓损伤情况的判断。

1. 处理原则

（1）颈椎骨折压缩或移位较轻者，用颌枕吊带卧位牵引；较重者用持续颅骨牵引。一般牵引4～6周，待X线片复查复位良好即可改用头颈胸石膏固定3个月。

（2）胸腰椎体压缩程度在1／5以内者，应平卧硬板床，骨折处垫厚枕，在数日后逐渐进行腰背肌后伸锻炼，6～8周后带围腰渐下床活动；椎体压缩显著而后突畸形明显者，应在俯卧位使脊柱过度后伸情况下进行复位，随后做石膏背心固定3个月。

（3）伴有脊髓损伤者，宜及早切开复位并行椎板切除术等，必要时考虑适当内固定或脊柱植骨融合术以稳定脊柱，防止脊髓损伤加重。

2. 脊柱骨折的急救　由3人分别托扶病人的头背、腰臀及双下肢部位，协调动作，平稳置于硬板上抬运。始终保持脊柱中立位，切忌背驮、抱持等方法，以免脊柱扭曲、旋转致骨折处移位而损伤脊髓。疑有颈椎骨折或脱位时，须用双手牵引头部使颈椎维持中立位，平置病人于硬板上，在头颈两侧填塞沙袋或布团以限制头颈活动。

3. 护理要点　脊柱骨折急救时特别注意搬动病人的方法，以免加重损伤；治疗期间卧硬板床，指导病人腰背肌后伸锻炼；除执行一般骨折病人牵引、石膏固定等有关护理原则卜，对截瘫病人应做好相应护理，如积极预防压疮、肺部感染、泌尿系感染和结石等并发症，对高位截瘫者特别注意观察并维护呼吸功能。

（六）骨盆骨折病人的护理

骨盆骨折是一种严重外伤，多由直接暴力挤压骨盆所致，多见于交通事故和塌方。骨盆骨折创伤约半数以上伴有并发症或多发伤。最严重的是创伤性休克、失血性休克及盆腔脏器合并伤，救治不当有很高的死亡率。

骨盆骨折按骨盆环的损伤情况可分为骨盆边缘孤立性骨折、骨盆环单处骨折和骨盆环双处骨折伴骨盆环破裂三类。患者有严重外伤史，尤其是骨盆受挤压的外伤史。临床表现为局部疼痛广泛，活动下肢或坐位时加重。局部肿胀，在会阴部、耻骨联合处可见皮下瘀斑，压痛明显。从两侧髂嵴部位向内挤压或向外分离骨盆环，骨折处均因受到牵扯或挤压而产生疼痛（骨盆挤压分离试验）。常伴有休克，X线、CT检查可显示骨折类型和骨折移位情况。可并发腹膜后血肿、尿道或膀胱损伤、直肠损伤等。

1. 处理原则　重点是对休克及各种危及生命的并发症进行处理。对骨盆边缘性骨折，只需卧床休息处理，对骨盆单环骨折有分离时，可用骨盆兜带悬吊牵引固定。骨盆兜带用厚帆布制成，其宽度上抵髂骨翼，下达股骨大转子，悬吊重量以将臀部抬离床面为宜，5～6周后换用石膏短裤固定。对骨盆环双处骨折伴骨盆环破裂，目前大都采用手术复位及内固定。

2. 护理要点　注意观察生命体征的变化，防止休克的发生。维持排尿、排便的通畅。保持皮肤的清洁卫生，按时按摩受压部位，防止发生压疮。协助和指导病人进行合理锻炼，避免发生肌肉萎缩，促进早日康复。

第二节　关节脱位患者的护理

一、概述

构成关节的关节面失去正常对合关系，称为关节脱位。好发于儿童、青少年，上肢多于下肢。

【分类】

（一）按脱位发生的原因分

1. 创伤性脱位　较多见，即直接暴力或间接暴力作用于关节而致脱位，如跌倒时手掌撑地使肘关节脱位等。

2. 习惯性脱位　创伤性脱位使关节囊、关节周围韧带撕裂或撕脱，如处理方法不当易形成关节周围软组织松弛或薄弱，以后每遇较轻外力作用可反复发生脱位。此种情况也称习惯性脱位。常见于肩关节。

3. 先天性脱位　先天性胚胎发育不良，导致关节结构发育不全可造成先天性关节畸形。如先天性髋关节脱位。

4. 病理性脱位　骨关节疾病史、关节结核或化脓性关节炎等疾病可使关节结构破坏，逐渐导致关节病理性脱位。

（二）按脱位后的时间分

分为新鲜性脱位和陈旧性脱位。脱位后时间未超过3周者为新鲜性脱位，超过3周者为陈旧性脱位。陈旧性脱位的关节腔及周围软组织内血肿已机化，复位较难。

（三）按脱位后关节腔是否与外界相通分

分为闭合性脱位和开放性脱位。闭合性脱位指脱位处皮肤完整，关节腔不与外界相通；开放性脱位指脱位处皮肤破裂，关节腔与外界相通。

（四）按脱位的程度分

分为全脱位和半脱位。全脱位指关节面对合关系完全失常，半脱位指关节面对合关系部分失常。

【病理生理】

创伤性关节脱位时构成关节的骨端有移位，关节囊有不同程度撕裂，关节腔内外有积血。3周左右血肿机化，形成肉芽组织，继而成为纤维组织，形成关节周围粘连。关节脱位的同时伴有关节附近韧带、肌腱和肌肉的损伤，有时伴有撕脱性骨折及血管、神经等的损伤。

【护理评估】

（一）健康史

了解外伤发生的经过，暴力的大小、方向、性质及受伤部位、治疗情况等，评估有无骨关节疾病史。

（二）身体状况

创伤性脱位多见。本节主要讨论创伤性脱位。

1. 一般表现　脱位的关节疼痛、肿胀及瘀斑、活动障碍，开放性脱位可有伤口及出血。

2. 专有表现

（1）畸形关节脱位：后骨端移位造成的局部形态异常。

（2）弹性固定关节脱位：使其周围肌肉痉挛，同时使关节囊、韧带扭曲牵拉，从而固定受伤局部于畸形状态，在被动活动时可感到一定弹性抗力。

（3）关节部位空虚：因关节的骨端发生了移位，触诊见原关节部位空虚。

3. 并发症

（1）常可合并关节内、外骨折。

（2）可损伤及压迫关节附近重要血管损伤，出现肢体远端皮肤苍白或水肿，动脉搏动减弱或消失，严重时可发生肢体坏死。

（3）牵拉和压迫作用可致附近神经麻痹，其支配区域的感觉、运动和反射功能障碍。

（4）晚期可发生骨化性肌炎或创伤性关节炎等。

（三）X线检查

早期行X线检查，以明确脱位及其类型，了解有无合并骨折等。

（四）治疗原则

即复位、固定、功能锻炼，以恢复关节的正常解剖关系和功能。

1. 复位新鲜脱位　主要采取手法复位，适当麻醉可解除疼痛和达到肌肉松弛，一般按脱位时骨端脱出的途径进行复位。对开放性脱位尽早行清创缝合，复位并固定。对陈旧性脱位、合并关节内骨折、软组织嵌入和手法复位失败者，可行手术切开复位。

2. 固定复位后　以适当外固定使关节处于稳定位置2～3周，使受伤的关节囊、韧带、肌肉等软组织修复愈合，预防习惯性脱位和骨化性肌炎。

3. 功能锻炼　复位后固定期间注意指导病人进行关节周围肌肉的舒缩活动和患肢其他关节的主动运动。解除固定后逐渐进行以病变关节为重点的主动功能练习，可酌情给予药物熏洗及理疗等。

（五）心理–社会状态

创伤性脱位的突然发生或需要手术处理等，病人可能有不同程度的焦虑或恐惧反应。如果形成习惯性脱位，病人往往不敢像健全人那样从事某些正常活动，平时活动非常谨慎，可逐渐形成较重的心理压力。

【护理诊断】

1. 不舒适疼痛与关节损伤有关。
2. 身体活动障碍与关节损伤及肢体固定有关。
3. 有周围血管或神经功能障碍的危险与关节脱位有关。

【护理目标】

病人自述疼痛感明显解，表情自然；得到良好的护理照顾，生活自理能力提高，保持肢体感觉、运动和血液循环情况良好，如有异常能及时发现，并得到及时处理；病人能了解治疗、护理的措施，主动配合治疗、护理计划的实施。

【护理措施】

（一）缓解疼痛

1. 及时给病人精神安慰，关心病人，可减轻紧张心理；并遵医嘱适当给予镇痛剂，缓解疼痛，解除疼痛有利于病人的舒适与睡眠。

2. 早期正确及时复位。

3. 脱位早期局部冷敷，超过24小时后宜行局部热敷、中药烫洗或理疗以减轻肌肉痉挛。

4. 在移动病人时需托扶患肢，动作轻柔，避免因活动患肢引起疼痛。

（二）保持有效的固定

1. 向病人讲解关节脱位后固定的重要性，以及不固定的危害，取得其合作。

2. 观察病人固定位置有无变动、局部压迫症状，保持患肢于功能位置。尤其是髋关节脱位手法复位后应注意，在持续的皮牵引下保持患肢于外展位，防止髋关节屈曲、内收、内旋，严禁病人坐起。

3. 告诉病人固定时限，若合并骨折可适当延长时。若固定时间过长易发生关节僵硬；若过短，损伤的关节囊、韧带得不到充分修复，易发生再脱位。

4. 做好悬吊牵引或石膏固定护理。

（三）病情观察

移位局部的骨端可压迫邻近的神经和血管，引起患肢感觉、运动障碍和患肢缺血。

1. 定时观察患肢末端的血液循环，发现患肢苍白冰冷、大动脉搏动消失等，提示有大血管损伤的可能，应及时通知医师处理。

2. 对皮肤感觉功能障碍的肢体使用暖水袋、照射红外线时要注意防止烫伤。

3. 定时观察患肢的感觉和运动，以了解神经损伤程度及恢复情况。

4. 固定时期，经常观察肢体固定的位置是否确切，保持固定有效。

（四）功能锻炼

向病人及家属讲解功能锻炼的必要性和重要性，指导正确功能锻炼的方法，使病人能自觉按计划进行功能锻炼，以减少盲目性，消除关节复位就是治疗结束的错误认识。

【健康指导】

1. 教育病人要尽早就诊，及时进行复位，避免发展成陈旧性脱位。

2. 教育病人及家属充分认识患肢固定的要求及意义，预防习惯性脱位。

3. 伤肢固定期间指导病人进行脱位关节周围肌群的等长性舒缩活动，并增强患肢其他正常关节的主动运动；解除固定后逐渐增强受伤关节的活动范围及力度，促进该关节功能的恢复。

二、常见关节脱位病人的护理

（一）肩关节脱位病人的护理

肩关节盂小而浅，肱骨头大而圆，其活动范围大而稳定性差，故肩关节脱位多见。在上臂外展外旋位时，受间接或直接暴力冲击，常会发生前脱位。局部表现疼痛，不能活动，呈“方肩畸形”，原关节盂处空虚。杜加征（Dugas征）阳性：即患侧肘部紧贴胸部，其手不能搭到健侧肩部；或患侧手搭于健侧肩部，患侧肘部不能贴与胸部。脱位时牵拉或肱骨头压迫腋神经或臂丛神经，患侧上肢出现运动、感觉障碍，反射减弱或消失。也可损伤腋动脉，引起上肢血液循环障碍。

1. 处理原则　采用足蹬法、旋转法复位，复位失败和关节内骨折等行开放手术复位。

2. 护理要点　协助医生进行复位，复位后伤肢贴胸壁，屈肘90°悬托固定于胸前约3周。注意观察患肢远端感觉、运动及血运情况，有无臂丛神经等损伤；摄X线片了解有无合并骨折；指导病人正确进行功能锻炼。

（二）肘关节脱位病人的护理

肘关节脱位是关节脱位中最多见的。常因跌倒时手掌着地，间接暴力使肘过伸而发生后脱位。有时可合并尺骨冠状突骨折、肱骨内上髁骨折、正中神经或尺神经损伤等。除脱位一般表现外，肘部明显畸形，前方为突破关节囊的肱骨远端，后方为移位的尺骨鹰嘴，患肘处于半伸位弹性固定。肘后三点关系失常。X线片可了解移位情况及有无骨折等。

1. 处理原则　一般用手法复位多能成功，随即以长臂石膏托固定肘关节于90°，功能位约3周。

2. 护理要点　按功能锻炼原则指导病人进行患肢功能锻炼。

（三）髋关节脱位病人的护理

髋关节脱位以后脱位多见。因髋关节在屈曲、内收位时股骨头关节面大部分向后暴露于髋臼之外，髋关节囊后下壁又缺乏韧带支持而显得薄弱，故膝部受到向后的外力打击时，传导的间接暴力易使股骨头向后脱臼。临床表现为患侧疼痛，活动障碍。患肢短缩，髋关节在屈曲、内收、内旋畸形状态弹性固定。检查见大转子上移，臀部异常隆起且可触到移位的股骨头。X线片可了解脱位情况及有无合并骨折等。

1. 处理原则　一般需在腰麻或全麻下行提拉法进行复位，复位后将患肢固定在伸直、轻度外展位，持续皮牵引或穿“丁”字鞋3～4周。

2. 护理要点　指导病人进行功能锻炼，固定期间活动足、踝关节，并作股四头肌舒缩活动。4周可扶双拐下床活动，但3个月内避免患肢负重，防止股骨头缺血性坏死及受压变形等。

第三节　化脓性骨髓炎患者的护理

化脓性骨髓炎是由化脓性细菌所致的骨质、骨膜、骨髓的感染。按病程和病理改变可分为急性骨髓炎和慢性骨髓炎；按病因可分为血源性骨髓炎和创伤性骨髓炎。临床上以急性血源性骨髓炎多见。

一、急性血源性骨髓炎病人的护理

急性血源性骨髓炎多见于儿童，由于某种损伤使肢体局部抵抗力下降或某种疾病使全身抵抗力下降的情况下，身体其他部位感染病灶内细菌，如金黄色葡萄球菌、化脓性链球菌、大肠埃希菌等，经血液循环到达骨骼而引起急性化脓性感染。发病部位多在胫骨、股骨、肱骨等长管骨的干骺端。因干骺端血管网丰富，血流缓慢，细菌易于沉积；此处靠近关节易受损伤使局部抵抗力下降，故易发生感染。

干骺端急性感染后形成脓肿，可由3条途径扩散蔓延：

1. 穿过骨皮质形成骨膜下脓肿。骨组织的感染及骨膜被脓肿剥离而造成骨的缺血，使病变区可能形成死骨。

2. 骨膜下脓肿经骨小管（哈佛管）蔓延至骨干骨髓腔，或干骺端病灶直接扩散至骨髓腔而形成弥漫性骨髓炎。同时，骨膜下脓肿破裂后，即可引起软组织感染或形成窦道。

3. 干骺端脓肿穿入附近关节，继发化脓性关节炎。

【护理评估】

（一）健康史

发病前身体其他部位常有化脓性感染病灶存在，如疖、痈、扁桃体炎、中耳炎等。致病菌经血源性播散而引起化脓性骨髓炎。常有局部损伤史和感冒等全身抵抗力下降的病史

（二）身体状况

1. 本病发病急，早期即出现高热、寒战、脉快、头痛、呕吐、食欲减退等全身中毒症状。患肢有持续性、进行性加重的疼痛。

2. 早期表现患处（干骺端）持续性剧痛及深压痛，患肢活动受限，局部皮温增高。数天后，骨膜下脓肿形成。当脓肿穿破骨膜形成软组织深部脓肿时，才出现明显的局部红、肿、热、痛或波动感。

3. 脓液穿破皮肤可形成奏道，病灶邻近关节可合并化脓性关节炎，骨干破坏易发生病理性骨折。

（三）辅助检查

1. 早期即出现血白细胞计数升高，血细菌培养可能阳性。

2. 早期局部分层穿刺，可在骨膜下或骨质内抽出脓性血性混浊液，应注意勿将软组织感染细菌带入骨内，抽出液可做涂片和细菌培养。

3. X线摄片在早期无异常发现，2～3周后可见骨破坏征象及骨膜反应。

（四）治疗原则

急性骨髓炎诊断不及时，治疗方法不恰当，往往演变为慢性骨髓炎。故早期诊断，早期开窗引流与冲洗的处理，是提高治疗效果的关键。

1. 加强支持疗法，提高机体抵抗力。

2. 早期联用大剂量有效抗生素。

3. 患肢制动，可做皮肤牵引和石膏托固定，以减轻疼痛、预防骨折和防止炎症扩散。

4. 尽早行开窗引流术，即在病灶处骨皮质开窗减压，于窗洞内放置两根导管作持续冲洗及引流，近端导管供滴入抗生素冲洗液，远端导管用于负压吸引引流。

（五）心理–社会状态

本病多发生于儿童。由于病痛的折磨，心理脆弱，对周围事物的感受和态度变得冷漠，或者情绪上不接受任何良好的影响及安慰；上学中断，对孩子的情感也是一种冲击。患儿的亲人对疾病的现状、转归和预后不明确或过分担心以及病程迁延不意，易产生焦虑、恐慌与悲伤等情绪变化。

【护理诊断及合作性问题】

1. 体温过高　与急性感染有关。
2. 不舒适、疼痛　与急性感染有关。
3. 躯体活动障碍　与疼痛或患肢制动有关。
4. 潜在并发症　化脓性关节炎、脓毒症或感染性休克、关节僵硬、肌肉萎缩、肢体畸形等。
5. 其他护理诊断　体液不足、营养失调、皮肤完整性受损、焦虑等。

【护理目标】

病人体温维持在正常或接近正常的水平；疼痛缓解，情绪稳定；伤口的冲洗与引流保持通畅；避免各种潜在并发症的发生；或被有效预防、及时控制。

【护理措施】

（一）非手术治疗及术前护理

1. 一般护理　卧床休息，维持肢体功能位，限制患肢活动，必要时抬高患肢，以促进炎症吸收，减轻疼痛，防止畸形和病理性骨折。给予病人高能量、高营养饮食，多吃水果蔬菜，以防便秘。

2. 病情观察　观察生命体征及神志变化，观察伤口引流情况；注意邻近关节有无红、肿、热、痛或积液出现。

3. 用药护理　抗感染遵医嘱正确应用抗生素。合理掌握给药途径、用药时间、配伍禁忌等。一般在体温正常后继续用药2～3周。

4. 对症护理

（1）制动患肢，石膏托或皮牵引（预制牵引带）固定患肢于功能位，可解除肌痉挛，解疼痛，防止炎症扩散，防止畸形和病理性骨折。

（2）有窦道形成时加强局部皮肤的护理，预防压疮。

（3）高热病人，给予物理方法或药物降温，并注意维持水、电解质和酸碱平衡。

5. 术前准备 除常规准备外，重点是进行术后适应性训练，包括床上使用便器、正确翻身及术后功能锻炼方法等。

（二）术后护理

1. 一般护理 全身支持高蛋白高糖高维生素饮食；静脉补液，必要时少量多次输新鲜血。

2. 伤口护理 按医嘱做好导管持续冲洗及负压引流，即每日骨窗内滴入抗生素溶液1500～2000ml，其中抗生素剂量相当于每日全身用量的1～2倍。24小时连续冲洗引流，直至体温正常。注意保持引流通畅，记录引流出入量，及时更换伤口敷料。

3. 功能锻炼 急性炎症控制后，指导病人进行适当功能锻炼，防止肌萎缩。病情痊愈，X线片见局部骨包壳坚固时才可负重活动。注意防止跌倒致病理性骨折。

【健康指导】

1. 适当讲解疾病的原因、表现、转归及预后，宣讲治疗与护理计划有关措施的方法及意义。

2. 教育病人和亲属及时住院治疗，争取早期诊断和处理，避免转化成慢性骨髓炎。切莫病急乱投医或者进行封建迷信活动，延误诊治时机。

3. 适时指导肢体功能锻炼的方法与步骤。避免各种并发症或病理性骨折。

4. 告知出院后用药、功能活动、肢体保护、饮食营养、复诊时间等注意事项。如有复发症状和体征时应及时就诊，警惕慢性骨髓炎形成。

二、慢性骨髓炎病人的护理

慢性骨髓炎多因急性化脓性骨髓炎治疗不及时或不彻底而形成。病理特点是急性炎症消退后，局部留有大小不等的死骨，在其周围有广泛的新生骨包壳及无效腔；慢性窦道经久不愈。

1. 临床表现

（1）反复发作的低热、局部红肿疼痛及窦道流脓，皮肤色素沉着。

（2）肢体局部变粗变形，骨骺受到炎症刺激或破坏可使患肢增长或短缩或内、外翻畸形。

（3）病灶附近关节可挛缩、僵硬。

（4）全身衰弱、消瘦、贫血等。

（5）X线见骨质增厚、硬化、包壳形成，内有死骨或无效腔。

2. 处理原则 一般行局部病灶清除术及带蒂肌瓣填充术等。功能不重要部位也可行病灶切除术。

3. 护理要点 加强营养及全身支持；避免意外损伤，防止骨折；手术前后用大量抗生素控制感染，手术后患肢固定，做好伤口护理等。

第四节 骨关节结核患者的护理

一、概述

骨、关节结核好发于儿童与青少年，以脊柱最多见，约占50%，其次是膝关节、髋关节、肘关节。常继发于肺结核以及其他部位结核，结核杆菌经血流侵入骨质或滑膜，在身体抵抗力减弱时，引起单纯性骨结核或单纯性滑膜结核，病变逐渐发展将形成全关节结核。可导致关节功能障碍和病理性脱位，以及病理性骨折、肢体畸形或残疾。

二、护理评估

（一）健康史

1. 年龄因素 好发于青少年及儿童。

2. 结核病史或结核接触史 病人常有结核病接触史，或者有肺结核等结核病史。在身体抵抗力较差时易形成骨、关节结核。

（二）身体状况

1. 全身症状 起病缓慢，多有低热、乏力、盗汗、食欲减退、消瘦、贫血等全身慢性中毒表现，在病变活动期表现较明显。

2. 疼痛 病变关节早期即有轻度疼痛，随病情发展疼痛加重，尤其在活动或负重时疼痛更明显。小儿患病时常出现“夜啼”，因为熟睡后，患病关节周围的保护性肌痉挛解除，在活动肢体或翻身时即发生突然疼痛而哭叫。部分患者因病灶内脓液突然破向关节腔而产生剧烈疼痛。

3. 功能障碍 病变关节的疼痛及周围肌肉的保护性痉挛，常使肢体关节活动受限或出现异常姿势。如髋关节结核早期就有跛行，查体可见托马斯征（Thomas征）阳性，即在平卧时两下肢平置，见腰部生理前屈加大；让病人双手抱紧健侧膝部，骨盆平置，则患侧髋与膝呈屈曲状态。此征象说明患侧有屈曲畸形存在。又如腰椎活动度受限，常挺腰屈膝下蹲状去捡拎地上物品称拎物试验阳性。

4. 肿胀及畸形 早期四肢关节结核可见局部轻度肿胀。晚期因关节肿胀重且附近肌肉废用性萎缩，使病变关节呈梭形肿胀，如膝关节结核可呈“膝”畸形或因积液过多而出现浮髌试验阳性。关节骨质破坏、病理性脱位或骨折、儿童病人骨骺受侵犯等也可造成肢体畸形，如脊柱结核可能发生后突畸形，即呈“驼背”，甚至使脊髓受压而发生截瘫。

5. 寒性脓肿及窦道 寒性脓肿形成后一般局限在病灶附近，但脊柱结核脓肿可以沿肌肉及筋膜间隙流向远处。如下胸椎或腰椎病变所致的椎旁脓肿，穿破骨膜后可形成腰大肌脓肿，继续向下流注而形成髂窝脓肿、腹股沟脓肿，甚至在股部外侧或膝外上部形成脓肿。脓肿破溃后可形成窦道，经久不意，易并发混合性感染。

6. 病理性脱位或病理性骨折　由于关节或骨质破坏所致。

（三）辅助检查

实验室检查常见贫血，血沉增速，混合感染时血白细胞增多；X线片或CT、MR检查可了解病变进展情况及程度等。

（四）治疗原则

1. 支持疗法，注意休息，补充营养。
2. 局部制动，适当固定。
3. 合理使用抗结核药物，合并感染给予抗生素治疗。
4. 非手术疗法不能控制病变发展，或有明显死骨、较大脓肿、经久不愈的窦道，或合并截瘫等，应在积极手术前准备下行结核病灶清除术及关节融合术。
5. 早期确诊，及时、规范的治疗和护理，是控制病情、保存肢体功能的关键。

（五）心理区社会状态

需了解病人及家属对疾病的认知和态度。结核病病情多较缓慢，需较长时间的持续治疗，病情严重者遗留功能障碍，病人和家属常有不同程度的焦虑、恐惧、悲观等不良情绪及心态，影响疾病的治疗和康复。

三、护理诊断及合作性问题

1. 焦虑或悲哀　与病期长、影响学习和工作、担心预后等因素有关。
2. 营养失调　与结核病慢性消耗及补养不足有关。
3. 躯体活动障碍　与患肢制动或关节破坏、疼痛、僵直等因素有关。
4. 潜在并发症的危险　与关节破坏、脱位、强直、畸形等因素有关。

四、护理目标

病人情绪稳定，能主动配合治疗；营养状况改善，抵抗力增强；患肢功能得到良好保护和尽早恢复药物毒、副作用得到及时监测和有效处理。

五、护理措施

（一）非手术治疗及术前护理

1. 一般护理

（1）饮食：加强营养，给予高蛋白、高热量、高维生素、易消化的饮食，保证充足的营养供应，提高机体的抵抗力。

（2）体位与活动：卧床休息，适当限制活动。一般采取石膏托或石膏管型及皮肤牵引做患肢制动，有利于缓解疼痛，预防病理性拖尾或骨折。固定时注意保持肢体的功能位，防止关节畸形。病人活动时注意防止跌倒，避免关节脱位或骨折等意外发生。

2. 心理护理　青少年病人正在学习或工作年龄，患结核后病程漫长，乏力，活动受限，会表现有不同程度的焦虑；肢体疼痛、畸形或残疾会使病人悲观失望，对生活或前途丧失信心。因此，对骨与关节结核的病人应重视心理护理。

3. 用药护理　遵医嘱合理应用抗结核药物，注意药物毒性反应及副作用的发生。

4. 伤口护理　窦道换药时，应严格无菌操作，注意消毒隔离措施，避免混合感染的发生。

5. 术前准备　按骨科术前常规护理外，遵医嘱用抗结核药物，手术前使用抗结核药物至少2周；对有窦道者应使用广谱抗生素至少1周；积极改善手术的耐受能力，矫正贫血，进行适应性训练。

（二）术后护理

1. 妥善固定　脊柱结核术后脊柱很不稳定，尤其脊柱融合术后，必须局部确切制动，避免继发损伤及植骨脱落等。关节融合术后，多采用石膏固定，注意石膏固定的护理。

2. 功能锻炼　鼓励病人早期适当主动活动病变关节以外的关节，防止关节僵直。原则是循序渐进，持之以恒，以达到最大限度地恢复肢体功能。

3. 用药护理　术后继续应用抗结核药物3～6个月。无化脓感染者，可用广谱抗生素1周左右，有混合感染者继续使用抗生素2～3周，直至切口愈合。

4. 防止交叉感染　开放性结核病病人的排泄物、被结核菌污染过的器皿、敷料及被服，均应严格消毒处理，以杀灭结核菌，避免交叉感染。

六、健康指导

指导病人养成良好的卫生习惯，防止结核传染；患结核病时应遵医嘱坚持服用有效抗结核药物；定期检查，防止骨关节结核的发生。

第五节　颈、腰椎退行性疾病患者的护理

一、颈椎病

颈椎病指颈椎盘退行性病变及继发性椎间关节退行性病变所致脊髓、神经、血管损害的相应症状和体征。颈椎间盘一般从20岁左右开始发生退行性变，出现颈椎病症状者以50岁以上人群居多，男性多见。好发部位依次为C5～6、C4～5、C6～7。

常见致病因素有：①急、慢性损伤史：病人常有过度劳累，长期的某种工作体位或不良睡眠姿势，可使颈部肌肉和颈椎处于慢性疲劳、损伤状态；部分病人有急性外伤史，使颈部受到暴力损伤。这些急、慢性颈椎损伤因素常能促进颈椎病发生。②先天性因素：少数病人因先天性颈椎畸形或发育性颈椎管狭窄，而较早出现了颈椎病症状。

根据受压或刺激的组织不同，临床上将颈椎病分为以下几种类型。

1. 神经根型　此型最常见，占50%～60%。主要是由于退行性变的椎间盘发生向后外侧突出，钩椎关节、椎间关节增生肥大等，压迫或刺激神经根所致。临床表现颈、肩部疼痛，可向上肢放射，颈部僵硬，上肢麻木。体征可见患侧颈部肌肉痉挛，头部歪向患侧，且患侧肩部上耸，以减轻疼痛不适。病程长者上肢肌肉有不同程度的萎缩。颈肩部有局限性压痛。颈部、肩关节可有不同程度的活动受限。受累神经根支配区皮肤感觉减退、感觉过敏、相关肌肉肌力减弱。上肢牵拉试验阳性，压头试验也可为阳性。

2. 脊髓型　由于颈椎退行性病变，压迫脊髓所致，此型症状最重。据脊髓受压部位和程度不同，可产生不同临床症状，如上肢表现有手部麻木，活动不灵，精细活动失调，握力减退；或下肢麻木，步态不稳，有踩棉花样感觉，足尖拖地；躯干部可有束胸感；随着病情加重，出现排便排尿功能障碍。查体可见感觉障碍平面，肌力减退，四肢腱反射活跃或亢进，腹壁反射、提睾反射和肛门反射减退或消失，Hoffmann征、髌阵挛、Babinsk征等阳性。

3. 交感神经型　此型症状复杂，中年妇女多见。由于颈椎结构退行性病变刺激颈交感神经，表现出一系列的交感神经兴奋或抑制的症状。兴奋性症状：头痛、头晕、头部活动时加重，可伴有恶心、呕吐等消化道反应；眼部感到胀痛，视力下降、瞳孔扩大或缩小；耳鸣，听力减退、声音改变；心率加快，心律不齐，血压升高，有时感心前区疼痛不适；头、颈、面部、四肢异常出汗等。抑制性症状：头晕、眼花、流泪、鼻塞、心率过缓，血压下降，胃肠道胀气等。

4. 椎动脉型　由于颈椎退行性病变的机械性压迫因素或因退行性变所致颈椎节段不稳定，造成椎动脉受压迫或刺激，引起椎基底动脉供血不足。主要表现眩晕，头痛，突然猝倒，视觉障碍，耳鸣，听力降低。

颈椎X线片正、侧位可显示颈椎生理前凸变小或消失，椎间隙变窄，骨质增生，椎关节增生；左、右斜位见椎间孔变形、缩小；过伸、过屈位可见颈椎节段性不稳等征象。CT、MR可见椎间盘突出，神经、脊髓受压情况等。椎动脉造影可显示椎动脉局部受压、梗阻、血流不畅迹象。

（1）治疗原则：包括颌枕带颈椎牵引、围领或颈托制动、理疗、推拿按摩、高压氧、药物对症治疗、改善不良工作体位与睡眠姿势等，主要适用于神经根型、椎动脉型、交感神经型颈椎病。一般病人酌情选用2～3种方法，经过一段时间正规治疗后，其症状多能得到缓解或消失。手术治疗适用于上述3种类型颈椎病经非手术治疗半年以上而无效者，或症状较重影响生活、工作者；脊髓型颈椎病症状进行性加重时，应及时采用手术治疗。手术方式常采用经前路椎间盘摘除植骨融合术、经后路椎管扩大成形术等。

（2）非手术治疗及术前主要护理措施包括：

1）纠正不良的工作体位和睡眠姿势。

2）注意休息，避免劳累，如果眩晕症状明显，应卧床休息、颈部制动，以减轻症状。

3）取坐位或卧位颌枕带间断牵引时，每日数次，每次0.5～1小时，重量2～6kg，来取持续牵引时，一般取卧位牵引，每日持续牵引6～8小时，2周为1疗程。

（3）手术后主要护理措施包括：

1）卧床期间翻身时保持头–颈–躯干中立位，以预防并发症发生。

2）防治喉头水肿，手术后2～3天作超声雾化吸入，每日1～2次。

3）注意颈部伤口渗血及引流情况，保持引流通畅，当渗出液浸透伤口敷料时应及时更换，引流条一般在术后2～3天拔除。

4）观察呼吸变化，术后常规床头备气管切开包，必要时拆线清除血肿或作气管切开。

5）手术后保持稳定的头颈部体位，颈部用颈围或颈托制动，头颈两侧垫枕或沙袋，避免头颈过多屈伸，控制旋转活动。在用力咳嗽、喷嚏，或用力排便时，用手轻按颈部切口处，以防植骨块脱落移位。

）鼓励早期进行四肢功能锻炼，防止肌萎缩和静脉血栓形成。

二、腰椎间盘突出症

腰椎间盘突出症是指腰椎间盘变性后纤维环破裂和髓核组织突出，刺激、压迫了神经根或马尾神经而引起的一种综合征。好发于20～50岁，男性多于女性。其是腰腿痛最常见的原因之一，临床表现多在L1～L5与L5～S1间隙。

（一）常见致病因素

1. 急、慢性损伤史　病人多数有弯腰猛力抬（抱）重物，或扭转腰部猛力投物等急性腰部损伤史；长期处于与职业有关的不当体位、动作或姿势，有慢性腰部损伤史。

2. 其他因素　妊娠期间妇女，由于脊柱所受负荷和应力改变，腰部整个韧带松弛，易发生椎间盘膨出；个别病人有家族遗传史；腰骶椎先天异常，使下腰椎承受异常应力，也是造成椎间盘损伤的因素之一。

（二）症状

主要症状为腰痛及坐骨神经痛，因髓核膨出或突出，压迫了纤维环外层、后纵韧带及神经根所致。早期病人表现仅有腰痛，可呈急性剧痛或慢性隐痛，以后逐渐发生坐骨神经痛；部分病人腰痛与坐骨神经痛表现同时出现。坐骨神经痛是沿坐骨神经走行方向的放射痛，从下腰部放散向臀部、大腿后方，甚至到小腿外侧、足背或足外侧，同时伴有麻木感。部分患者因中央型突出或巨大型突出的髓核组织，压迫马尾神经致马尾神经受压综合征，表现为会阴区感觉麻木，排便排尿功能障碍，双下肢疼痛等感觉、运动异常。

（三）体征

1. 因疼痛致腰部活动受限，以前屈受限最明显。由于疼痛引起腰背肌保护性痉挛，可出现腰部强直，生理前凸消失，腰椎侧弯。

2. 在相应的病变椎间隙、棘突旁侧有深压痛、叩痛，并伴有下肢放散痛。

3. 直腿抬高试验及加强试验阳性，即让病人仰卧，膝伸直，被动抬高患侧下肢至20° ~40° 时则发生坐骨神经痛，为直腿抬高试验阳性；此时稍降低患肢高度至疼痛解，再将踝关节被动背屈，如又出现坐骨神经痛为加强试验阳性。

4. 感觉、腱反射异常，肌力下降。常见腰5神经根受损，小腿前外侧及足背内侧痛觉、触觉减退，足拇趾背伸力减弱。骶1神经根受损时，外踝附近及足外侧痛觉、触觉减退，踝反射减弱或消失。X线平片可显示腰椎及椎间盘退化情况；CT、MRN可显示髓核突出，压迫神经根的部位和程度。

对于年轻病人、初次发作的病人、症状较轻或病程较短者，以及休息后症状可自行缓解的病人等，可采用非手术治疗。80%~90%的病人能得到缓解或治愈。主要方法包括绝对卧床休息，持续骨盆水平牵引，硬膜外隙封闭，理疗及推拿按摩，中央型椎间盘突出不宜推拿。不适合非手术治疗者、经严格的非手术治疗无效者或马尾神经受压者需采用手术治疗，行髓核摘除术，经皮穿刺髓核切吸术等。

（四）非手术治疗主要护理措施

1. 急性期需绝对卧硬板床休息，卧床时间须4周或至疼痛症状缓解，然后带腰围下床活动。

2. 在病情解，允许起床时，指导病人采取正确的起床方法。先将身体翻向一侧，抬高床头，将腿放于床的一侧，用上肢支撑上身起来。然后坐在床缘，双脚踩地，慢慢站起。以后可按相反的顺序回到床上。

3. 3个月内不做弯腰持物活动。

4. 持续骨盆水平牵引，根据个体差异牵引重量在7~15kg，床的足端抬高15~30cm以作反牵引，持续2周。亦可采用间断牵引法，每日2次，每次1~2小时。注意孕妇、高血压、心脏病病人禁用骨盆牵引治疗。

5. 常用醋酸泼尼松龙+利多卡因行硬脊膜外隙封闭，以减轻神经根周围的炎症和粘连。指导病人配合治疗和护理方案，封闭结束后按硬脊膜外麻醉后进行护理。

（五）术后主要护理措施

1. 术后平卧硬板床1～3周。

2. 注意观察伤口渗血、渗液情况，以及引流管是否通畅，引流液量、质，有无脑脊液漏出。一般术后24小时后拔除引流管。

3. 术后要求病人坚持深呼吸练习。定时进行四肢，尤其是双下肢活动，给予小腿、大腿肌肉按摩，每日温水洗脚1次，预防静脉血栓形成及静脉炎的发生。术后2～3天后指导并督促、鼓励病人进行腰背肌锻炼，预防肌萎缩，增强脊柱稳定性；逐步练习直腿抬高动作，防止神经根粘连。

第六节　骨肿瘤患者的护理

一、概述

骨肿瘤是指骨组织（骨膜、骨和软骨）及骨附属组织（骨的血管、神经、脂肪、纤维组织等）所发生的肿瘤。根据肿瘤组织的形态、细胞的分化程度及细胞间质的类型，可分为良性、中间性和恶性三大类。恶性以骨肉瘤占首位。骨肿瘤的病因尚不明确，但发现其发生具有年龄和部位特点，如骨肉瘤多见于儿童和青少年，骨巨细胞瘤多见于成人，而骨髓瘤多见于老年人，大多数肿瘤生长于长骨的干骺端，如股骨下端、胫骨上端和肱骨上端，而骨骺则很少发生。

二、护理评估

（一）健康史

了解病人的年龄、性别、职业、工作环境和生活习惯，特别注意有无发生肿瘤的相关因素。有无外伤和骨折史。评估病人的一般状况，是否有食欲减退、低热和肢体疼痛等病史，肢体疼痛的性质、程度，加重或缓解的相关因素。既往有无其他部位肿瘤史，家族中有无类似病史者。

（二）身体状况

1. 疼痛　除少数肿瘤，如骨样骨瘤外，良性骨肿瘤多无疼痛。恶性骨肿瘤几乎都有疼痛，且呈进行性加重，表现为剧痛、夜间痛，并有局部压痛。

2. 肿块和肿胀　良性肿瘤多以肿块为首发症状，肿块质硬、无压痛。恶性肿瘤常表现为发展迅速的局部肿胀和肿块，表面可见浅静脉怒张。

3. 功能障碍和压迫症状　发生于长骨干骺端的骨肿瘤多近关节，由于疼痛、肿胀和畸形，关节功能障碍。肿块巨大时，可压迫周围组织引起相应症状，如脊柱肿瘤压迫脊髓，出现截瘫。

4. 病理性骨折　肿瘤生长可破坏骨质，良、恶性肿瘤均可发生病理性骨折。

5. 转移和复发　晚期恶性肿瘤可经血流和淋巴向远处转移，如肺转移。恶性肿瘤治疗后可复发。良性肿瘤复发后有恶变的可能。

（三）辅助检查

1. 实验室检查　恶性骨肿瘤病人可有血钙和血清碱性磷酸酶升高。

2. 影像学检查　X线检查对骨肿瘤诊断有重要价值。能显示骨与软组织的基本病变。良性肿瘤呈膨胀性骨病损，密度均匀，边界清楚。恶性肿瘤表现为病灶不规则，密度不均，边界不清，可见软组织阴影和骨膜反应。CT、MR或核素骨显像检查可辅助诊断。数字减影血管造影可显示肿瘤的血供，并可进行选择性血管栓塞、化疗。

3. 组织病理学检查　可通过穿刺活检或手术活检确诊。

4. 现代生物技术检测　免疫组化技术、流式细胞技术等现代生物技术的应用进一步提高了骨肿瘤的诊断水平。

（四）治疗原则

以骨肿瘤的外科分期为指导，选择不同的治疗方法。良性肿瘤以手术切除为主，手术方式有刮除植骨术及外生性骨肿瘤切除术。恶性肿瘤采用手术治疗（包括保肢手术、截肢术）、化疗、放疗、栓塞治疗和免疫等综合治疗手段。

（五）心理–社会状态

患恶性骨肿瘤病人常见的心理状态有疑虑、惊恐、自卑、失望。在确诊之前，往往忧心忡忡，焦虑不安，一旦确诊，如大祸降临，对生活失去信心，精神萎靡。病人害怕肢体缺失，害怕手术，害怕被抛弃，依赖性增强，更担心医治无效，甚至对死亡产生预感性悲哀。

三、护理诊断及合作性问题

1. 恐惧　与担心病情预后有关。
2. 疼痛　与肿瘤的压迫、浸润有关。
3. 躯体移动障碍　与疼痛、病理性骨折、脱位有关。
4. 营养失调　与机体消耗有关。
5. 有受伤的危险　与病理性骨折、脱位有关。
6. 知识缺乏　对疾病的诊断、治疗措施、预后等缺乏应有的了解。

四、护理目标

1. 病人恐惧减轻或消除。
2. 疼痛缓解或消失。
3. 关节活动得到恢复或重建。

4. 病人了解术前配合和术后康复的有关知识，能主动配合治疗和护理。

5. 无并发症发生。若发生，能够得到及时发现和处理。

五、护理措施

（一）非手术治疗及术前护理

1. 一般护理　鼓励患者摄取足够营养，合理进食高蛋白、高糖、多维生素饮食。饮食宜清淡，易消化。必要时进行少量多次输血和补液，以增强抵抗力，为手术治疗创造条件。嘱咐病人下地时患肢不要负重，以免发生病理性骨折和关节脱位意外损伤；脊柱肿瘤的病人应绝对卧床休息，指导病人作松弛活动，不要坐起或行走，以防止脊柱骨折造成截瘫。对于允许下床活动而不能走动的病人，利用轮椅帮助病人每天有一定的室外活动时间。对无法休息和睡眠的病人，应注意改善环境，必要时睡前给予适量的镇静止痛药物，以保证病人休息。

2. 病情观察　观察病人生命体征，精神状况、肢体运动状况及疼痛情况，对症处理。

3. 心理护理　深刻理解病人的心理变化，给以心理安慰和支持，消除害怕和焦虑，使病人情绪稳定，耐心向病人解释病情，根据病人的心理状态，要注意保护性医疗措施。解释治疗措施尤其是手术治疗对挽救生命、防止复发和转移的重要性。通过语言、表情、举止和态度给病人以良性刺激，使病人乐观地对待疾病和人生。同时要注意社会因素对病人心理的影响，做好亲属的心理指导。满足病人的个人卫生及其他生活需要，布置好环境，调整病人心理状态，积极配合治疗措施的实施。

4. 疼痛的护理　要及时解除或缓解疼痛，可按照“三级止痛”方案用药。

一级止痛：疼痛一般，使用非麻醉类药物，如阿司匹林+辅佐剂（非类固醇类抗炎药，如吲哚美辛）。

二级止痛：中度持续性疼痛，使用弱麻醉药，如可卡因+阿司匹林+辅佐剂。

三级止痛：强烈持续性疼痛，使用强麻醉剂，如吗啡+非麻醉剂+辅佐剂。

5. 化学药物疗法的护理　应了解和掌握化学治疗药物的作用和毒性反应，掌握药物的浓度，定时查血常规，了解抗癌药物对骨髓功能的抑制程度。贫血重者应给予输新鲜全血；白细胞减少时，要防止感染，必要时采取隔离措施；血小板减少时注意观察出血情况，必要时给予成分输血。定期查肝、肾功能，以了解抗癌药物对其损害情况。

6.术前准备

（1）做好心理护理，对骨恶性肿瘤的病人，应在适当的时机告知其病情，使之在情绪稳定的情况下进行手术治疗。

（2）纠正病人营养状况，提高对手术的耐受力，争取早日手术。

（3）脊柱、下肢手术者，手术前1日晚肥皂水灌肠，防止术后长时间卧床而腹胀。

（4）骶尾部手术，术前3天服用肠道抗菌药物，手术前1日晚清洁灌肠。

（二）术后护理

1. 一般护理　抬高患肢，注意患肢血运情况。注意手术切口的护理，及时更换敷料。防止关节屈曲、挛缩，指导病人进行残肢锻炼，以增强肌力，保持关节活动的正常功能，鼓励病人使用辅助工具（拐杖），早期下床活动，为安装假肢做准备。

2. 病情观察　密切观察术后生命体征变化，尤其是血压的变化；床边备用橡皮止血带，并注意观察切口渗血情况，引流液的色、质、量，以防截肢残端大出血；合理安排补液速度和抗生素的使用，必要时输血，慎防体液不足的发生和切口感染。用石膏外固定时，注意肢端血运情况，鼓励病人适当作肌肉收缩活动，石膏解除后，加强锻炼，促进功能恢

3. 心理护理　恶性骨肿瘤截肢或关节离断术后，病人往往出现某些精神失常症状，称为“创伤性精神病”，所以要有专人护理，防止病人发生意外。术后出现患肢痛应解释原因，对症处理。

六、健康指导

1. 向病人讲解骨肿瘤的一些情况，随着肿瘤的综合性治疗的发展，树立战胜疾病的信心，稳定情绪，促进身心健康

2. 告诉病人合理应用镇静止痛药物，提高病人的生活质量。

3. 指导病人进行各种形式的功能锻炼，最大限度地提高病人的生活处理能力。

4. 嘱咐病人按时复查，出现异常情况如局部肿胀、疼痛等应及时就诊。

第七节　截瘫患者的护理

一、概述

截瘫是指脊髓损伤后，受伤平面以下双侧肢体感觉、运动、反射等消失和膀胱、肛门括约肌功能丧失的一种病症。其中，上述功能完全丧失者，称完全性截瘫，还有部分功能存在者称不完全性截瘫。早期为弛缓性瘫痪，3～6周后，逐渐转为痉挛性瘫痪。临床上其病理改变可以分为：①脊髓震荡。②脊髓挫伤与出血。③脊髓断裂。④脊髓受压。脊髓颈段损伤可造成高位截瘫，除表现为四肢瘫痪以外，还可能出现呼吸困难，甚至呼吸停止，尤其是第4～5颈椎节段以上损伤，危险性较大。

截瘫是一种严重的创伤，病人如不进行积极的康复治疗，得不到妥善的护理，常因严重并发症而死亡或长年卧床，过着完全依靠他人帮助而生存的痛苦生活，成为社会

负担。

二、护理评估

（一）健康史

脊柱的骨折脱位、退行性变、结核及肿瘤等均可损伤脊髓而致肢体瘫痪。

（二）身体状况

1. 瘫痪程度　常以截瘫指数作为评定指标，即以“0、1、2”表示肢体的运动、感觉和排尿排便障碍程度，其中“0”表示功能正常，“1”表示功能部分障碍，“2”表示功能完全障碍。如脊柱骨折时肢体肌肉舒缩运动完全丧失，运动指数计2；感觉减退其感觉指数计1；排便尚能控制，排尿功能障碍其反射功能指数计1；该病人截瘫指数为“4”。在治疗护理过程中，指数升高，说明病情加重；指数下降，说明病情有好转。

2. 并发症　常见呼吸系统、泌尿系统并发症及压疮。长期卧床易致肺部感染，应观察病人有无发热、咳嗽、咳痰、肺部湿啰音等症状体征出现；长期卧床及排尿障碍可引起泌尿系感染及结石，应观察有无尿频、尿急、尿痛症状或排尿困难，必要时检查血尿、脓尿情况等；截瘫病人肢体感觉、运动障碍及营养障碍，易发生皮肤压疮。完全性截瘫和高位截瘫更易发生并发症。

3. 肢体瘫痪　可能导致肌肉萎缩、关节僵硬、肢体畸形等。

（三）治疗原则

1. 尽早解除对脊髓的压迫，防止继发性脊髓损害，是保证脊髓功能尽可能恢复的首要问题，对椎体骨折或骨折脱位，应尽早行闭合复位或手术复位，在复位的同时解除压迫因素。

2. 稳定脊柱，特别对椎体不稳定型骨折，复位和减压后必需行确切固定，避免再移位。

3. 尽早开展功能锻炼，避免瘫痪肢体肌肉萎缩、关节僵硬，可行针灸、电疗、推拿、按摩。

4. 防止各种并发症。

（四）心理-社会状态

瘫痪病人的心理状态复杂，在疾病初期的心理变化强烈。躯体功能的缺陷；生活自理能力的障碍；原家庭或社会角色的改变；患病时间长，家庭成员所给予的精神、感情、经济的关怀不够等，这些生理、心理、社会的综合因素刺激，常使病人产生较大的心理压力，甚至导致心理问题或疾病。

三、护理诊断及合作性问题

1. 焦虑或悲哀与丧失生活、工作能力有关。

2. 自理能力缺陷与肢体瘫痪有关。

3. 有窒息的危险与高位截瘫有关。

4. 排便异常便秘或排便失禁，与肛门括约肌功能障碍或肠功能障碍有关。

5. 排尿异常尿潴留或尿失禁，与尿道括约肌功能障碍或排尿反射障碍有关。

6. 有失用综合征的危险肌肉萎缩、关节僵硬、肢体畸形等，与肢体瘫痪及长期卧床有关。

7. 潜在的并发症肺部感染、泌尿系感染、皮肤压疮等。

四、护理目标

病人能最大限度地恢复躯体功能，生活自理能力提高；病人能正确地对待疾病，配合医护工作；截瘫有关并发症得到预防或处理。

五、护理措施

1. 一般护理　加强生活护理，及时照顾好病人洗漱、饮食及排尿排便等日常生活，逐渐训练及提高病人的生活自理能力。供给富含营养的易消化食物。应多吃水果蔬菜，鼓励病人增加每日饮水量。

2. 病情观察　注意观察病人精神状况及各项生命体征，防止各种并发症的产生。

3. 心理护理　向病人提供安全和舒适措施；倾听病人诉说，允许病人哭泣，帮助病人降低焦虑程度；要尊重、关怀和体贴病人，注意语言沟通技巧，避免不良心理刺激；限制有焦虑的家属或其他病人与其接触；适时教给病人维持健康的方法，如营养与锻炼；同时做好家庭及社会有关人员的思想工作，协助他们对病人的需求做出积极的反应。

4. 皮肤和肢体护理　截瘫病人极易发生压疮，故必须及早预防。床单应保持平整、干燥、清洁；在躯体骨骼隆突部位要用气圈垫好；每2小时左右变换体位1次；翻身时用50%乙醇按摩受压皮肤，涂撒滑石粉保持局部干燥。如果出现压疮，应积极换药处理，防止创面加深、扩大。

对瘫痪肢体定时作被动活动、按摩及针灸等，最大程度恢复肢体功能，防止肢体肌肉萎缩、关节僵硬、骨质脱钙等。平时以软垫、支架等支持瘫痪肢体，使其保持于功能位，避免发生畸形。外伤性截瘫在3个月左右即可练习起坐、使用拐杖或轮椅下地活动。

5. 泌尿系护理　尿潴留病人应在无菌条件下给留置导尿。每日记录尿量，做好导尿管护理。持续导尿2周后，改为每4～6小时定时开放导尿，逐渐训练反射性膀胱舒缩功能，以避免发生挛缩性膀胱。留置导尿期间，为防止尿路感染，每天应做膀胱冲洗。为便于护理，对尿失禁病人可行留置导尿，保护外阴皮肤，亦需做好膀胱冲洗。

6. 呼吸道护理　对病人进行健康教育，如每日做深呼吸练习，吸烟者应立即戒烟等。痰液黏稠排出不畅者给拍背、使用化痰药物或雾化吸入，可同时使用抗生素。高位截瘫病人必要时须作气管切开，有呼吸困难者可考虑人工辅助呼吸。

7. 消化道护理　鼓励病人自行排便。肠胀气时给予腹部按摩、肛管排气或灌肠等。便秘时可服用液体石蜡、番泻叶等缓泻剂，必要时通便灌肠或以手指挖出干结粪块。每日定时以手指做肛门按摩，刺激括约肌舒缩活动，有助于排便反射功能的恢复。

六、健康指导

指导病人掌握洗漱、进餐、如厕、上下床、穿衣脱衣等方法，提高生活自理能力；教育、鼓励病人坚持体操疗法或作业疗法，树立信心，积极锻炼；加强营养，多饮水，多吃水果蔬菜等。

第八节　骨关节损伤患者的护理

一、小夹板固定术的护理

小夹板固定术是利用具有一定弹性的柳木板、竹板或塑料板制成的长宽合适的小夹板，在适当部位加固定垫，绑在骨折肢体的外面，外扎横带固定。小夹板固定适用于四肢长管状骨骨折、某些关节骨骨折、陈旧性骨折，有时还可辅助某些开放复位术。

【操作目的】

通过适当的牵引力和反牵引力使骨折复位后，加以小夹板外固定包扎，达到骨折端的复位、制动、解除肌肉痉挛等作用，以保障骨折顺利愈合。

【操作评估】

1. 评估病人的病情，如脱位或骨折的部位及局部损伤情况。
2. 评估病人对治疗、护理的了解程度及心理活动、合作程度。

【操作前准备】

小夹板、衬垫（脱脂棉、软棉纸、纯棉制袜套等）、固定垫（平垫、梯形垫、分骨垫、高低垫等）、胶布、布带、托板与支架。

【操作程序】

（一）操作前护理

1. 向病人及家属介绍小夹板固定术的目的、操作过程及注意事项、重要性，取得配合。

2. 选择合适的夹板及固定垫。夹板的选择可根据骨折的部位，一般小夹板长度以不超过骨折上、下关节为准，所用夹板宽度总和应小于患肢周径，使各夹板间有一定的间隙。可根据骨折的部位、类型、移位特点采用两点或三点加压方法。

（二）操作方法及配合

1. 骨折复位后，用绷带或棉花包绕患肢做内衬，以保护皮肤，然后放置加压垫并用胶布固定。

2. 将选好的夹板置于伤肢前后和两侧，采用两点或点加压方法，用3～4条布带平均用力绕两周捆扎。

（三）操作后护理

1. 体位　抬高患肢，利于静脉回流，减轻水肿。根据情况使用托板与支架。

2. 病情观察　观察患肢远端血运情况。固定后1～4天内应注意观察小夹板固定肢端的颜色、温度、感觉、肿胀程度及手指或足趾的活动功能。发现有血液循环障碍应及时放松布带。

3. 皮肤护理　每天检查患肢上布带的松紧度，过松或过紧均应及时调整；加垫部位、夹板两端及骨隆突部有固定疼痛应及时检查以预防发生压疮。

4. 定期复查及功能锻炼　骨折复位小夹板固定后2周内，应视情况做X线检查，观察骨折有无再移位情况，以便及时调整；指导病人早期进行功能锻炼。

【注意事项】

1. 固定范围不包括骨折处的上下关节，利于早期功能锻炼。

2. 固定捆扎夹板不宜过紧，以上下移动1cm为宜，以免影响肢体血运、发生远端缺血。

3. 固定患肢时要保持关节功能位。

二、石膏绷带固定术的护理

石膏绷带固定是骨科常用的外固定方法。虽然随着医学的发展，临床上出现了很多新的固定方法、固定器材，但石膏绷带固定由于价格便宜，使用方便，应用很广。其优点是可透气及吸收分泌物，对皮肤无不良反应，固定效果较好，护理方便。缺点是无弹性，不能随意调节松紧度，也不利于肢体功能锻炼。适用于骨关节损伤及骨关节手术后的外固定，并且适合于长途运送骨关节损伤病人；做好石膏绷带固定病人的护理工作是促进骨折愈合的重要保证。

【操作目的】

石膏绷带固定的主要目的是对骨折部位起制动、支撑及保护作用，并能预防及矫正畸形。

【操作评估】

1. 评估病人的年龄、性别、体重、身体状况和生活自理能力。

2. 评估病人对损伤、石膏固定认识程度，对石膏固定有无思想准备，对制动有无焦虑情绪，家属支持程度等。

3. 评估操作环境是否适宜，根据季节调节室温等。

【操作前准备】

根据肢体的周径、长度选择尺寸适合的石膏绷带；棉垫；油布；一桶40℃的水（浸泡石膏用）；普通绷带若干卷；剪刀等辅助工具。

【护理程序】

（一）操作前护理

1. 向病人说明石膏固定的目的、步骤及注意事项，取得病人配合。

2. 协助病人患处拍X线片，以备术后对照。

3. 将准备行石膏固定的肢体用肥皂及清水清洁皮肤并擦干。若有伤口应提前更换敷料。

（二）操作方法及配合

1. 摆体位　为病人摆好体位，一般取关节功能位，特殊情况根据需要摆放，由专人维持或置于石膏牵引架上。

2. 覆盖衬垫　在石膏固定处的皮肤表面覆盖一层衬垫，可用棉垫、棉纸等。

3. 浸泡石膏　将石膏绷带平放并完全浸没在事先准备好的40℃左右的温水中，这时有气泡冒出。停止冒气泡表明绷带已被浸透，用手握其两端取出，向中间轻轻挤压，挤出多余的水分。

4. 包石膏绷带　术者用右手握住石膏绷带卷，左手将石膏绷带卷的始端部位抚贴在病人肢体上，使石膏卷贴着躯体向前推动，边包扎边用手掌把已缠在肢体上的石膏绷带安抚妥帖。注意松紧适宜，包扎时石膏绷带是粘贴上去的而不是拉紧缠上去的。每一圈石膏绷带应盖住上一圈绷带的下缘，一般包5～7层，绷带边缘、关节部及骨折部要多包2～3层。遇到肢体周径不等，上粗下细之处时要打“褶裥”，使绷带贴合体表。

5. 捏塑石膏　未定型前，根据局部解剖特点适当捏塑及整理，使石膏在干固过程中固定牢稳而不移位。重点注意几个关节部位。四肢石膏绷带应将手指或足趾露出，以便观察肢体末端的血液循环、感觉和运动，同时便于功能锻炼。

6. 包边、标记　将衬垫向外拉出一些，包起石膏边以避免石膏毛边摩擦皮肤。如石膏内无衬垫，用一条宽胶布把石膏边包起来。包边完毕，待其干固后用记号笔在石膏外注明打石膏日期及预定拆石膏的日期。有伤口的可将其位置标明或将开窗位置标示出来。

7. 干燥石膏　一般自然风干，必要时可用灯烤或热风机吹以促其干固。石膏未干时不可用手指压迫石膏表面，托起时只能用手掌平托而不能用手指，以防局部向内凹陷。

8. 开窗　石膏未干前，为便于检查、伤口换药或解除骨突处的压迫，可在相应的部位开窗。方法是先在预定的部位用笔标志，用石膏刀沿标志向内侧斜切，边切边将切开的石膏边向上拉直至切开。已经开窗的石膏必须用棉花填塞于石膏窗内，或将石膏盖复原后放在窗面，再用绷带加压包紧，防止软组织向外突出。

（三）操作后护理

1. 石膏未干固前护理

（1）体位与搬动：石膏未干前容易折断和变形，病人需卧硬板床，用软枕垫好石膏。术后8小时内病人勿翻身，8～10小时后协助翻身。四肢包扎石膏时需抬高患肢，以减轻肢体肿胀。石膏背心及“人”字形石膏病人勿在头及肩下垫枕，避免胸腹部受压。下肢石膏应防足下垂及足外旋。搬动病人及翻身时用手掌平托石膏固定的肢体，维持肢体位置，避免石膏折断。

（2）加速干固：石膏干固需2天左右，夏天可暴露在空气中，冬天可提高室温、加强通风、灯泡烘烤等，但要防止烫伤。

（3）保暖：寒冷季节注意保暖。未干固的石膏需覆盖毛毯时用支架托起。

2. 石膏干固后护理

（1）保持清洁及干燥：若污染时可用毛巾蘸洗涤剂擦洗干净，擦洗时水不能过多。观察石膏有无过紧或过松，有无污染、变形、潮湿或断裂。如有血液或渗出液从石膏内渗出，用笔标记出范围及日期并及时报告医师处理，需要时协助开窗做彻底检查。

（2）皮肤护理：石膏边缘受压部位的皮肤用乙醇或乳液擦抹，观察有无压疮，有无温度、颜色改变。对于会阴部及臀部周围的石膏，应注意勿污染及弄湿。告诉病人大小便后保持局部清洁。石膏末端暴露的手指或足趾、指或趾甲保持清洁，利于观察。禁止病人将任何物品放入石膏内或伸入石膏下面搔抓。石膏内若有异物应立即取出，若不能取出应立即报告医师。禁止将石膏内衬垫取出。保持床面清洁平整，每次病人翻身时要扫去床上的石膏渣。石膏下皮肤可用手电筒或反光镜仔细观察。注意有无苍白、麻痹、疼痛及脉搏消失；寒冷季节要注意石膏固定肢体的保暖，防止冻伤。

（3）观察患肢血液循环及神经功能：观察患肢血液循环情况，发生肢体肿胀，影响血液循环及神经功能时，应及时将石膏纵行全层剖开松解，如无改善应立即拆除石膏，并报告医生紧急处理。若发现局部压迫症状，应及时在疼痛处开窗或更换石膏。上述操作时注意切剪勿损伤皮肤。

（4）石膏综合征的护理：躯体石膏固定的病人，由于上腹部包裹过紧，影响进食后胃的容纳和扩张，可导致腹痛、呕吐；胸部石膏包扎过紧，可出现呼吸窘迫、发绀，称为石膏综合征。发生后应协助病人变换体位以减轻受压症状，持续胃肠减压和补液，保持呼吸道通畅，给氧，必要时拆除石膏。

（5）活动：为防止关节强直，促进血液循环，鼓励并指导病人加强固定部位的肌肉等长舒缩活动，及未固定部位的功能锻炼。在病情允许的情况下，鼓励病人尽可能生活自理，增进病人的独立感及自尊。

（6）饮食：增加食物中纤维素的含量，防止因活动减少而引起的便秘；石膏背心固定的病人少食易产气的食物，减少腹胀。

（7）拆石膏护理：拆石膏前需向病人做好解释工作。石膏拆除时，一般用石膏刀、石膏剪、电锯等全层割开，然后用撑开器将石膏撑开，即可拆除取下。操作时要小心勿伤皮肤。

【注意事项】

1. 石膏固定包扎时，从肢体近侧滚向远侧，注意松紧适宜，包扎时石膏绷带是粘贴上去的而不是拉紧缠上去的。

2. 石膏固定时，应取肢体功能位固定或治疗需要的体位。

3. 搬运时用手掌平托石膏固定的肢体，不可用手指压迫石膏表面，以免产生凹陷压迫皮肤。

4. 石膏固定后如出现局部持续疼痛，要警惕压疮，嘱病人和家属不可向石膏内塞填异物，必要时更换石膏。

5. 拆石膏后，石膏下的皮肤一般有一层黄褐色痂皮或死皮、油脂等；其下的新生皮肤较敏感，避免搔抓，可用温水清洗后涂润肤霜等保护，每天按摩局部。由于肢体长时间固定不动，开始活动时肢体可能会产生一些新的不适或疼痛，告诉病人会逐渐减轻。

6. 重视和坚持功能锻炼。

三、牵引术的护理

牵引术是骨科治疗中应用较广的简便、有效的治疗方法，是利用力学作用原理对组织或骨骼给予持续的适当牵引力和对抗牵引力，以达到复位、固定、预防或矫正关节挛缩畸形。四肢骨折治疗常用皮牵引和骨牵引。

皮牵引又称间接牵引，是借助胶布贴于伤肢皮肤上，或用泡沫海绵带包在伤侧肢体上，利用皮肤、肌肉在骨骼上的附着点，将牵引力传递到骨骼，使骨折复位、固定的牵引方法。皮牵引的优点是操作简便，为无创性，病人痛苦小，易于为病人接受。缺点是承受力量小，重量一般不能大于4～5kg；牵引时间一般为2～4周。多适用于小儿或老年病人。

骨牵引又称直接牵引，是将不锈钢针穿入骨折处远端骨骼的坚硬部位，通过骨科床架上的滑轮进行牵引，牵引钢针直接牵拉骨骼。骨牵引的优点是骨牵引力较大，持续时间长，且能有效地调节，牵引时必须有相应的对抗牵引。骨牵引常用部位：尺骨鹰嘴、胫骨结节、股骨髁上、跟骨及颅骨骨板等。

【操作目的】

牵引对关节脱位或骨折既有复位的作用又有固定的作用；可以稳定骨折断端，减轻关节面所承受的压力；缓解疼痛，促进骨折愈合，预防或矫正关节挛缩畸形。

【操作评估】

1. 评估病人的一般情况、慢性病史、牵引目的、对牵引的耐受性及合作程度、牵引部位有无破溃或感染。

2. 评估操作环境是否适宜。

【操作前准备】

1. 牵引床　是骨科专用床。

2. 牵引架　常用的有布朗氏架和托马斯架。

3. 牵引器具　一般器具有牵引绳、重锤、滑轮、床脚垫；皮牵引时准备胶布、纱布绷带、扩张板、苯甲酸酊或预制的肢体牵引带（常用海绵带）；骨牵引应备骨牵引器械包（内备骨锤、手摇钻、骨圆针和克氏针）、牵引弓、切开包等手术器械。

【护理程序】

（一）操作前护理

1. 向病人及家属介绍牵引的目的、重要性、操作过程及注意事项，取得合作。

2. 将准备牵引肢体局部皮肤用肥皂和清水清洗干净并擦干，必要时剃毛。颅骨牵引时，应剃除全部头发。

3. 骨牵引术前询问药物过敏史，尤其是普鲁卡因过敏史。

（二）操作方法及配合

1. 皮牵引

（1）胶布牵引：在局部皮肤涂上苯甲酸酊（婴幼儿除外），增加黏合力，减少对胶布过敏，在其未完全干燥前，沿肢体纵轴将胶布平行贴于肢体内外两侧，不可交叉缠绕，在骨隆突部位加小块纱布衬垫，以避免皮肤或浅表神经受压。将胶布按压贴紧后，用绷带在外面由远心端开始向近心端缠绕包扎肢体，胶布粘贴30分钟后才可加上牵引锤牵引。

（2）海绵胶带牵引：可用于胶布牵引过敏的病人。将其平铺于床上，需牵引的肢体用大毛巾或柔软的棉布包裹，骨隆突处垫以棉花或纱布，将海绵胶带裹敷肢体，扣上尼龙搭扣，松紧适度。拴好牵引绳，将牵引带调整至肢体双侧对称位置进行牵引。

2. 骨牵引

（1）进针部位包括尺骨鹰嘴、股骨髁上、胫骨结节、颅骨。

（2）皮肤消毒、铺巾、局麻作皮肤小切口，协助医师用手摇钻将牵引针钻入骨质，并从对侧皮肤穿出，针孔处皮肤用乙醇纱布覆盖。

（3）相应的牵引弓、牵引绳、滑车，加上所需重量进行牵引。牵引针的两端应用带软塞的无菌小瓶套住，以免划破被褥及刺伤皮肤。

（三）操作后护理

1. 交班　凡新上牵引的病人，应进行床头交接班。

2. 对抗牵引　牵引时应将床头或床尾抬高15～30cm，利用体重使形成对抗牵引力。

3. 保持有效牵引　病人要保持正确的体位，躯干要伸直、骨盆要放正。牵引绳与被牵引的肢体长轴应在一条直线上，牵引绳不应脱离滑轮的滑槽，被盖勿压着牵引绳，以免影响牵引力。牵引时重锤要保持悬空，其重量不可随意增减或移去，以免影响牵引效果。定期检查病人体位和牵引装置。在牵引开始几天，用X线透视或拍片了解骨折对位情况，以便及时调整。

4. 病情观察　皮牵引时，要严密观察患肢的血液循环及活动功能。若出现青紫、肿胀、发冷、麻木、疼痛、运动障碍及脉搏细弱或摸不到等情况时应详细检查，分析原因并报告。应随时注意胶布及绷带有无松散或脱落，扩张板位置是否正确，应及时整理及调整。

5. 皮肤护理　骨牵引时，穿针处每天用75%乙醇或05%碘附滴注2次，无菌敷料覆盖，预防感染。保持牵引孔针眼干燥、清洁。避免牵引针左右移动，若有滑动移动，应消毒后，予以调整。牵引针孔的血痂，应给予保护。皮牵引时注意观察胶布边缘皮肤是否有水泡或皮炎，如有水泡，应除去胶布，用注射器抽吸，给予换药；如面积较大，须除去胶布，暂停牵引，或换用其他牵引方法。

6. 并发症的观察、预防及护理　牵引常见的并发症有压疮、足下垂、皮肤水泡、溃疡、坠积性肺炎、感染、便秘、血栓性静脉炎等。

（1）压疮：凡骨隆突部位如骶尾部、足跟、踝关节等处，易受压发生压疮。用棉签、软枕等以予保护，定时按摩和擦浴，做好预防压疮的护理。

（2）坠积性肺炎：指导病人练习深呼吸及有效咳嗽，每天定时利用牵引架上拉手抬起上身。在保持有效牵引的条件下，协助病人每天定时适当变换体位。

（3）足下垂：腓总神经损伤和跟腱挛缩均可引起足下垂。可用托脚板将足部托起，认真倾听病人主诉，如病情许可要求病人定时做踝关节运动。

（4）便秘：指导进食如韭菜、芹菜等高纤维素食物。每天做顺时针腹部按摩，必要时，应用缓泻剂。

（5）关节僵硬：应指导病人在牵引期间进行力所能及的活动，如肌肉等长收缩、关节活动等。

【注意事项】

1. 冬季要注意牵引肢体的保暖，可用棉被覆盖或包裹，以免影响患肢血运。

2. 牵引重量一般为体重的1／12～1／7。牵引重量一次性加到适宜的最大量，复位后应慢慢减小。对于关节挛缩，应以逐渐增加重量为原则。

3. 对牵引的肢体长度每天测量，两侧对比，以免牵引过度或牵引力量不足，导致骨愈合障碍。

4. 牵引期间要指导病人正确的功能锻炼，预防并发症的发生。

第二章　女性生殖系统炎症护理常规

第一节　外阴部炎症的护理

外阴炎

外阴炎（vulvitis）主要指外阴部的皮肤与黏膜的炎症。以大、小阴唇的炎症最多见。

一、病因及发病机制

1. 阴道分泌物、月经血、产后恶露、尿液、粪便的刺激均可引起外阴不同程度的炎症。

2. 尿瘘、粪瘘、糖尿病患者。

3. 穿紧身化纤内裤、使用卫生巾、局部经常潮湿等。

二、病情评估

（一）临床表现

1. 症状　外阴皮肤瘙痒、疼痛或灼热感，性交、活动、排尿、排便时加重，病情严重时形成外阴溃疡而致行走不便。

2. 体征　外阴充血、肿胀、糜烂，常有抓痕，严重时形成溃疡或湿疹。慢性外阴炎患者，外阴局部皮肤或黏膜增厚、粗糙、皲裂等。

（二）辅助检查

1. 常规阴道分泌物检查有无滴虫、假丝酵母菌、淋菌、衣原体等病原体。

2. 检查血糖、尿糖，大便有无蛲虫等。

3. 外阴溃疡者，必要时做活组织病理检查。

三、治疗原则

1. 病因治疗　积极寻找病因，若发现糖尿病应及时治疗糖尿病；由尿瘘、粪瘘引起的外阴炎应及时修补。

2. 局部治疗　保持外阴部清洁、干燥，每日用1：5000的高锰酸钾液坐浴，擦干后用抗生素软膏涂抹患处。急性期应卧床休息，避免性生活，停用刺激外阴部的药物，还可选用微波或红外线局部物理治疗。

四、护理

1. 治疗指导　教会患者外阴坐浴的方法，包括液体的配置、温度、坐浴时间及注意事项。每日用15000的高锰酸钾液坐浴，液体淡玫瑰红色，约40℃，2次／d，每次15～30分钟，5～10次为一疗程。注意配制的溶液浓度不宜过浓，以免灼伤皮肤。也可用10%的洁肤净溶液坐浴。坐浴时，应使会阴部浸没于溶液中，月经期禁止坐浴。

2. 健康指导　注意个人卫生，保持外阴清洁、干燥。不穿紧身化纤内裤，做好经期、孕期、分娩期及产褥期卫生。勿饮酒，不吃辛辣食物，外阴部严禁搔抓，勿用刺激性药物或肥皂擦洗。外阴破溃者要预防继发性感染，使用柔软无菌会阴垫，减少摩擦和混合感染的机会。

前庭大腺炎

前庭大腺炎（bartholinitis）是病原体侵入前庭大腺引起的炎症，包括前庭大腺脓肿和前庭大腺囊肿。前庭大腺位于两侧大阴唇后1／3深部，腺管开口处位于小阴唇内侧。在性交、分娩等情况污染外阴部时易发生炎症。

一、病因及发病机制

主要病原体为葡萄球菌、大肠埃希菌、链球菌、肠球菌等。随着性传播疾病发病率增加，淋病奈瑟茵及沙眼衣原体已成为常见病原体。

二、病情评估

前庭大腺炎可分为3种类型：前庭大腺导管炎、前庭大腺脓肿和前庭大腺囊肿。

三、临床表现

1. 症状　感染多为一侧。初起时局部肿胀、疼痛、灼热感，行走不便，有时会导致大小便困难，常伴发热，腹股沟淋巴结有不同程度肿大。脓肿形成时，疼痛加剧，囊肿大者，外阴有坠胀感或性交不适。

2. 体征　初期感染阶段，检查可见患侧前庭大腺开口处呈白色小点，有明显触痛。如已形成胶肿，则可触及肿块有波动感，触痛明显加剧，脓肿大小为3～6cm。脓肿继续增大，表面皮肤变薄，可自行破溃，症状随之减轻，若破孔大，可自行引流，炎症较快消退而痊愈；若破孔小，脓液引流不畅，炎症持续不散，并可反复急性发作。当急性炎症消退后，腺管口粘连闭塞，分泌物不能排出，腺体内的脓液逐渐转为清夜而形成前庭大腺囊肿。检查见囊肿多呈椭圆形，大小不等，位于外阴部后下方，可向大阴唇外侧突起。

3. 辅助检查　在前庭大腺开口处取分泌物做常规检查或细菌培养可查到病原菌。

四、治疗原则

1. 急性期，需卧床休息；取开口处分泌物作细菌培养和药敏试验，根据病原体诜择抗生素；局部选用清热、解毒的中药热敷或坐浴。

2. 脓肿形成后，行切开引流及造口术。

五、护理

1. 急性炎症发作时，需卧床休息，保持局部清洁卫生。

2. 选用清热、解毒的中药局部热敷、熏洗或坐浴。

3. 遵医嘱应用抗生素及止痛剂。

4. 脓肿或囊肿行切开引流术及造口术后，局部放置引流条，引流条需每日更换。外阴用10%的碘附棉球擦洗，2次／d，直至伤口愈合，改用10%洁肤净洗剂坐浴，2次／d。

5. 育龄期妇女，做好卫生宣教，发现外阴肿痛等症状时及时就医。

第二节　阴道炎症的护理

滴虫性阴道炎

一、病因及发病机制

滴虫性阴道炎（trichomonal vaginitis）是由阴道毛滴虫引起的常见的阴道炎。滴虫呈梨形，无色透明如水滴。适宜生长的温度为25～40℃、pH值为5.2～6.6的潮湿环境。滴虫不仅寄生于阴道，还侵入尿道或尿道旁腺，甚至膀胱、肾盂以及男性的包皮皱褶、尿道或前列腺中。

二、传染途径

滴虫的传染途径有：

1. 经性交直接传播。

2. 间接传播，经公共池浴、浴盆、浴巾、游泳池、坐式便器、衣物等间接传播。

3. 医源性传播，通过污染的器械及敷料传播。

三、病情评估

（一）临床表现

1. 症状 潜伏期4～28天。主要症状是白带增多及外阴瘙痒，白带为稀薄脓性、黄绿色、泡沫状、有臭味。瘙痒部位主要为阴道口及外阴，间或有灼热、疼痛、性交痛等。阴道毛滴虫能吞噬精子，并能阻碍乳酸生成，影响精子在阴道内存活，可致不孕。若有尿道感染，可有尿频、尿痛，有时可见血尿。

2. 体征 妇科检查时见阴道黏膜充血，严重者有散在出血斑点，后穹隆有大量白带，呈灰黄色、黄白色稀薄液体或黄绿色脓性分泌物，常呈泡沫状。少数病人阴道内有滴虫存在而无炎症反应，称为带虫者。

（二）辅助检查

取阴道分泌物常规镜检可发现阴道毛滴虫。

四、治疗原则

切断传染途径，杀灭阴道毛滴虫，恢复阴道正常pH值，保持阴道自净功能，防止复发。

1. 全身用药 甲硝唑片400mg，2～3次／d，7天为一疗程；对初患者单次口服甲硝唑，可收到同样效果。口服吸收好，疗效高，毒性小，应用方便。同时治疗性伴侣。孕早期及哺乳期妇女慎用。

2. 局部用药 可以局部单独给药，也可全身及局部联合用药，以联合用药效果佳。甲硝唑200mg每晚塞入阴道1次，10次为一疗程。局部用药前，可先用1%乳酸液或0.1%～0.5%醋酸液冲洗阴道，改善阴道内环境，以提高疗效。

五、护理

1. 自护指导 注意个人卫生，保持外阴部清洁、干燥，尽量避免搔抓外阴部而导致皮肤破损。治疗期禁止性生活、勤换内裤。内裤、坐浴及洗涤用物应煮沸消毒5～10分钟，避免交叉和重复感染的机会。

2. 检查配合 做分泌物培养之前24～48小时避免性交、阴道灌洗或局部用药。分泌物取出后应及时送检并注意保暖，否则滴虫活动力减弱，造成辨认困难。

3. 用药指导 告知病人各种剂型的阴道用药方法，酸性药液冲洗阴道后再放药的原则。在月经期间暂停坐浴、阴道冲洗及阴道用药。由于甲硝唑抑制乙醇在体内氧化而产生有毒的中间代谢产物，故用药期间应禁酒。甲硝唑可透过胎盘到达胎儿体内，亦可从乳汁中排泄，故妊娠20周前或哺乳期禁用。

4. 观察用药反应 甲硝唑口服后偶见胃肠道反应，如食欲减退、恶心、呕吐。此外，偶见头痛、皮疹、白细胞减少等，一旦发现应报告医师并停药。

5. 治愈标准及随访 滴虫阴道炎常于月经后复发，故治疗后检查滴虫阴性时，仍应每次月经干净后复查白带，若经连续3次检查均阴性，方可称为治意。向病人解释坚持按照医嘱正规治疗的重要性。治疗后检查滴虫阴性时，仍应于下次月经后继续治疗一个疗程，以现固疗效。已婚者还应检查男方是否有生殖器滴虫病，前列腺液有无滴虫，若为阳性，应同时治疗，才能达到理想效果。

外阴阴道假丝酵母菌病

外阴阴道假丝酵母菌病（vulvovaginal candidiasis，WVC）是常见外阴、阴道炎症，也称外阴阴道念珠菌病。约75%的妇女一生中至少患过次外阴阴道假丝酵母菌病。

一、病因及发病机制

80%～90%的病原体为白假丝酵母菌。酸性环境适宜其生长，假丝酵母菌对热的抵抗力不强，加热至60℃即可死亡，但对于干燥、日光、紫外线及化学制剂的抵抗力较强。白假丝酵母菌为条件致病菌。当阴道内糖原增加、酸度增高、局部细胞免疫力下降，适合假丝酵母菌的繁殖时引起炎症，故多见于孕妇、糖尿病病人及接受大量雌激素治疗者。此外，长期应用广谱抗生素，改变了阴道内微生物之间的相互制约关系；服用类固醇皮质激素或免疫缺陷综合征患者使机体的抵抗力降低；穿紧身化纤内裤、肥胖者可使会阴局部的温度及湿度增加，也易使假丝酵母菌得以繁殖而引起感染。

二、传染途径

假丝酵母菌除寄生阴道外，还可寄生于人的口腔、肠道，这3个部位的假丝酵母菌可互相传染，当局部环境条件适合时易发病。此外，少部分病人可通过性交直接传染或接触感染的衣物间接传染。

三、病情评估

（一）临床表现

1. 症状　主要为外阴瘙痒、灼痛，严重时坐卧不宁，异常痛苦，还可伴有尿频、尿痛及性交痛。急性期白带增多，白带特征是白色稠厚呈凝乳或豆腐渣样

2. 体征　检查可见外阴皮肤抓痕，小阴唇内侧及阴道黏膜附有白色膜状物，擦除后露出红肿黏膜面，急性期还可见到糜烂及浅表溃疡。

（二）辅助检查

1. 取阴道分泌物常规检查可发现假丝酵母菌的芽生孢子或假菌丝。
2. 对于有症状而多次检查阴性或顽固病例可采用培养法。
3. 对年老肥胖或顽固病例应检查尿糖、血糖及做糖耐量试验。

四、治疗原则

1. 消除诱因　积极治疗糖尿病，及时停用广谱抗生素、雌激素、类固醇皮质激素。

2. 局部用药　先用2%～4%碳酸氢钠液或10%的洁肤净洗剂冲洗阴道或坐浴，改变阴道酸碱度，在选用咪康唑栓剂、克霉唑栓剂或片剂、制霉菌素栓剂或片剂等药物放入阴道内，每晚一次，连用7～10天。

3.全身用药　若局部用药效果差或病情较顽固者可选用伊曲康唑、氟康唑、酮康唑等口服。

五、护理

基本同滴虫性阴道炎。为提高疗效，可用2%～4%碳酸氢钠液坐浴或阴道冲洗后再上药。鼓励病人坚持用药，不随意中断疗程。妊娠期合并感染者，为避免胎儿感染，应坚持局部治疗，甚至到妊娠8个月。性伴侣应进行假丝酵母菌的检查和治疗。

老年性阴道炎

绝经后阴道局部抵抗力低下，致病菌感染所致的阴道炎症，严重时可引起阴道狭窄甚至闭锁。

一、病因及发病机制

老年性阴道炎（senile vaginitis）常见于自然绝经或卵巢去势后妇女，因卵巢功能衰退，雌激素水平降低，阴道壁萎缩，黏膜变薄，上皮细胞内糖原含量减少，阴道内pH值增高，局部抵抗力降低，致病菌容易入侵繁殖引起炎症。

二、病情评估

（一）临床表现

1. 症状　主要症状为阴道分泌物增多及外阴瘙痒、灼热感。阴道分泌物稀薄，呈淡黄色，严重者呈脓血性白带。

2. 体征　妇科检查见阴道呈萎缩性改变，上皮皱襞消失，萎缩，菲薄。阴道黏膜充血，常伴有小出血点，严重者可出现浅表小溃疡。

（二）辅助检查

1. 阴道分泌物镜检可发现阴道毛滴虫或假丝酵母菌，可明确诊断。

2. 有血性白带者，应做宫颈刮片、子宫分段诊刮术或局部活组织检查。

三、治疗原则

1. 抑制细菌生长用1%乳酸液或0.1%～0.5%醋酸液冲洗阴道，1次／d，增加阴道酸度，抑制细菌生长繁殖。

2. 增加阴道抵抗力针对病因给予雌激素制剂，局部用药为甲硝唑200mg或氧氟沙星100mg，或已烯雌酚0.125～0.25mg，放入阴道深部，1次/d，7～10天为疗程。全身用药可口服尼尔雌醇，首次4mg，以后每2～4周1次，每晚2mg，维持2～3个月。

四、护理

1. 心理护理　由于老年患者思想保守，不愿到医院做妇科检查，应给予心理支持和关心，讲解老年期卫生保健常识。

2. 卫生指导　保持外阴部清洁，勤换内裤，不要穿化纤内衣，减少刺激。

3. 用药护理　告知局部用药方法及注意事项，用药前洗净双手及会阴部，以减少感染的机会。自己用药有困难者，指导其家属协助用药或有医务人员帮助使用。

第三节　子宫颈炎症的护理

子宫颈炎症（cervicitis）是妇科最常见的疾病，包括宫颈阴道部炎症及宫颈管黏膜炎症，有急性和慢性两种。临床以慢性子宫颈炎多见。

一、病因及病理

（一）病因

多见于分娩、流产或手术损伤宫颈后，病原体侵入引起感染。临床多无急性过程的表现。病原体主要为葡萄球菌、链球菌、大肠杆菌及厌氧菌等，沙眼衣原体、淋病奈瑟菌及单纯疱疹病毒也可通过性交或间接接触感染。病原体侵入宫颈黏膜，并在此处隐藏由于宫颈黏膜皱多，感染不易彻底清除。

（二）病理

1. 宫颈糜烂　是慢性宫颈炎最常见的一种病理改变。宫颈外口处的宫颈阴道部呈细颗粒状的红色区，称为宫颈糜烂。糜烂面边界与正常宫颈上皮界限清楚。糜烂面为完整的单层宫颈管柱状上皮所覆盖，由于宫颈管柱状上皮抵抗力低，病原体易侵入发生炎症。糜烂面可表现为单纯性、颗粒型及乳头型糜烂。

2. 宫颈肥大　由于慢性炎症的长期刺激，宫颈组织充血、水肿，腺体和间质增生，在腺体深部有黏液潴留形成囊肿，使宫颈呈不同程度的肥大，硬度增加但表面多光滑，有时可见到潴留囊肿突起。

3. 宫颈息肉　慢性炎症长期刺激使宫颈管局部黏膜增生并向宫颈外口突出而形成息肉。息肉为一个或多个不等，色红，呈舌形，质脆，易出血，极少恶变但易复发。

4. 宫颈腺囊肿　在宫颈糜烂愈合过程中，新生的鳞状上皮覆盖宫颈管口或伸入腺管，将腺管口阻塞，腺体分泌物引流受阻、潴留形成囊肿。检查时见宫颈表面突出多个青白色小囊泡，内含无色液体。

5. 宫颈黏膜炎　又称宫颈管炎。病变局限于宫颈管黏膜及黏膜下组织，由于炎性细胞浸润及结缔组织增生，可致宫颈肥大。

二、病情评估

（一）临床表现

1. 症状　主要症状是阴道分泌物增多。阴道分泌物的性状依据病原体的种类、炎症的程度而不同，可呈乳白色黏液状，或呈淡黄色脓性，或血性白带。当炎症沿骶子宫韧带扩散到盆腔时，可有腰骶部疼痛、下肢坠痛等。宫颈黏稠脓性分泌物不利于精子穿过，可造成不孕。

2. 体征　妇科检查可见宫颈有不同程度糜烂、肥大，有时质较硬，有时可见息肉、裂伤及宫颈腺囊肿。

（二）辅助检查

慢性宫颈炎宫颈糜烂时应与早期宫颈癌鉴别，需做宫颈刮片检查或宫颈活检以明确诊断。

三、治疗原则

进行治疗前先行宫颈刮片检查、碘试验或宫颈组织切片检查，排除早期宫颈癌。慢性炎症以局部治疗为主，可采用物理治疗、药物治疗及手术治疗，以物理治疗最常用。

1. 物理治疗　是最常用的有效治疗方法。临床常用激光、冷冻、红外线凝结疗法及微波疗法等。其原理都是将宫颈糜烂面破坏，结痂脱落后，新的鳞状上皮覆盖创面，为期3～4周，病变较深者，需6～8周，颈恢复光滑外观。

2. 药物治疗　局部药物治疗适用于糜烂面积小和炎症浸润较浅者。临床多用康妇特栓剂，简便易行，疗效满意，每天放入阴道一枚，连续7～10天。中药有许多验方、配方，临床应用有一定疗效。

3. 手术治疗　有宫颈息肉者行息肉摘除术。对宫颈肥大、糜烂面较深广且累及宫颈管者，可考虑行宫颈椎切术或LEEP刀术。

四、护理

1. 疾病预防　注意个人卫生，经常换洗内裤，保持外阴清洁、干燥。分娩、流产或手术时尽量减少对宫颈的损伤，产后发现宫颈裂伤应及时缝合。指导妇女定期做妇科检查，发现宫颈炎症予以积极治疗。治疗前常规行宫颈刮片细胞学检查，以排除癌变可能。

2. 一般护理 急性宫颈炎感染期注意休息，加强营养，禁止性生活。

3. 物理治疗的护理 治疗应选择月经干净后3～7天内进行。有急性生殖器炎症者列为禁忌。术后每天清洗外阴2次，保持外阴清洁，禁止性交和盆浴4～8周。病人在宫颈创面痂皮脱落前，阴道有大量黄水流出，在术后1～2周脱痂时可有少量血水或少许流血，如出血量多者需急诊处理。治疗后需定期复查，观察创面愈合情况，注意有无宫颈管狭窄。

第四节 盆腔炎症的护理

盆腔炎（pelvic inflammatory disease，PID）指女性上生殖道及其周围组织的炎症。包括子宫内膜炎、输卵管炎、输卵管卵巢脓肿、盆腔腹膜炎。最常见的是输卵管炎及输卵管卵巢炎。盆腔炎大多发生在性活跃期、有月经的妇女，初潮前、绝经后或未婚者很少发生盆腔炎。盆腔炎有急性和慢性两类。引起盆腔内的病原体有两个来源，来自原寄居于阴道内的菌群包括需氧菌及厌氧菌，和来自外界的病原体如淋病奈瑟菌、沙眼衣原体、结核分技杆菌等。

急性盆腔炎

急性盆腔炎（acute pelvic inflammatorydisease，APID）发展可引起弥漫性腹膜炎、败血症、感染性休克，严重者可危及生命。

一、病因及发病机制

1. 产后或流产后感染 分娩后或流产后产道损伤，组织残留于宫腔内，或手术无菌操作不严格，均可发生急性盆腔炎。

2. 宫腔内手术操作后感染 如刮宫术、放置宫内节育器、宫内节育器取出术、子宫输卵管通液术、子宫输卵管造影术、子宫镜检查等，由于无菌技术操作不严引起感染或术前适应证选择不当引起炎症发作并扩散。

3. 经期卫生不良 使用不洁的卫生垫、经期性交等，均可引起病原体侵入而导致炎症。

4. 感染性传播疾病 不洁性生活史、早年性交、多个性伴侣、性交过频者可致性传播疾病的病原体入侵，引起炎症。

5. 邻近器官的炎症 直接蔓延，如阑尾炎、腹膜炎等导致炎症蔓延。

6. 慢性盆腔炎急性发作。

二、病情评估

（一）临床表现

因炎症轻重及范围大小而有不同的临床表现。

1. 症状 发病时下腹疼痛伴发热，病情严重者可有寒战、高热、头痛、食欲减退。

2. 体征 患者呈急性病容，体温高，心率加快，下腹部有肌紧张、压痛及反跳痛，肠鸣音减弱或消失。妇科检查阴道充血，有大量脓性分泌物；穹隆有明显触痛，宫颈充血、水肿、举痛明显；宫体增大，有压痛，活动受限；子宫两侧压痛明显，若有脓肿形成则可触及包块且压痛明显。

（二）辅助检查

1. 宫颈管分泌物及后穹隆穿刺液可做常规涂片培养及药物敏感试验，可见大量白细胞；可找到淋病奈瑟菌或衣原体等。

2. 子宫内膜活检可见子宫内膜炎。

3. B超或磁共振检查显示充满液体的增粗输卵管，伴有或不伴有盆腔积液，输卵管卵巢肿块。

4. 腹腔镜检查发现输卵管炎。

三、治疗原则

采用支持疗法、药物治疗、中药治疗和手术治疗等控制炎症、消除病灶。

四、护理

1. 卧床休息，可采用半卧位，以利炎症局限。

2. 给予高热量、高蛋白、高维生素流质或半流质饮食，补充液体，纠正电解质紊乱和酸碱失衡。

3. 高热患者可采用物理降温。

4. 若有腹胀应行胃肠减压。

5. 积极治疗，48小时内及时、足量应用广谱抗生素降低后遗症的发生。

6. 有手术指征者，做好术前准备。

7. 做好经期、孕期及产褥期的卫生宣教。

8. 指导性生活卫生，经期禁止性生活，减少性传播疾病。

慢性盆腔炎

慢性盆腔炎（chronic pelvic inflammatorydisease，CPID）常为急性盆腔炎未彻底治疗，或病人体质较差病程迁延所致，但亦可无急性盆腔炎病史。慢性盆腔炎病情较顽固，当机体抵抗力较差时，可有急性发作。

一、病理

主要病理改变为盆腔组织破坏、广泛粘连、增生及瘢痕形成，导致：慢性子宫内膜炎；慢性输卵管炎及输卵管积水；输卵管卵巢炎及输卵管卵巢囊肿；慢性盆腔结缔组织炎。

二、病情评估

（一）临床表现

1. 症状　全身症状多不明显，可有低热、乏力。由于病程时间较长，部分病人有神经衰弱症状，如精神不振、周身不适、失眠等。慢性盆腔痛：慢性炎症形成的瘢痕粘连以及盆腔充血，常引起下腹部坠胀、隐痛及腰骶部酸痛，常在劳累、性交后及月经前后加剧。慢性炎症导致盆腔淤血，病人可出现经量增多；卵巢功能损害时可致月经失调；输卵管粘连堵塞时可致不孕；异位妊娠的发生率是正常妇女的8～10倍。慢性盆腔炎易反复发作。

2. 体征　子宫后倾、后屈，活动受限或粘连固定。输卵管炎症时，子宫一侧或两侧触及呈索条状的增粗输卵管，伴有轻度压痛。输卵管积水或输卵管卵巢囊肿时，盆腔一侧或两侧可触及囊性肿物，活动受限。盆腔结缔组织炎时，子宫一侧或两侧有片状增厚、压痛，骶子宫韧带增粗、变硬、有触痛。

（二）辅助检查

腹腔镜检查：可用于慢性盆腔炎诊断困难时。

三、治疗原则

采用综合性方案控制炎症，包括中药治疗、物理治疗、药物治疗和手术治疗。同时注意增强营养，加强锻炼，提高局部和全身的抵抗力。

四、护理

1. 心理护理　因慢性炎症时间长，如治疗效果不明显，患者多有精神不振、焦虑等神经衰弱症状，应关心病人的痛苦，耐心倾听，提供病人表达不适的机会，尽量满足病人需要，解除病人思想顾虑，增强对治疗的信心。和病人及其家属共同探讨适于患者的治疗方案，取得家属的理解和帮助，减轻病人的心理压力。

2. 用药护理　药物治疗者告知患者用药剂量、方法及注意事项。遵医嘱执行治疗方案。

3. 手术护理　为接受手术患者提供手术前后的常规护理。

4. 健康指导　指导患者保持良好的个人卫生习惯，增加营养，积极锻炼身体，注意劳逸结合，注意性生活卫生，减少性传播疾病，经期禁止性交。及时治疗下生殖道感染，及时治疗盆腔炎性疾病，防止后遗症发生。

第五节　尖锐湿疣的护理

尖锐湿疣（condyloma acuminata）是由人乳头瘤病毒（HPV）感染引起鳞状上皮疣状增生病变的性传播性疾病。近年常见，仅次于淋病居第二位，常与多种性传播疾病同时存在。

一、病因及传播途径

（一）病因

生殖道尖锐湿疣主要与低危型HPV6、HPV11感染有关。其发病高危因素有：早年性交，多个性伴侣，免疫力低下，吸烟及高性激素水平，孕妇机体免疫功能受抑制，性激素水平高，阴道分泌物增多等。

（二）传播途径

主要经性交直接传播，患者性伴侣中60％发生HPV感染；其次通过污染的衣物、器械传播。新生儿则可通过患病母亲的产道感染。

二、病情评估

（一）临床表现

潜伏期2周～8个月，平均3个月。患者以年轻妇女居多。临床症状常不明显，部分患者有外阴瘙痒、烧灼感或性交后疼痛。典型体征是初起时为微小散在的乳头状疣，柔软，其上有细小的指样突起，或为小而尖的丘疹，质地稍硬，孤立、散在或呈簇状，粉色或白色。病灶逐渐增大、增多，互相融合成鸡冠状或菜花状，顶端可有角化或感染溃烂。病灶多发生在外阴性交时易受损的部位如阴唇后联合、小阴唇内侧、阴道前庭尿道口等部位。

（二）辅助检查

取外阴、阴道、子宫颈等部位的湿疣行活组织病理检查可确诊。

采用PCR技术及DNA探针杂交行核酸检测确定HPV感染及类型。

（三）对妊娠的影响

妊娠期生殖道尖锐湿疣生长迅速，数目多，体积大，多区域，多形态，巨大尖锐湿疣可阻塞产道。妊娠期尖锐湿疣组织脆弱，阴道分娩时易导致大出血。产后尖锐湿疣迅速缩小，甚至自然消退。

（四）对胎儿及婴儿的影响

孕妇患尖锐湿疣，有垂直传播的危险。胎儿宫内感染极为罕见，大多数是通过软产道感染。

三、治疗原则

目前尚无根除HPV的方法，以祛除外生疣体，改善临床症状和体征为原则。小病灶选用50%三氯醋酸、5%氟尿嘧啶软膏、苯甲酸酊、0.5%足叶草毒素酊等药物涂于患处，进行局部治疗。大病灶可行物理治疗及手术切除。配偶及性伴侣需同时治疗。

四、护理

1. 尊重患者　耐心诚恳对待患者，解除其思想顾患，使患者做到患病后及时到医院接受正规治疗。并使配偶或性伴侣同时治疗。

2. 孕妇护理　妊娠期做好外阴护理，及时治疗尖锐湿疣。病灶大近足月者，应选择剖宫产术。

3. 健康指导　注意外阴清洁卫生，避免性乱。注意卫生隔离，污染物、内衣裤和浴巾等应煮沸或曝晒消毒。治疗期间禁止性生活。对反复生长的尖锐湿疣应注意癌变的可能。

第六节　淋病的护理

淋病（gonorrhea）由淋病奈瑟菌（简称淋菌）感染引起的以泌尿生殖系统化脓性感染为主要表现的性传播疾病。是我国发病率最高的一种性传播疾病。

一、病因及传播途径

（一）病因

淋菌感染是淋病的主要病因。淋菌为革兰阴性双球菌，喜潮湿，最适宜的培养温度为35～36℃，在微湿的衣裤、毛巾、被褥中可生存10～17小时，离体后在完全干燥的情况下1～2小时死亡。一般消毒剂或肥皂液均能使其迅速灭活。

（二）传播途径

成人淋病99%～100%为性传播，幼女可通过间接途径如接触染菌衣物、毛巾、床单、浴盆等物品及消毒不彻底的检查器械等感染外阴和阴道。

二、病情评估

（一）临床表现

潜伏期3～7天，60%～70%的病人无症状。感染初期病变局限于下生殖道、泌尿道，随病情发展可累及上生殖道。分急性和慢性两种。

1. 急性淋病　在感染淋病后1～14天出现尿频、尿急、尿痛等急性尿道炎的症状，白带增多呈黄色、脓性，外阴部红肿、有烧灼样痛。继而出现前庭大腺炎、急性宫颈炎的表现。如病程发展至上生殖道时，可发生子宫内膜炎、急性输卵管炎及积脓、输卵管卵巢囊肿、盆腔脓肿、弥漫性腹膜炎，甚至中毒性休克。病人表现为发热、寒战、恶心、呕吐、下腹两侧疼痛等。

2. 慢性淋病　急性淋病未经治疗或治疗不彻底可逐渐转为慢性淋病。主要症状有腰骶部疼痛及下腹隐痛，不孕。

（二）辅助检查

1. 取宫颈管或尿道口脓性分泌物涂片检查，行革兰染色，急性期可见中性粒细胞内有革兰阴性双球菌。此法对非急性期女性患者只能作为筛查手段。

2. 分泌物淋菌培养是诊断淋病的金标准。对临床表现可疑，但涂片阴性或需要做药物敏感试验者，可取宫颈分泌物培养。

3. 核酸检测，PCR技术可检测淋菌DNA片段。

（三）对妊娠、分娩及胎儿的影响

妊娠期任何阶段的淋菌感染，对妊娠预后均有影响。妊娠早期淋性宫颈炎，可导致感染性流产与人工流产后感染。妊娠晚期淋菌性宫颈管炎易发生胎膜早破，使孕妇发生羊膜腔感染综合征，导致滞产。对胎儿的威胁则是早产和胎儿宫内感染，早产发病率约为17%，胎儿感染易发生胎儿窘迫、胎儿宫内发育迟缓，甚至导致死胎、死产。产后常发生产褥感染。

（四）对新生儿的影响

经阴道分娩的新生儿可发生淋病结膜炎、肺炎甚至出现淋菌败血症，使围生儿死亡率明显增加。新生儿淋菌结膜炎多在生后1～2周内发病，若未能及时治疗，结膜炎继续发展，引起淋菌性眼眶蜂窝织炎，也可浸润角膜形成角膜溃疡、云翳，甚至发生角膜穿孔或发展成虹膜睫状体炎、全眼球炎，导致失明。

三、治疗原则

治疗原则为尽早彻底治疗。急性淋病者以药物治疗为主，首选头孢曲松钠，并加用红霉素，遵循及时、足量、规则用药原则，夫妻双方同治。慢性淋病者需采用支持疗法、对症处理、物理治疗、封闭疗法及手术治疗等综合治疗方案。

四、护理

1. 心理护理　尊重患者，给予适当的关心、安慰，解除患者求医的顾虑。向患者强调急性期及时、彻底治疗的重要性和必要性，解释头孢曲松钠治疗的作用和疗效，以防疾病转为慢性，帮助患者树立治愈的信心。

2. 健康教育　治疗期间严禁性交，指导治愈后随访。一般治疗后d复查分泌物，以后每月检查1次，连续3次阴性，方能确定治愈。因为淋病患者有同时感染滴虫和梅毒的可能，所以随访同时检测阴道滴虫、梅毒血清反应。此外，教会患者自行消毒隔离的方法，内裤、浴盆、毛巾煮沸消毒5～10分钟，接触的物品及器具用1%苯酚溶液浸泡。

3. 急性淋病患者护理　卧床休息，做好严密的床边隔离。将患者接触过的生活用品进行严格的消毒死菌，污染的手需经消毒液浸泡消毒等，防止交叉感染等。

4. 孕妇护理　在淋病高发地区，孕妇应于产前常规查淋菌，最好在妊娠早、中、晚期各作一次宫颈分泌物涂片镜检淋菌，进行淋菌培养，以便及早确诊并得到彻底治疗。孕期禁用喹诺酮类药物。淋病孕妇娩出的新生儿，应预防性的用青霉素静脉点滴，红霉素眼膏涂双眼。新生儿可以发生播散性淋病，于生后不久出现淋菌关节炎、脑膜炎、败血症等，治疗不及时可导致死亡。

第七节　梅毒的护理

梅毒（syphilis）是由苍白密螺旋体引起的慢性全身性传播疾病。

一、病因及传播途径

（一）病因

苍白密螺旋体感染是梅毒的主要病因。苍白密螺旋体在体外干燥条件下不易生存，一般消毒剂及肥皂水均可杀灭。

（二）传播途径

性接触为最主要的传播途径，占95%。未经治疗的患者再感染后1年内最具有传染性，随病期延长，传染性逐渐减弱，病期超过4年者基本无传染性。梅毒孕妇可通过胎盘传给胎儿，引起先天梅毒。若孕妇软产道有梅毒病灶，也可发生产道感染。此外，接吻、哺乳、输血、被褥、浴具等也可间接传播，但机会极少。

二、病情评估

（一）临床表现

潜伏期2～4周，早期主要表现为皮肤黏膜损害，晚期侵犯心血管、神经系统等重要脏器，造成劳动力丧失甚至死亡。临床一般分为3期。

1. 一期梅毒　又称硬下疳，大部分发生于生殖器部位，男性多在阴茎、冠状沟、包皮、龟头等处，女性多在大小阴唇、阴蒂或子宫颈。硬下疳经3～8周后常自行愈合。

2. 二期梅毒　一期梅毒自然意合后1～3个月，出现皮肤黏膜的广泛病变，即梅毒疹及全身多处病灶。尚可引起骨骼、内脏、心血管、神经系统的症状。

3. 三期梅毒　早期梅毒未经治疗或治疗不充分，经过一段时间的隐匿期，约有1/3发生三期梅毒。三期梅毒有两类，一类发生于皮肤、黏膜、骨骼，不危及生命，成为良性晚期梅毒；另一类则累及心血管系统及中枢神经系统等重要器官，称为恶性晚期梅毒，预后不良。

（二）辅助检查

1. 病原体检查　即暗视野镜检。取一期梅毒的硬下疳少许渗出液或淋巴穿刺液，显微镜下可见苍白密螺旋体。

2. 梅毒血清检查。

（1）非梅毒密螺旋体抗原血清试验是梅毒常规筛查方法，包括性病研究实验室实验（VDRL）、血清不加热反应素玻片试验（USR）、快速血浆反应素环状卡片试验（RPR），若为阳性时，应做证实试验。

（2）容螺旋体抗原血清试验可测定血清特异抗体。包括荧光密螺旋体抗体吸收试验（FTA-ABS）和梅毒密螺旋体血凝试验（TPHA）。

（3）脑脊液检查可见淋巴细胞10×10^6/L，蛋白>50mg/dL，VDRL阳性为神经梅毒。

（三）对胎儿及婴幼儿的影响

患梅毒孕妇能通过胎盘将螺旋体传给胎儿引起晚期流产、早产、死胎、死产或分娩先天梅毒儿。若胎儿幸存，娩出先天梅毒儿（也称胎传梅毒儿），病情较重。早期表现有皮肤大疱、皮疹、鼻炎及鼻塞、肝脾肿大等；晚期先天梅毒多出现在两岁以后，表现为楔状齿、鞍鼻、间质性角膜炎、骨膜炎、神经性耳聋等，病死率及致残率均明显升高。

三、治疗原则

治疗原则是早期明确诊断，及时治疗，用药足量，疗程规范。治疗期间应避免性生活，性伴侣也应同时接受检查及治疗。

四、护理

1. 心理护理　尊重患者，帮助其建立治愈的信心和生活的勇气。

2. 健康指导　治疗期间禁止性生活，性伴侣进行检查及治疗，治疗后进行随访。第一年每3个月复查次，以后每半年复查一次，连续2～3年。如发现血清复发（血清由阴性变为阳性或滴定度升高4倍）或症状复发，应用加倍量复治。

3. 孕妇护理　孕妇早期和晚期梅毒，首选青霉素疗法，若青霉素过敏，改用红霉素，禁用四环素类药物。

第八节　获得性免疫缺陷综合征的护理

获得性免疫缺陷综合征（acquiredimmunodeficiency syndrome，AIDS），又称艾滋病，是由人类免疫缺陷病毒（human Immunodeficiency Vrus，HIV）引起的一种以人体免疫功能严重损害为临床特征的高度传染性疾病。病人机体完全丧失抵御各种微生物侵袭的能力，多个器官出现机会性感染及罕见恶性肿瘤，死亡率高。

一、病因及传播途径

（一）病因

HIV感染是引起艾滋病的主要病因。

（二）传播途径

HIV主要存在于人类的血液、体液、精液、眼泪、唾液、阴道分泌物、胎盘和乳汁中。艾滋病患者及HIV携带者均有传染性。主要经性接触直接传播其次为血液传播，见于吸毒者共用注射器；接受或接触HIV感染者的血液、血制品。母婴通过胎盘垂直传播，分娩时经阴道传播和出生后经母乳传播等途径。

二、病情评估

（一）临床表现

艾滋病潜伏期不等，6个月～5年或更长，儿童最短，妇女最长。艾滋病早期常无明显异常，部分病人有原因不明的淋巴结肿大，颈、腋窝最明显。艾滋病发病后，表现为全身性、进行性病变，主要表现在以下几个方面。

1. 机会性传染　感染范围广，发生率高，病原体多为正常宿主中罕见的、对生命威胁大的病原体。主要病原体为卡氏肺囊虫、弓形虫、隐球菌、假丝酵母菌、巨细胞病毒、疱疹病毒等。起病缓慢，全身表现为原因不明的发热、乏力、不适、消瘦；呼吸系统表现为发热、咳嗽、胸痛、呼吸困难等；中枢神经系统表现为头痛、人格改变、意识障碍、局限性感觉障碍及运动神经障碍；消化系统表现为慢性腹泻、体重下降，严重者电解质紊乱，酸中毒死亡。

2. 恶性肿瘤　卡氏肉瘤最常见，多见于青壮年，肉瘤呈多灶性，除皮肤广泛损害外，常累及口腔、直肠和淋巴。

3. 皮肤表现　口腔、咽喉、食管、腹股沟、肛周等部位感染。

（二）辅助检查

1. 血清HV病毒分离或抗体阳性。

2. CD4淋巴细胞总数 $<200/mm^3$，或 $200\sim500/mm^3$；$CD_4/CD_8<1$；血清P24抗原阳性；外周血白细胞计数及血红蛋白含量下降；β2微球蛋白水平增高。

3. 合并机会性感染病原学或肿瘤病理依据不确立。

（三）对胎儿的影响

宫内感染为HV垂直传播的主要方式。在妊娠20～40周、分娩过程中、母乳喂养期等3个阶段易引起垂直传播。

三、治疗原则

目前无治愈方法，主要采取一般治疗、恢复机体免疫功能、防治机会性感染、治疗恶性肿瘤、抗病毒药物、对症治疗及中医中药治疗。

四、护理

1. 健康指导　被称为当今艾滋病防治最为有效的方法。积极、科学地宣传艾滋病的防治知识，针对高危人群开展大量的宣传教育和行为干预工作，帮助人们建立健康的生活方式，杜绝感染艾滋病的三大传播途径。

2. 正确对待艾滋病　病人对艾滋病知识不了解而恐惧，恐惧导致歧视，不理解的局面常常使艾滋病人无法以正常的心态面对个人的苦难。在护理过程中与病人及其家人、朋友一起学习艾滋病的相关知识，帮助人们正确认识和面对艾滋病，为艾滋病病人创造非歧视的社会环境。

3. 慎用血液制品　尽量使用国产血液制品，用进口血液制品需经HV检测合格。高危人群不能献血，对供血者进行HV抗体检测，抗体阳性者禁止供血。

4. 强化自我保护意识　用1：（10～100）的次氯酸钠液擦拭物品表面。医护人员避免针头、器械刺伤皮肤等职业暴露。

5. 指导哺乳　如果母亲感染了HIV，应当放弃母乳喂养而采用其他的替代方式喂养新生儿，如动物奶制品、奶粉和天然牛奶，防止通过母乳喂养发生感染。

第三章 妊娠期并发症护理常规

第一节 流产的护理

流产（abortion）是指妊娠不满28周、胎儿体重不足1000g而终止者。流产发生于妊娠12周以前者称早期流产，发生于12周至不足28周者称晚期流产。

一、病因及发病机制

1. 胎儿因素 染色体数目异常及结构异常是导致流产的主要原因。

2. 母体因素 包括母体的全身性疾病、生殖器官疾病、母儿血型不合、接触有害的化学物质和物理因素。

3. 胎盘因素 滋养细胞的发育和功能不全、胎盘内巨大梗死、前置胎盘、胎盘早期剥离。

4. 其他 母儿双方免疫不适应的免疫因素、环境因素等。

二、病情评估

（一）临床表现

停经后的阴道出血和下腹疼痛是流产的主要临床症状。

1. 先兆流产 停经后先出现少量阴道流血，有时伴有轻度腹痛、腰酸坠胀。妇科检查子宫大小与停经月份相符、宫颈口未开、胎膜未破、妊娠物未排出。

2. 难免流产 由先兆流产发展而来，流产已不可避免。阴道流血量多，阵发性腹痛加重。妇科检查子宫大小与停经周数相符或略小，宫颈口已扩张，组织尚未排出。

3. 不全流产 由难免流产发展而来，阴道流血不止。妇科检查子宫小于停经周数，宫口已扩张。

4. 完全流产 妊娠产物已完全排出，阴道出血逐渐停止，腹痛随之消失。妇科检查子宫接近正常大小宫口已闭合。

5. 稽留流产 胚胎或胎儿已死亡滞留在腔内尚未排出。妇科检查子宫小于妊娠周数，宫颈口关闭。

6. 习惯性流产 自然流产连续发生3次或3次以上者。

（二）辅助检查

1. 实验室检查　绒毛膜促性腺激素、胎盘生乳素、雌激素、孕激素的定量测定。

2. B型超声　超声显像可显示有无胎囊、胎动、胎心及胚胎大小。

三、治疗原则

1. 先兆流产　卧床休息，禁止性生活，减少刺激。

2. 难免流产　尽早使胚胎及胎盘完全排出。

3. 不全流产　吸宫术或钳刮术清除宫腔残留组织。

4. 完全流产　无感染征象不需特殊处理。

5. 稽留流产　及时促使胎儿、胎盘排出。

6. 习惯性流产　以预防为主。

四、护理

（一）先兆流产孕妇的护理

1. 卧床休息，禁止性生活，减少各种刺激。为其提供生活护理，给予适量镇静剂。黄体功能不足的孕妇，每日肌肉注射黄体酮20mg，注意及时进行超声检查了解胚胎发育情况，避免盲目保胎。

2. 严密观察病情，尤其注意腹痛、阴道流血及有无妊娠物的排出。观察孕妇的情绪，加强心理调适，增强保胎信心。向家属讲明保胎措施的必要性，取得孕妇及家属的理解和配合。

（二）难免流产、不全流产孕妇的护理

1. 积极做好终止妊娠的准备，协助医师及时采取措施，促使妊娠产物完全排出。

2. 建立静脉通路，做好输血、输液准备。

3. 严密监测孕妇的脉搏、血压、体温，观察其腹痛、阴道流血、面色及与休克有关的征象。

（三）稽留流产孕妇的护理

积极协助完成凝血功能的检查，做好手术前的一切准备。

（四）预防感染

严密监测病人的体温、血象、阴道流血及阴道分泌物的性质、气味、颜色，指导孕妇用消毒会阴垫，用消毒溶液擦洗会阴部每日2次，出血时间长者给予足够的抗生素后再行清宫术，术中严格无菌操作。

（五）心理护理

1. 向患者及家属讲解妊娠是一个复杂的生理过程，孕期会受各种因素的影响；引

起流产的原因很多，其中胎儿因素是造成流产的主要因素，还有很多无法预料和抗拒的因素，孕妇要精神放松，解除顾虑，减轻心理压力，积极保胎治疗。当流产已不可避免时，要勇敢地面对现实，积极配合医护人员，尽早排出妊娠产物。

2. 病人由于失去胎儿会出现伤心、悲哀等情绪，护士应给予同情和理解，让家属及患者保持安静，接受现实，顺利度过悲伤期。

3. 与家属及患者共同讨论此次流产的原因，向他们解释自然界优胜劣汰的规律，介绍妊娠和流产的相关知识，帮助他们为再次妊娠做好准备。

（六）健康指导

定期做产前检查，有习惯性流产的孕妇，根据流产的原因，指导其在下一次妊娠确诊后预防治疗，卧床休息、加强营养、禁止性生活、补充维生素等，治疗时间必须超过以往流产的妊娠月份。指导病人查找病因，并针对病因积极治疗，如宫颈内口功能不全者，在以往流产月份之前行宫颈内口环扎术。嘱患者流产1个月门诊复查。

第二节　异位妊娠的护理

受精卵在子宫体腔外着床发育时，称为异位妊娠。异位妊娠是妇产科常见的急腹症，发病率约1%异位妊娠包括输卵管妊娠、卵巢妊娠、腹腔妊娠、宫颈妊娠及阔韧带妊娠等。其中输卵管妊娠最为常见，占异位妊娠的95%左右。下面以输卵管妊娠为例介绍异位妊娠的护理。

一、病因及发病机制

（一）病因

任何妨碍受精卵正常进入宫腔的因素均可造成输卵管妊娠。

1. 输卵管炎症　包括输卵管黏膜和输卵管周围炎，是引起输卵管妊娠的常见原因。

2. 输卵管发育不良或功能异常　输卵管过长、肌层发育差、黏膜纤毛缺乏、双输卵管、有输卵管副伞等。

3. 其他　内分泌失调、精神神经功能紊乱、受精卵游走、输卵管手术、子宫内膜异位症、放置宫内节育器、辅助生殖技术等。

（二）发病机制

输卵管慢性炎症可以使输卵管管腔黏膜粘连，管腔变窄，纤毛受损；输卵管与周围粘连，输卵管扭曲，输卵管壁平滑肌蠕动减弱，输卵管痉挛和蠕动异常等因素使受精卵向子宫腔运行受阻，在输卵管腔内着床。

二、病情评估

（一）临床表现

1. 症状　停经后阴道出血及腹痛是输卵管妊娠的主要症状。急性大量内出血及剧烈腹痛可引起患者晕厥与休克，出现面色苍白、脉搏细弱、血压下降等症状。输卵管妊娠流产或破裂后所形成的血肿可与周围脏器粘连而形成包块。

2. 体征　内出血多时呈现贫血貌；腹部检查有下腹压痛、反跳痛，出血多时叩诊有移动性浊音；盆腔检查：阴道内有少量血液，宫颈举痛或摇摆痛。

（二）辅助检查

1. 阴道后穹隆穿刺可抽出暗红色不凝血。

2. B型超声显像子宫大，宫腔内无物，宫旁可探及胚芽。

3. 放射免疫法测血中HCG阳性。

4. 子宫内膜病理检查切片中仅见到蜕膜而未见绒毛。

5. 腹腔内检查视为异位妊娠的金标准，而且可以在确诊的同时起到治疗作用。

三、治疗原则

以手术治疗为主，药物治疗为辅。

四、护理

1. 严密观察患者的一般情况、生命体征，重视患者的主诉，尤其应注意阴道出血量与腹腔内出血量不成比例的特征。

2. 嘱患者卧床休息，向患者讲解病情发展的一些指征，如出血增多、腹痛加剧、肛门坠胀感明显等，以便当病情发展时医患能及时发现，给予相应处理。

3. 做好心理护理，维护患者的自尊。向患者讲解有关妊娠的知识，减轻患者的不良情绪，保持周围环境安静有序，减轻患者的紧张、恐惧心理。

4. 需手术治疗的患者，在严密监测生命体征的同时，协助医生纠正休克症状，做好术前准备。对于严重内出血出现休克的患者，应立即静脉置管，配血，做好输血输液准备，并按急诊手术要求做好术前准备，并向家属及患者讲明手术的必要性，积极配合。

5. 手术患者术后按腹部手术护理常规护理。鼓励患者早期下床活动，预防肠粘连及下肢静脉血栓形成。

6. 正确留取血标本，定期监测血β-HCG水平，以监测治疗效果。

7. 指导患者摄取足够的营养物质，以促进血红蛋白的增加，增加患者的抵抗力。

8. 健康指导指导妇女的保健，防止盆腔感染。教育患者保持良好的卫生习惯，发生盆腔炎后及时彻底治疗。告诫患者下次妊娠时要及时就医，并且不宜轻易终止妊娠。

第三节　早产的护理

早产（premature delivery）是指妊娠满28周至不满37周之间分娩者，此时娩出的新生儿称早产儿，体重为1000～2499g，各器官发育尚不够成熟。国内约15%早产儿于新生儿期死亡，占围生儿死亡的75%，因此防止早产是降低围生儿死亡率的重要环节之一。

一、病因及发病机制

1. 孕妇因素　孕妇有并发症、子宫畸形、子宫肌瘤，急、慢性疾病时易诱发早产。

2. 胎儿、胎盘因素　如前置胎盘、胎盘早期剥离、胎儿窘迫、胎儿畸形、胎膜早破、胎儿生长受限、羊水过多、多胎等。

二、病情评估

临床表现：早产的主要临床表现是子宫收缩，最初为不规则宫缩，常伴有少许阴道流血或血性分泌物，继之可发展为规律有效的宫缩，其过程与足月临产相似，宫颈管消失和宫口扩张。

三、治疗原则

若胎膜未破，胎儿存活、无胎儿窘迫及严重并发症者，应抑制宫缩，尽量维持妊娠，延长孕周。若胎膜已破，早产已不可避免，应尽力提高早产儿的存活率。

四、护理

（一）一般护理

指导孕妇卧床休息，左侧卧位，吸氧，可减少自发性宫缩频率，增加子宫血流量，改善胎儿供氧。减少刺激，慎做肛查和内诊，禁止性生活。

（二）心理护理

孕妇良好的身心状况可减少早产的发生，突然的精神创伤亦可诱发早产，因此应做好孕妇保健工作，安排时间与孕妇进行开放式讨论，让孕妇了解早产的发生并非她的过错，有时甚至是无缘由的。由于早产是出乎意料的，护士应该提供心理支持，帮助孕妇以良好的心态承担早产儿母亲的角色；与家属进行沟通，取得家属心理支持，共同参与孕妇的护理，消除紧张恐惧心理。

（三）积极治疗并发症

宫颈内口松弛者于怀孕14～16周或更早些时间做子宫内口缝合术，防止早产的发生。

（四）饮食指导

给予高蛋白、高维生素、富含纤维素饮食，保持大小便通畅，防止便秘。

（五）药物治疗的护理

先兆早产的主要治疗为抑制宫缩，护士应熟悉药物的作用、不良反应和用法，避免毒性作用发生。

1. β－肾上腺素受体激动剂激动子宫平滑肌β受体从而抑制宫缩。不良反应有心率增快、血压下降、血糖升高、血钾降低、恶心、出汗、头痛等。常用药物有：利托君，沙丁胺醇等。

2. 硫酸镁镁离子直接作用于子宫平滑肌，抑制子宫收缩。方法为：25%硫酸镁16mL加于5%葡萄糖100mL中，在30～60分钟内静脉滴注完毕，然后维持硫酸镁1～2g／h小时滴速至宫缩小于6次／h，每日总量不超过30g。用药过程中密切注意呼吸、膝反射及尿量。

3. 钙拮抗剂常用硝苯地平片5～10mg舌下含服，每6～8小时一次。用药时密切观察孕妇心率及血压变化，若联合使用硫酸镁时更应慎重。

4. 前列腺素合成酶抑制剂能抑制前列腺素合成，减少前列腺素合成或抑制前列腺素释放，从而抑制宫缩。常用药物为吲哚美辛。此类药物仅在孕34周前短期（不超过1周）选用，用药过程中需严密监测羊水量及胎儿动脉导管血流。

（六）控制感染

感染是早产的重要诱因，应用抗生素治疗早产特别适用于羊水细菌培养阳性、阴道分泌物培养B族链球菌阳性及泌尿道感染者。

（七）预防新生儿并发症的发生

在分娩前给予地塞米松5mg肌内注射，每12小时1次，共4次，促使胎儿肺成熟，避免发生新生儿呼吸窘迫综合征。在保胎过程中每日行胎儿监护，教会病人自数胎动，如有异常及时采取措施。

（八）分娩期护理

如早产已不可避免，应尽早确定合理的分娩方式。临产后停用一切抑制宫缩的药物，吸氧；慎用镇静剂，避免发生新生儿呼吸抑制。做好早产儿保暖和复苏的物品准备。分娩时常规会阴切开以缩短产程，必要时行产钳助产，预防早产儿颅内出血。新生儿出生后立即结扎脐带，防止过多母血进入胎儿血液循环造成循环系统负荷过重。如胎位不正，产程较长者，可选用剖宫产术。

（九）健康指导

1. 积极预防早产是降低围生儿死亡的重要措施之，指导孕妇定期产前检查，注意孕期卫生，积极治疗感染，孕晚期节制性生活，以免胎膜早破。

2. 积极治疗妊娠并发症，预防并发症，加强对高危妊娠的管理，预防胎膜早破及亚临床感染。宫颈内口松弛者指导其妊娠14～18周行宫颈内口环扎术。

3. 指导产妇护理早产儿，告知她们坚持母乳喂养是对宝宝最好的呵护。

第四节　妊娠期高血压疾病的护理

妊娠期高血压疾病（hypertensive disordercomplicating pregnancy）是妊娠期特有的疾病。本病的命名强调生育年龄妇女发生高血压、蛋白尿等症状与妊娠之间的因果关系，多数病例在妊娠期出现一过性高血压、蛋白尿等症状，分娩后随之消失。该病严重影响母婴健康，是引起孕产妇及围生儿死亡的主要原因。

一、病因及发病机制

（一）病因

1. 好发因素　年轻初产妇或高龄初产妇；家族中有高血压史，尤其是孕妇之母、姐妹有重度子痫前期史者；有慢性高血压、慢性肾炎、糖尿病等病史的孕妇；精神过分紧张或受刺激致使中枢神经系统功能紊乱者；营养不良，如贫血、低蛋白血症者；体型矮胖者；寒冷季节或气温变化过大，气压升高时；子宫张力过高（如羊水过多、双胎妊娠、糖尿病巨大儿及葡萄胎等）者。

2. 病因学说　免疫学说、胎盘浅着床、血管内皮功能障碍、营养缺乏、胰岛素抵抗及其他因素。

（二）发病机制

全身小血管痉挛是本病的基本病变。由于小血管痉挛，导致血管狭窄，血流阻力增大，内皮细胞损伤，血管通透性增加，蛋白质和体液渗出，引起高血压、水肿、蛋白尿等；全身各系统各脏器灌流减少缺血缺氧，严重时造成心、脑、肝、肾及胎盘损害引起抽搐、昏迷、脑水肿、脑出血、肺水肿、肝细胞坏死、肝被膜下出血、心肾功能衰竭、胎盘早剥及凝血功能障碍导致弥散性血管内凝血（disseminated inravascular coagulation，DIC）等。

二、病情评估

（一）分类与临床表现

1. 妊娠期高血压　妊娠20周后首次发现血压≥18.7／12kPa（140／90mmHg），产后12周恢复正常；尿蛋白（–）；可伴上腹部不适或血小板减少产后方可确诊。

2. 子痫前期。

（1）轻度妊娠：20周后首次发现血压≥18.7／12kPa（140／90mmHg）；尿蛋白≥300mg／24h或（+）；可伴上腹部不适、头痛等症状。

（2）重度血压：≥221.3／14.7kPa（160／110mmHg）；尿蛋白（++）或≥22.0g／24h；血小板＜100×10^9／L；血清谷丙转氨酶（ALT）或门冬氨酸转氨酶（AST）升高；血肌酐＞106μmol／L；微血管病性溶血N血乳酸脱氢酶（LDH）升高；持续头痛、头晕、视物模糊或其他脑神经障碍；持续性上腹部不适、恶心、呕吐。

3. 子痫　在子痫前期基础上出现抽搐或昏迷。子痫发作的典型表现是眼球固定、瞳孔散大，头歪向一侧、牙关紧闭、口角和面部肌肉颤动，几秒后全身肌肉强直、双手紧握、双臂伸直，抽搐时呼吸暂停，面色青紫，约持续1分钟后，抽搐强度减弱，全身肌肉松弛，随后吸气深长，发鼾，恢复呼吸。患者抽搐发作前和发作时神志丧失。

4. 慢性高血压并发子痫前期　高血压孕妇尿蛋白（–），孕20周后出现尿蛋白2300mg／24h；高血压孕妇孕20周前突然尿蛋白增加，血压进一步升高或血小板＜100×10^9／L。

5. 妊娠合并慢性高血压　孕前或孕后出现血压≥18.7／12kPa（140／90mmHg），产后12周后仍未恢复正常。

（二）辅助检查

1. 血液检查　留取血标本，查血细胞计数、血红蛋白、血细胞比容、血液黏稠度、谷丙转氨酶、血尿素氮、肌酐、血尿酸、凝血功能、电解质及二氧化碳结合力等，以了解血液浓缩程度、肝肾功能、有无凝血功能异常、电解质紊乱及酸中毒。

2. 尿常规检查　查尿蛋白定量、有无管型，从而确定病情严重程度及肾功能损害情况。

3. 眼底检查　眼底改变是反映本病严重程度的一项重要标志。通常眼底检查可见视网膜小动脉痉挛，动静脉管径比可由正常的2：3变为1：2，甚至1：4，严重时可出现视网膜水肿、棉絮状渗出、出血，甚至视网膜剥离或突然失明。这些情况产后多可逐渐恢复。

4. 其他　查心电图、超声心动图、胎儿成熟度检查、胎盘功能、脑血流图检查。

三、治疗原则

积极进行解痉、降压、镇静、合理扩容及利尿治疗，密切观察病情，防止发生子痫及并发症，适时适式终止妊娠。

四、护理

（一）预防为主

1. 建立健全三级妇幼保健网，积极推行孕期健康教育，开展产前检查，做好围生期保健工作。通过宣教，使育龄妇女了解有关妊娠期高血压疾病的知识和对母儿的危害，促使孕妇自觉进行定期产前检查，及时发现异常，给予治疗纠正，从而减少本病发生并阻止其发展。

2. 指导孕妇保持心情愉快，保证足够的休息，左侧卧位为主，尽量避免平卧，以增加子宫胎盘的血液循环，降低血压，促进排尿。

3. 指导孕妇合理饮食，进食高蛋白，高维生素，低脂，富含铁、钙、镁、锌、硒等微量元素的食物及新鲜水果，避免摄盐过量，但不限制摄入液体。近来认为从妊娠20周开始，每日补充钙剂2g，可降低妊娠期高血压疾病发生。

4. 妊娠中期进行妊娠期高血压疾病的预测，阳性者应按时随诊。预测方法很多，常用的有以下几种。

（1）平均动脉压（MAP）测定：一般在妊娠20～28周进行测定。计算公式为：（收缩压+2×舒张压）÷3。MAP113kPa（85mmHg）表示有发生子痫前期倾向。

（2）血流变学试验：低血容量（血细胞比容≥0.35）及血液黏度高／［全血黏度11.3kPa（85mmHg）］提示可能发生子痫前期；MAP≥18.7kPa（140mmHg），应警惕发生脑血管意外，导致昏迷死亡。

（3）翻身试验（ROT）：一般在妊娠26～30周进行测定。孕妇左侧卧位时测血压，待血压平稳，翻身仰卧5分钟再测血压。若仰卧位舒张压较左侧卧位22.7kPa（20mmHg）为阳性，提示有发生子痫前期的倾向。

（4）尿钙测定妊娠24～34周测定尿Ca／Cr比。若此值≤0.04，有预测子痫前期的价值。尿Ca／Cr比值测定可作为预测妊娠期高血压疾病的一种简单、易行准确的方法。

（二）妊娠期高血压的护理

1. 注意休息　保证充足的睡眠，每日不少于10h，对于焦虑、紧张、睡眠欠佳者可按医嘱应用镇静剂。取左侧卧位，减轻右旋的子宫对腹主动脉和下腔静脉的压力，增加回心血量，改善肾血流量，增加尿量，并有利于维持正常的子宫胎盘血液循环。

2. 监护母儿情况　酌情增加产前检查次数，询问孕妇有无头痛、头晕、视物模糊、上腹部不适等症状，嘱其每日测体重和血压，每两日复查尿蛋白。定期做血液检查，监测胎儿发育情况和胎盘功能，防止子痫发生。

3. 合理饮食　注意摄入足够的蛋白质、维生素，补足铁和钙剂，不必严格限制食盐和液体，但全身浮肿者应适当限盐。

4. 间断吸氧　以改善全身主要脏器和胎盘的供氧。

（三）子痫前期的护理

1. 卧床休息　左侧卧位，保持室内安静，避免各种刺激，对于重症患者，备好急救物品和药品。

2. 密切观察病情　每4小时测血压一次，随时观察孕妇有无头痛、头晕、恶心、呕吐等症状，若舒张压升高，警惕病情加重。注意监测胎心、胎动和子宫敏感性。每日测体重、记出入水量、测尿蛋白，必要时查24小时尿蛋白定量、肝肾功能、二氧化碳结合力等。

3. 饮食　重度子痫前期者应根据病情适当限制食盐，<3g／d，其余同妊娠期高血压孕妇。

4. 解痉药物应用　硫酸镁是首选解痉药物，可预防和控制子痫发作。按医嘱深部肌内注射结合静脉给药。肌内注射后用无菌棉球覆盖针孔，防止注射部位局部感染。必要时可局部按揉或热敷，促进药物吸收。静脉用药时注意滴注速度不能超过2g／h，一般为1g／h，每日硫酸镁用量15～20g。用药期间注意监测血镁浓度；定时检查膝反射；呼吸要≥16次／min；24h尿量不少于600mL，或每小时尿量不少于25mL，否则易发生镁离子蓄积；肾功能不全者应减量或停用；产后24小时停药；应用硫酸镁时需备钙剂解毒，发现中毒反应即给10%葡萄糖酸钙10mL缓慢静脉推注，不少于3分钟，必要时每小时重复1次，但24小时内不超过8次。

5. 降压药物应用　降压药仅适用于血压过高，特别是舒张压高的患者。以对胎儿无不良反应，不影响心搏出量、肾血流量及子宫胎盘灌注，不致血压急剧下降为首选原则。

6. 适时终止妊娠　协助医生选择合适的分娩时机，根据产妇的具体情况选择适合的分娩方式。并做好剖宫产或引产、阴道分娩的准备。

（四）子痫的护理

子痫是妊娠期高血压疾病的最严重阶段，容易导致母儿死亡，需特别重视。处理原则是控制抽搐、控制血压、纠正缺氧和酸中毒，择期终止妊娠。

1. 控制抽搐，防止受伤　一旦抽搐发作，应尽快控制。积极配合医生应用硫酸镁和有效镇静药及降颅压药。子痫病人要专人护理，加用床档防止坠床，去除假牙，保持呼吸道通畅，吸氧，用开口器或将缠有纱布的压舌板置于上下磨牙之间，并用舌钳固定舌，以防发生舌后坠和唇舌咬伤，协助患者取头低位，头偏向一侧，必要时给予吸痰，病人未完全清醒前禁食禁饮水及口服用药，以免误吸。

2. 减少刺激　防止抽搐安置病人于单间暗室，保持室内安静、空气流通，避免一切声、光刺激，治疗与护理操作要尽量轻柔，相对集中，避免干扰病人。

3. 严密观察病情　给予心电监护，留置导尿，注意体温、脉搏、呼吸、血压、尿量、记出入水量。留取标本做必要的检查和化验，及早发现脑出血、肺水肿、HELP综合征、心肾功能衰竭等并发症。

4. 降压及纠正酸中毒　根据医嘱应用降压药物和碳酸氢钠。

5. 适时终止妊娠　抽搐控制后2小时可考虑终止妊娠。患者多在子痫发作后自然临产，要密切注意产兆，做好母儿抢救准备。若病情控制后未自然临产，应于患者清醒后

24～48小时内引产。若是早发性高血压且治疗效果较好，可在严密监护母儿情况下适当延长孕期。

（五）妊娠期高血压疾病孕妇的产时及产后护理

1. 产时护理 根据病情选择阴道分娩者，维持静脉通畅。

（1）第一产程：保持产妇安静，严密监护生命体征、尿量、胎心及宫缩情况，注意患者有无头痛、头晕、胸闷、烦躁、恶心、呕吐等自觉症状，发现异常及时通知医生。

（2）第二产程：尽量缩短产程，避免产妇用力，行会阴侧切，必要时给予产钳或胎吸助产。

（3）第三产程：预防产后出血，胎儿前肩娩出后立即静脉注射催产素，禁用麦角新碱，胎盘娩出后按摩宫底，注意监测血压、脉搏、宫底高度、阴道出血情况，重视患者主诉，产后观察病情稳定后方可送回病房。

2. 产后护理。

（1）产后24小时至5天内仍可能发生子痫，应严密监护，保持病室安静，产后48h内至少每4小时观察1次血压，注意患者有无自觉症状。

（2）重症患者产后仍需继续按医嘱进行硫酸镁治疗，大量应用硫酸镁的产妇产后易发生宫缩乏力，应注意子宫复旧情况。

（六）健康指导

1. 指导产妇注意休息，保持良好的生活习惯和心理状态，适当锻炼，做好产褥期保健，合理安排饮食。

2. 若母婴情况良好，无母乳喂养禁忌证者，鼓励母乳喂养。

3. 产后42天行母婴健康检查。

4. 产后1个月内禁止性生活和盆浴，指导避孕。

5. 注意恶露情况，保持外阴清洁，防止感染。第五节妊娠期肝内胆汁淤积症的护理。

第五节 妊娠期肝内胆汁淤积症的护理

妊娠期肝内胆汁淤积症（intrahepaticcholestasis of pregnancy，ICP）是妊娠中、晚期特有的并发症，临床上以皮肤瘙痒和黄疸为特征，主要危及胎儿，使围生儿发病率和死亡率增高。ICP的发病率为0.8%0～12.0%，有明显地域和种族差异，以智利和瑞典发病率最高，而我国重庆、上海等地发病率有上升趋势。

一、病因及发病机制

ICP的病因尚不清楚，可能与女性激素、遗传及环境因素有关。

1. 妊娠期胎盘合成雌激素，使孕妇体内雌激素水平大幅度增高，导致CP的发生。

2. 流行病学研究发现，ICP发病率与季节有关，冬季高于夏季，并且有明显的种族和地域差异，且母亲或姐妹中有CP病史的妇女中ICP发病率明显增高，表明遗传与环境因素在ICP发生中起一定作用。

3. 药物一些减少胆小管转运胆汁的药物可引起ICP。

二、病情评估

（一）临床表现

1. 症状　皮肤瘙痒为首发症状，约80%患者在30周后出现，瘙痒程度不一，常呈持续性，白昼轻，夜间加剧。一般始于手掌、脚掌，逐渐延及小腿、大腿、上肢、前胸及腹部，甚至发展到颜面部瘙痒，严重瘙痒时可引起失眠和疲劳、恶心、呕吐、食欲减退。

2. 体征　四肢皮肤可见抓痕，20%～50%患者在瘙痒发生数日至数周内出现轻度黄疸，于分娩后数日内消退。同时伴尿色加深，粪色变浅等高胆红素血症的表现。

（二）辅助检查

1. 血清胆酸测定　血清胆酸升高是CP最主要的特异性实验室指标。ICP患者血清胆酸较正常增加10～100倍。

2. 肝功能测定　大多数患者的门冬氨酸转氨酶（AST）、谷丙转氨酶（ALT）轻度、中度升高，为正常水平的2～10倍，ALT较AST更敏感。合并黄疸者，血清胆红素轻、中度升高，不超过85.5μmol/L。

3. 病理检查　ICP患者肝组织活检见肝细胞无明显炎症或变性表现，仅肝小叶中央区胆红素轻度淤积，毛细血管胆汁淤积及胆栓形成。

三、治疗原则

缓解瘙痒症状，恢复肝脏功能，降低血胆酸水平，加强母儿监护，适时终止妊娠，改善妊娠结局。

四、护理

（一）一般护理

指导孕妇保持良好的卫生习惯，避免搔抓，禁用过热的水洗浴，勿使用肥皂擦洗。适当卧床休息，取左侧卧位，给予吸氧，保持病室安静，温湿度适宜。孕妇饮食宜清淡，多食水果和蔬菜，补充各种维生素及微量元素。

（二）药物治疗的护理

药物能使孕妇临床症状减轻，胆汁淤积的生化指标和围生儿预后改善。临床上常用的药物有腺苷蛋氨酸、熊去氧胆酸、地塞米松、苯巴比妥等。

（三）产科护理

1. 增强产前检查次数，孕34周开始每日行NST检查，结合胎动必要时行胎儿生物物理评分法，以早期发现隐性胎儿窘迫。

2. 对于32周内发病的ICP孕妇，伴有黄疸、妊娠高血压疾病或双胎妊娠或既往有死胎、死产不良孕产史者，应立即住院监护，每日吸氧2次，每次30～60分钟。遵医嘱给予高渗葡萄糖、维生素及能量合剂，既达到保肝作用又可提高胎儿对缺氧的耐受性，从而改善妊娠结局。

3. 适时终止妊娠　孕妇出现黄疸，胎龄已达36周；无黄疸，妊娠已足月或胎肺已成熟者；有胎盘功能明显减退或胎儿窘迫者应及时终止妊娠。因阴道分娩会加重胎儿缺氧，以剖宫产为宜。

4. 分娩期护理　由于ICP产妇维生素K的吸收量减少，应注意缩短第二产程；胎儿娩出后积极按医嘱给孕妇注射止血药物，预防产后出血的发生。

（四）心理护理

孕妇因瘙痒影响休息而烦躁，担心胎儿及新生儿预后而焦虑。护理人员应向其详细讲解疾病的相关知只，耐心听取孕妇的叙述和提问，及时提供其所需的信息，帮助孕妇及家人认识疾病并保持良好的心态，积极配合治疗。

（五）健康指导

指导产妇及家人正确评估产后身心康复情况，定期检测肝功能。指导正确的避孕方法，不可服用含雌激素、孕激素的避孕药。

第六节　前置胎盘的护理

妊娠28周后，胎盘附着于子宫下段，甚至胎盘下缘达到或覆盖宫颈内口，其位置低于胎先露部称为前置胎盘。前置胎盘是妊娠晚期出血的主要原因之一。

一、病因及发病机制

病因尚不明确，可能与多次刮宫、分娩、子宫手术史引起子宫内膜病变或损伤；胎盘面积过大，胎盘异常；受精卵发育迟缓等因素有关。

二、病情评估

（一）临床表现

1. 症状　前置胎盘的典型症状是妊娠晚期或临产时发生无诱因、无痛性反复阴道流血，阴道流血时间的早晚、反复发生的次数、流血量的多少与前置胎盘的类型有关。

（1）完全性前置胎盘：子宫颈内口全部为胎盘组织所覆盖，初次出血时间早，在妊娠28周左右，称为“警戒性出血”。反复出血的次数繁多，量较多，有时一次性大量阴道流血可使患者陷入休克状态。

（2）部分性前置胎盘：子宫颈内口部分为胎盘组织覆盖，初次出血时间、出血量及反复出血的次数介于完全、边缘性前置胎盘之间。

（3）边绿性前置胎盘：胎盘附着于子宫下段，边绿不超越子宫内口。初次出血时间发生较晚，多发生在妊娠晚期或临产后，出血量较少。

2. 体征　患者贫血貌，贫血程度与出血量成正比，大量出血者可发生休克；腹部检查子宫软、无压痛大小与妊娠周数相等。

（二）辅助检查

1. 超声波检查　B超是目前最安全、有效的首选方法，可清楚看到胎盘的位置。

2. 产后检查　胎盘及胎膜若前置部位的胎盘母体面有陈旧血块附着，呈黑紫色或暗红色，或胎膜破口距胎盘边缘距离小于7cm，则为前置胎盘。

三、治疗原则

前置胎盘的治疗原则是止血、纠正贫血和预防感染；对大量出血、妊娠近足月者应终止妊娠。

四、护理

（一）期待疗法孕妇的护理

保证孕妇安全的前提下尽可能延长孕期，以提高围生儿的存活率。

1. 一般护理　孕妇需住院观察，绝对卧床休息，取左侧卧位。间断吸氧每日3次，每次1小时，提高胎儿血氧供应。

2. 纠正贫血　口服硫酸亚铁，多食高蛋白以及含铁丰富的食物，适当输血。

3. 减少刺激　做腹部检查时动作轻柔，禁止肛查及阴道检查，减少出血机会。

4. 监测生命体征　严密观察并记录孕妇的生命体征，阴道流血的时间、量、颜色及一般状况，发现异常及时报告医生并配合处理。

5. 宫缩抑制剂的应用　常用药物有硫酸镁、利托君、沙丁胺醇等，若孕妇近日需终止妊娠、胎龄＜34周者需应用地塞米松针，减少产后新生儿呼吸窘迫综合征。

6. 监测胎儿宫内情况，指导孕妇自数胎动，监测胎心音4次／d，必要时胎心监护。

（二）终止妊娠孕妇的护理

立即安排孕妇去枕平卧位，积极术前准备，建立静脉通路，配血、监测生命体征，做好母儿生命抢救准备工作。

（三）预防产后出血及感染

胎儿娩出后及时用宫缩剂，观察阴道流血情况，及时更换会阴垫，保持会阴部清洁干燥，防止产后出血

（四）心理护理

向孕妇提供倾诉的环境和机会，予以相应的解释和支持，获得孕妇及家属的理解，积极配合治疗。

（五）健康指导

指导避免多次刮宫或引产，预防感染，防止多产，减少子宫内膜损伤或子宫内膜炎。围孕期妇女应戒烟戒酒。加强孕妇管理，对妊娠期出血做到及时诊断、正确处理。

第七节　胎盘早期剥离的护理

胎盘早期剥离是指妊娠20周后或分娩期，正常位置的胎盘在胎儿娩出前部分或全部从子宫壁剥离。胎盘早剥是妊娠晚期严重的并发症，具有起病急，发展快的特点，若处理不及时可危及母儿生命。

一、病因及发病机制

（一）病因

确切病因尚不清楚，可能与下述因素有关。

1. 血管病变　孕妇患妊娠期高血压疾病、慢性高血压、慢性肾脏疾病或全身血管病变。

2. 机械性因素　外伤尤其是腹部受到撞击或挤压；脐带过短或因脐带绕颈绕体相对较短；羊膜穿刺时刺破前壁胎盘附着处，血管破裂出血。

3. 子宫静脉压突然升高　妊娠晚期或临产后，孕妇长时间仰卧位，巨大妊娠子宫压迫下腔静脉，回心血量减少，血压下降，而子宫静脉淤血，静脉压升高，导致蜕膜静脉床淤血或破裂。

4. 宫腔内压力骤减　双胎妊娠分娩时，第一胎娩出过速，羊水过多时，人工破膜

后羊水流出过快，使子宫内压力骤降，引起子宫突然收缩。

5. 其他一些高危妊娠的因素　包括高龄孕妇吸烟、吸毒、孕妇代谢异常、孕妇有血栓形成倾向、子宫肌瘤等。

（二）发病机制

底蜕膜螺旋小动脉痉挛或硬化，引起远端毛细血管缺血坏死以至破裂出血，血液流至底蜕膜层与胎盘之间形成胎盘后血肿，使胎盘从附着处分离。

二、病情评估

（一）临床表现

胎盘早剥的临床特点是妊娠晚期突然发生的腹部持续性疼痛，伴有或不伴有阴道出血。根据胎盘剥离面的大小和出血量多少可分为两型。

1. 轻型　以外出血为主，胎盘剥离面通常不超过胎盘的1／3，多见于分娩期。主要症状为阴道流血，出血量一般较多，色暗红，多伴轻微腹痛或无腹痛，贫血程度与出血量成正比。腹部检查：子宫软，宫缩有间歇，子宫大小符合妊娠月份，胎位清，胎心率正常。若出血量多时胎心率可有改变，腹部压痛不明显或仅有局部轻压痛。产后检查见胎盘母体面有凝块及压迹。

2. 重型　以内出血和混合性出血为主，胎盘剥离面超过胎盘的1／3，同时有较大的胎盘后血肿。主要症状为突然发生的持续性腹部疼痛和（或）腰酸，腰背痛，其程度与胎盘后积血多少呈正相关。严重时可出现恶心、呕吐、面色苍白、出汗、脉弱及血压下降等休克征象。可无阴道流血或少量阴道流血及血性羊水，贫血程度与外出血量不相符。腹部检查：子宫硬如板状，有压痛，以胎盘附着处最显著，子宫比妊娠周数大，宫底随胎盘后血肿增大而增高。偶见宫缩，胎位触不清楚，胎儿多因缺氧而死亡。

（二）辅助检查

1. B型超声检查　典型声像图显示胎盘与子宫壁之间出现边绿不清的液性低回声，胎盘异常增厚或胎盘边缘“圆形”裂开。

2. 实验室检查　主要了解患者的贫血程度及凝血功能。重型胎盘早剥患者应检查肾功能及二氧化碳结合力，并发DC时进行筛选试验。

三、治疗原则

纠正休克，及时终止妊娠，防止并发症的发生。

四、护理

（一）预防为主

定期产前检查，及时治疗妊娠期高血压疾病、慢性高血压、慢性肾病等；妊赈晚期避免仰卧位及腹部外伤；羊水过多和双胎者，避免子宫腔压力下降过快。

（二）胎盘早剥孕妇的护理

1. 纠正休克　立即建立静脉通道，补充血容量，改善血液循环，及时输入新鲜血液。

2. 终止妊娠　一旦确诊，应及时终止妊娠，依孕妇病情轻重，胎儿宫内情况，产程进展，胎产式等决定终止妊娠方式，并做好相应准备。以显性出血为主患者一般情况良好，宫口已扩张，估计短时间内能结束分娩者可经阴道分娩。分娩过程中，密切观察血压、脉搏、宫底高度、宫缩与阴道流血量，利用胎儿监护仪监测胎心动态变化，一旦发现病情加重或出现胎儿窘迫征象，应行剖宫产结束分娩。

（三）严密观察病情变化

严密监测生命体征，观察阴道流血情况，腹痛情况及胎儿情况。

（四）及时发现并发症

如发现患者皮下、黏膜或注射部位出血，子宫出血不凝，甚至尿血、呕血、咯血等现象，可能是凝血功能障碍；发现少尿或无尿，可能是急性肾功能衰竭。应及时报告医生并配合处理。

（五）预防产后出血

胎儿娩出后立即给予子宫收缩药物，如缩宫素、米索前列醇等并持续按摩子宫；若仍有不能控制的出血，无凝血块，血小板进行性下降等，应快速输新鲜血、应用凝血因子、小剂量肝素等预防和纠正DIC，同时做好切除子宫的术前准备。

（六）产褥期护理

加强营养，纠正贫血，保持会阴清洁，防止感染。根据孕妇身体情况给予母乳喂养指导，死产者给予退乳措施。

（七）心理护理

确诊胎盘早剥者，抢救时须沉着镇定，与家属做好沟通，缓解病人焦虑恐惧心理。

（八）健康指导

加强孕期保健，指导孕妇及时治疗并发症。出院后加强营养，补充铁剂，纠正贫血，增强抵抗力。做好计划生育指导，剖宫产术后2年方能再孕。

第八节　羊水量异常的护理

羊水过多

凡在妊娠任何时期内羊水量超过2000mL者，称为羊水过多。羊水量在数日内急剧增多，称为急性羊水过多；羊水量在较长时期内缓慢增多，称为慢性羊水过多。

一、病因及发病机制

（一）胎儿畸形

中枢神经系统和上消化道畸形最常见。如无脑儿、脊柱裂等神经管缺陷，因为脑脊膜暴露，脉络膜组织增殖，渗出液增加，致羊水过多；胎儿缺乏中枢吞咽功能，无吞咽反射及缺乏抗利尿激素，导致尿量增多，羊水量增加；消化道畸形以食管和十二指肠闭锁最常见，因胎儿不能吞咽羊水，导致羊水过多。

（二）多胎妊娠

多胎妊娠并发羊水过多的发生率约为单胎妊娠的10倍，以单卵双胎多见。因单卵双胎之间血液循环相互沟通，占优势胎儿（其中体重较大胎儿）的循环血量增多，尿量增多，导致羊水增多。

（三）胎盘脐带病变

胎盘绒毛血管瘤、脐带帆状附着等也可引起羊水过多。

（四）母体因素

糖尿病孕妇的胎儿血糖增高，产生渗透性利尿及胎盘胎膜渗出增加，使羊水过多。妊娠期高血压疾病、重度贫血、急性肝炎均容易发生羊水过多。

（五）母儿血型不合

母儿血型不合时，胎儿免疫性水肿，胎盘绒毛水肿影响液体交换，致羊水过多。

二、病情评估

（一）临床表现

1. 症状　急性羊水过多较少见，多发生于妊娠20～24周，羊水急速增多，在数日内子宫急剧增大，横膈上抬，孕妇感腹部胀痛，呼吸困难，行动不便不能平卧，甚至出现发绀，孕妇表情痛苦，食量减少。慢性羊水过多较多见，多发生于妊娠晚期，数周内羊水缓慢增多，症状较缓和，孕妇多能适应，仅感腹部增大较快，胸闷、气急，但能忍受。

2. 体征 腹部膨隆，腹壁皮肤发亮、变薄，胎位不清，胎心遥远或听不到。

（二）辅助检查

1. B型超声检查 B超检查可协助诊断胎儿数目及胎儿有无畸形，测量羊水量。

2. 甲胎蛋白（AFP）测定 羊水及母血中AFP明显增高提示胎儿畸形。

三、治疗原则

羊水过多合并胎儿畸形，一经确诊，应及时终止妊娠。羊水过多合并正常胎儿，根据羊水量及孕妇症状严重程度与胎龄决定处理方法。

四、护理

（一）一般护理

低盐饮食，防止便秘；卧床休息，减少增加腹压的活动以防胎膜早破；每日吸氧1～2次，每次30分钟，改善胎儿缺氧症状。

（二）病情观察

定期测量宫高、腹围、体重，进行B超跟踪检查，监测羊水量变化及胎儿发育情况。严密观察胎心、胎动及宫缩，及早发现胎儿宫内窘迫及早产征象，产后密切观察子宫收缩及阴道流血情况，防止产后出血。

（三）治疗配合

腹腔穿刺放羊水前应向孕妇及家属讲解穿刺的目的、过程，取得同意。穿刺时应防止羊水流出速度过快，过多，一次放羊水量不能超过1500mL。放羊水过程中严密观察胎儿及宫缩情况，严格无菌技术操作。放羊水后腹部加腹带包扎或放置沙袋以防腹压骤降发生胎盘早剥和休克。给予抗生素预防感染。

（四）心理护理

加强与孕妇的交流，提供心理支持，使患者积极配合治疗。

（五）健康指导

指导产妇出院后注意休息，加强营养，防止产后出血及感染。再次妊娠前进行遗传咨询，进行高危检测。

羊水过少

妊娠晚期羊水量少于300mL者称为羊水过少（oligohydramnios）。羊水过少严重影响围生儿预后，羊水量少于50mL，围生儿死亡率高达88%。

一、病因及发病机制

（一）胎儿畸形

以胎儿泌尿系统畸形为主，如胎儿肾缺如、肾发育不全、输尿管或尿道梗阻引起少尿或无尿，导致羊水过少。

（二）母体因素

孕妇脱水，血容量不足时，孕妇血浆渗透压增高使胎儿血浆渗透压相应增高，尿液形成减少。孕妇服用某些药物（如利尿剂、布洛芬等）也能引起羊水过少。

（三）胎盘功能异常

过期妊娠、胎儿生长受限、妊娠期高血压疾病、胎盘退行性变均能导致胎盘功能减退，胎儿宫内慢性缺氧引起胎儿血液重新分配，为保障胎儿脑和心脏血供，肾血流量减少，胎儿尿生成减少导致羊水过少。

（四）其他

羊膜病变，胎膜早破导致羊水过少。

二、病情评估

（一）临床表现

孕妇于胎动时感腹痛，子宫敏感，轻微刺激可引发宫缩，临产后阵痛剧烈，宫缩不协调，宫口扩张缓慢，产程延长，腹部检查见宫高腹围较同期妊娠小触及胎体无浮动感。

（二）辅助检查

1. B型超声检查　测量单一最大羊水暗区垂直深度，≤2mL，为羊水过少。

2. 羊水直接测量　破膜时羊水量少于300mL即可诊断为羊水过少，直接测量不能早期诊断。

三、治疗原则

监测羊水量的变化。积极寻找原因并处理，必要时终止妊娠。

四、护理

（一）一般护理

建议孕妇左侧卧位，改善胎盘血液供应，教会孕妇自我监测宫内胎儿情况的方法和技巧。

（二）病情观察

定期测量宫高、腹围和体重，判断病情发展，观察生命体征，监测胎动，胎心和宫缩的变化，及时发现异常及时处理。

（三）治疗配合

1. 羊水过少合并胎儿畸形者，一经确诊胎儿畸形应及早终止妊娠。

2. 羊水过少合并正常胎儿者，妊娠已经足月者应终止妊娠，做好阴道助产和剖宫产的准备。妊娠未足月，胎肺不成熟者，可行增加羊水量期待治疗，注意严格无菌操作，防止发生感染，同时按医嘱给予抗感染药物。

（四）心理护理

给孕妇及家属解释疾病相关知识，提供情绪上的支持，帮助其积极参与治疗和自我保健护理，讲解保持心情愉快，配合治疗对胎儿发育的好处。

（五）健康指导

指导产妇再次妊娠后应进行遗传咨询和产前检查，进行高危监护。

第九节　多胎妊娠的护理

多胎妊娠（multiple pregnancy）是指一次妊娠宫腔内同时有2个或2个以上胎儿。以双胎妊娠（twinpregnancy）多见，双胎妊娠与单胎妊娠的比例为1：89。本节重点讨论双胎妊娠。

一、病因及发病机制

（一）病因

1. 遗传因素　夫妇双方家族中有多胎妊娠史者，多胎的发生率增加。

2. 年龄和胎次　多胎发生率随着孕妇年龄的增大而增加，胎次越多概率越大。

3. 药物　使用促排卵药物者，多胎妊娠的发生率增加。

（二）发病机制

1.双卵双胎　即由来自两个同侧卵巢的不同成熟卵泡或双侧卵巢的两个成熟卵泡分别受精形成两个受精卵，各自的遗传基因不完全相同，因此其性别、血型、容貌可相同或不相同。

2.单卵双胎　即由一个卵子受精后分裂而形成。单卵双胎的两个胎儿基因相同，其性别、血型一致，容貌相似。由于受精卵在发育阶段发生分裂的时间不同，形成4种类型：

（1）双羊膜囊双绒毛膜单卵双胎。分裂发生在桑葚期（早期胚泡），占单卵双胎的30%。

（2）双羊膜囊单绒毛膜单卵双胎。分裂发生在受精后第4～8天（胚泡期），占单卵双胎的68%。

（3）单羊膜囊单绒毛膜单卵双胎。分裂发生在受精后第9～13天，此类型占单卵双胎的1%～2%。

（4）联体双胎。分裂发生在受精13天以后，此时原始胚盘已形成，机体不能完全分裂成2个，即形成不同形式的联体儿，极罕见。

二、病情评估

（一）临床表现

1. 症状　妊娠期早孕反应重，中期妊娠后体重增加迅速，腹部增大明显，横膈抬高，引起呼吸困难，胃部胀满、食欲下降，下肢水肿、静脉曲张等压迫症状出现早且明显，孕妇感到极度疲劳和腰背部疼痛，有多处胎动，而非固定于一处。

2. 体征　宫底高度大于正常孕周，腹部可触及两个胎头，多个肢体，在腹部的不同部位可听到两个胎心音，且两者速率不一致，相差10次以上，胎动部位不固定。

（二）辅助检查

1. B型超声检查　早在妊娠7～8周见到两个妊娠囊，对中晚期双胎妊娠诊断率几乎达100%。

2. 多普勒胎心仪　妊娠12周后可听到两个频率不同的胎心音。

三、治疗原则

（一）妊娠期

补充足够营养，增加产前检查次数，注意休息，防治早产，及时防治妊娠期并发症。

（二）分娩期

保证产妇足够的摄入量，严密观察产程进展及胎变化，如发现有宫缩乏力或产程延长，应及时处理。

四、护理

（一）产前护理

1. 定期产前检查，注意多休息，尤其是妊娠2～3个月，要求卧床休息。卧床时最好左侧卧床，增加子宫胎盘的血供。

2. 加强营养　多食高蛋白易消化的食物，补充维生素及铁剂预防和纠正贫血。

3. 防治早产　出现早产症状时，遵医嘱给予宫缩抑制剂，一旦出现宫缩或阴道流血应住院治疗。

4．心理护理　帮助双胎妊娠的孕妇两次角色转变，接受成为两个孩子母亲的事实。指导家属准备双份新生儿用物，指导孕妇保持心情愉快，积极配合治疗。

（二）产时护理

1．严密观察产程进展和胎心率变化，如出现宫缩乏力或产程延长，应及时处理。

2．第二产程必要时进行会阴后侧切开术，减轻胎头受压，第一胎娩出后，立即断脐，协助扶正第二个胎儿的胎位，保持纵产式。若等待15分钟仍无宫缩，可行人工破膜并静脉滴注低浓度缩宫素以促进子宫收缩。若发现脐带脱垂，胎盘早剥应立即手术助产或臀牵引，迅速娩出胎儿。第二个胎儿娩出后立即使用缩宫素，腹部放置沙袋，防止腹压骤降引起休克。

（三）健康指导

指导孕妇注意休息，加强营养，注意阴道流血量和子宫复旧情况，防止产后出血。指导产妇正确进行母乳喂养，选择有效的避孕措施。

第四章　心脏疾病的护理

第一节　动脉导管未闭的护理

一、概述

动脉导管未闭是指存在于主动脉与肺动脉之间的先天性异常通道，位置在左锁骨下动脉远侧的降主动脉峡部和左肺动脉根部之间。导管外径粗细和长度不一，外径大多10mm左右，长度6～10mm。外形可为管状或漏斗状，短粗者为窗状。

二、病因和病机

胎儿期动脉导管发育异常而出生后未能自行闭合。正常主动脉压力超过肺动脉压，由于未闭动脉导管的存在，血液从主动脉持续流向肺动脉，形成左向右分流。分流量大小取决于导管直径和主动脉、肺动脉之间的压力阶差和导管粗细。为维持全身血液循环，左心容量负荷加重，导致左心室肥大、肺充血，甚至左心衰竭。肺小动脉承受大量分流血液后发生反应性痉挛，长期痉挛会导致管壁增厚和维化，导致肺动脉压力持续升高，若接近或超过主动脉压力，则左向右分流消失，甚至逆转为右向左分流，病人发绀，导致Eisenmenger综合征，最终可导致肺动脉高压和右心衰竭。

三、临床表现

（一）症状

1. 导管细、分流量小者，多无自觉症状，常在体检时发现。

2. 导管细、分流量大者，可出现气促、咳嗽、乏力、多汗、心悸等症状，因肺充血面易患感冒或呼吸道感染，早产儿病人易致呼吸窘迫症。

3. 若肺血管发生器质性变化并出现双向分流时，病人轻度活动即可发生左心衰渴而致死。

（二）体征

1. 心脏　在胸骨左缘第2肋间可闻及粗糙响亮的连续性机器样杂音，杂音占据整个收缩期和舒张期，向颈部或背部传导，局部常可触及震颤；肺动脉高压明显者可闻及收缩期杂音，肺动脉瓣区第二音亢进；分流量大者，可闻及心尖部柔和的舒张中期隆降样杂音。

2. 周围血管　脉压增大，颈动脉搏动加强，四肢动脉搏动处可触及水冲脉、闻及枪击音，但会随着肺动脉压力的增高和分流量的下降而不明显，甚至消失。

四、诊断

（一）心电图检查

轻者可无明显异常变化，典型表现示电轴左偏、左心室高电压或左心室肥大。肺动脉高压明显者，示左、右心室均肥大。晚期则以右心室肥大为主，并有心肌损害表现。

（二）胸部X线检查

肺血管增粗，左室或左右室增大，肺动脉段增粗，主动脉结增宽。

（三）超声心动图检查

左心房、左心室增大，肺动脉增宽；如存在肺动脉高压，右心室亦可增大，在主动脉与肺动脉分叉之间可见异常的管道交通；彩色多普勒显示降主动脉至肺动脉的高速双期分流；连续多普勒可测得双期连续高速血流谱。

（四）升主动脉造影检查

左侧位连续摄片示升主动脉和主动脉弓部增宽，峡部内缘突出，造影剂经此处分流入肺动脉内，并显示出导管的外形、内径和长度。

许多从左向右分流心内畸形在胸骨左缘可听到同样的连续性机器样杂音或接近连续的双期心杂音，难以辨识。

（五）在建立动脉导管未闭诊断进行治疗前必须予以鉴别

1. 主-肺动脉间隔缺损。
2. 主动脉窦瘤破裂。
3. 冠状动脉静脉缕
4. 室间隔缺损合并主动脉瓣关闭不全。

五、常见并发症

1. 高血压　手术结扎导管后导致体循环血流量突然增大，术后可出现高血压，甚至持续状态而导致高血压危象，所以术后应密切监测血压变化。

2. 喉返神经麻痹　左侧喉返神经自迷走神经分出后，紧绕导管下缘，向后沿食管、气管沟上行，手术中极易误伤。术后应密切观察患者发音情况。

六、治疗原则

主要为手术治疗。早产儿、婴幼儿反复发生肺炎、呼吸窘迫、心力衰竭或喂养困难者应及时手术治疗。无明显症状者，多主张于学龄前择期手术。近年来，也有人主张更早期手术。但并发 Eisenmenger综合征者禁忌手术。

手术方式包括：

1. 动脉导管结扎或钳闭术

2. 动脉导管切断缝合术。

3. 内口缝合法。

4. 导管封堵术。

七、护理评估

1. 按中医整体观念，运用望、闻、问、切的方法评估病证、舌象、脉象及情志状态。

2. 评估患者局部和全身症状以及既往病史和生活史。

3. 了解病人家庭情况。

八、一般护理

1. 按外科及本系统疾病一般护理常规执行。行体外循环者按体外循环护理常规护理。

2. 保持病室环境安静、整洁、舒适、温度适宜。

3. 适量休息，保证病人充足睡眠。

4. 少食多餐，鼓励多进蔬菜水果。术前成人禁食8～12小时，儿童术前禁食4～6小时。

（5）病情观察

（1）注意血压变化，＞16kPa（120mmHg）的患者给予扩血管药物，并积极控制血压。术后通常有心率增快表现。脉搏超过160次／分，注意容量的补充及给予少量镇痛药物。

（2）发现代谢性酸中毒注意容量的补充及给予小剂量碳酸氢钠。

（3）密切观察体温、脉搏、呼吸、血压、胸腔引流液的性状与量，并做好记录。如有血压下降、心率增快、呼吸急促、引流量多者，提示有内出血的可能。

（4）尽早脱离呼吸机辅助，注意肺部并发症，儿童尤其是幼儿易发生肺部感染或肺不张等，应加强呼吸道护理，保持呼吸道通畅，协助咳嗽排痰，给予药物雾化吸入，定期叩背，鼓励咳嗽。动脉导管切断缝合术后早期，应避免用力烈咳嗽，必要时可于镇咳剂口服。伴肺动脉高压者，要密切观察呼吸，合理应用抗生素，预防呼吸道感染及呼吸衰。

（5）观察有无喉返神经损伤症状出现，发现声音嘶哑或饮食呛咳等，应报告给医生。

九、健康教育

1. 向病人讲解疾病的相关知识。
2. 适当地活动，可促进先天性心脏病患儿的康复。术后3个月不可过度运动。
3. 保持室内清洁卫生，避免到公共场所游玩，预防感冒，防止呼吸道感染。
4. 保持情绪稳定，避免过喜过悲。
5. 按医嘱继续服药。
6. 遵医嘱定期复查，如有不适及时就诊。

第二节　房间隔缺损的护理

一、概述

房间隔缺损（atrial septal defect）系指因左、右心房之间的间隔因先天性发育不全、遗留缺损而导致的存在于两心房之间的异常通路。

二、病因和病机

房间隔缺损是由于胎儿期两心房之间的间隔发育异常所致。近年来认为引起胎儿心脏发育畸形的主要原因与胎儿发育的宫内环境因素、母体情况和遗传基因有关。

三、临床表现

（一）症状

1. 原发孔缺损症状　主要为轻度劳动后气急、心悸或反复呼吸道感染等；也有病人症状出现早而重，常发生在婴儿和儿童期，病程进展也较快，早期就出现明显的心脏扩大和重的肺部充血等现象。

2. 继发孔缺损　在儿童期多无明显症状，一般到青年期症状才开始表现，包括劳力性气促、心悸、乏力、心房颤动，肺循环血量增多时易发生右心衰竭和呼吸道感染。

（二）体征

1. 右心室明显肥大，左侧前胸廓略膨隆。可触及心搏增强、少数可触及震颤。

2. 肺动脉瓣区，即胸骨左绿第2～3肋间可闻及Ⅱ～Ⅲ级吹风样收缩期杂音，伴第二音亢进和分裂。分流量大者心尖部可闻及柔和的舒张期杂音。肺动脉高压者，肺动脉区收缩期杂音减轻，第二音更加亢进和分裂。原发孔缺损伴二尖裂缺者，可闻及心尖部Ⅱ～Ⅲ级收缩期杂音。

3. 可出现发绀、状指（趾）、多发生于由右向左分流者。

四、诊断

1. 心电图检查　原发孔缺损者电轴左偏，PR间期延长，可有左心室高电压、肥大继发孔缺损者电轴右偏，呈不完全性或完全性右束支传导阻滞，右心室肥大、P波高大。

2. 胸部X射线检查　可见右心增大，肺动脉圆锥突出，主动脉弓缩小，呈典型梨状原发孔缺损可见左心室扩大，肺门血管影增粗。

3. 超声心动图检查　继发孔缺损者显示右心房、室增大，原发孔缺损可见右心和左心扩大，二尖瓣裂缺及其所致的二尖瓣反流。

五、常见并发症

1. 急性左心衰竭　加强观察，当病人表现为呼吸困难、发绀和咯池沫痰时，应警惕急性肺水肿，需及时报告医师。遵医嘱及时应用吗啡、强心剂、利尿剂、血管扩张剂，并吸出气管内分泌物。

2. 肺功能不全　应用呼吸机辅助呼吸的病人，若血气分析结果仍表现为肺通气或弥散功能异常，或不能脱离呼吸机者，即为呼吸功能不全，应继续采用呼吸机治疗，并根据血气分析结果和医，协助调整各项参数或采用PEEP，同时加强呼吸道管理。

六、治疗原则

以手术治疗为主。无症状但有右心房室扩大者应手术治疗。房间隔缺损合并肺动脉高压者应尽早手术。Eisenmenger综合征则是手术禁忌证。

手术方法是在体外循环下切开右心房，直接缝合或修补缺损；今年来开展的导管伞封堵术无须开胸，具有创伤小，术后恢复快的特点，但费用较高。

七、护理评估

1. 按中医整体观念，运用望、闻、问、切的方法评估病证、舌象、脉象及情志状态。

2. 评估患者局部和全身症状以及既往病史和生活史。

3. 心理和社会支持状况　病人对疾病的认知程度；有无心理问题。病人家属对病人的关心程度、支持力度、家庭经济承受能力等。

八、一般护理

1. 按外科及本系统疾病一般护理常规执行。

2. 保持病室环境干净、舒适、整洁、安静、温湿度适宜。

3. 卧床休息　嘱病人减少活动量，密切观察其有无心力衰竭、感冒或肺部感染等症状。

4. 加强呼吸道护理。

（1）术前：吸氧，以提高肺内氧分压，利于肺血管扩张、增加肺的弥散功能，纠正缺氧。

（2）术后：

1）充分给氧，特别是吸炎前后应增加给氧浓度，以维持充分的氧合状态，防止低氢血症对各主要器官的损害，又能降低肺动脉压。

2）吸痰动作轻柔敏捷，每次吸痰时间小于15秒，以免缺氧。

5. 术后应24小时持续监测心律变化，出现心率过缓或过速、室性期前收缩、房室传阻滞等应及时通知医师处理。

九、健康教育

1. 向病人讲解疾病的相关知识。

2. 术后2周应多休息，预防感染，尽量回避人员聚集的场所，适当的活动，避免做跑跳和过于剧烈的运动，防止造成心脏的负担。

3. 适当补充营养，宜食有营养易消化的饮食，如面片、混沌、稀饭，以保证充足的蛋白质和维生素的摄入，如瘦肉、鱼、鸡蛋、水果、各种蔬菜，但不要暴饮暴食，宜少量多餐，根据医生要求合理控制孩子的出入量。

4. 用药指导：用药期间遵医嘱应定期到医院检查，观察药物的疗效和毒性、不良反应等，并在医师的指导下根据情况调整用药剂量或停药、换药。

5. 日常生活要注意口腔卫生，牙齿的护理是手术后预防感染性心内膜炎的重要手段。应每半年检查1次，手术后3～6个月不适合治疗牙齿。

第三节　室间隔缺损的护理

一、概述

室间隔缺损（ventricular septal defect）是指室间隔在胎儿期因发育不全，在左右心室之间形成的异常交通。室间隔缺损引起血液自左向右分流，导致血流动力异常。

二、病因和病机

室间隔缺损是由于胎儿期两心室之间的间隔发育异常而导致。近年来研究认为其主要原因与胎儿发育的宫内环境因素、母体情况和遗传基因有美。根据缺损的解剖位置不同，通常分为膜部缺损、漏斗部缺损和肌部缺损三大类。其中以膜部缺损最常见，肌部缺损最少见。绝大多数是单个缺损，偶见多个缺损。室间隔缺损时，左心室血液向右分流，分流量取决于两侧心室间的压力阶差、缺损大小和肺血管阻力。肺动脉压力随右心负荷增大而逐渐增高。早期肺小动脉痉挛，管壁内膜和中层增厚，阻力增加，导致梗阻性肺动脉高压，左至右分流明显减少，后期出现右向左分流，导致Eisenmenger综合征。

三、临床表现

缺损小者无症状，缺损大者在出生2～3个月后即开始出现症状。

（一）症状

1. 胎儿期可反复发生呼吸道感染，甚至左心衰竭，但随着生长发育缺损逐渐缩小，症状亦逐渐减轻；2岁后症状好转，但常见劳累后气促、心悸。
2. 进行性阻塞性肺动脉高压者，幼年即可出现右心衰竭。

（二）体征

1. 心前区轻度隆起。
2. 胸骨左缘第2～4肋间能扪及收缩期震颤，并闻及Ⅲ级以上粗糙响亮的全收缩期杂音。高位漏斗部缺损者，杂音和震颜位于第2肋间。听诊肺动脉区第二音明显亢进；分流量大者心尖部可闻及柔和的功能性舒张中期杂音：肺动脉高压导致分流量减少者，收缩期杂音逐渐减轻，甚至消失，而肺动脉瓣区第二音亢进分裂明显，并可伴随肺动脉瓣关闭不全的舒张期杂音。
3. 发育迟缓和不良。

四、诊断

1. 心电图检查　缺损小者心电图正常或电轴左偏；缺损大者左心室高电压、肥大或左右心室均肥大。重度肺动脉高压时，显示双心室肥大、右心室肥大或伴劳损。
2. 胸部X线检查　中度以上缺损时，心影轻度到中度扩大，左心缘向左下延长，肺动脉段突出，肺纹理增多提示因左向右分流使肺血流量增多：重度梗阻性肺动脉高压时，肺门血管影明显增粗，肺外周纹理减少，甚至肺血管影呈残根征。
3. 超声心动图检查　示左心房、左心室内径增大。二维超声可明确缺损大小和部位。多普勒超声证实有左心室向右心室的分流。

五、六、常见并发症

1. 急性左心衰竭　加强观察，当病人表现为呼吸困难、发绀和咯泡沫痰时，应警惕急性肺水肿，需及时报告医师。遵医嘱及时应用吗啡、强心剂、利尿剂，血管扩张剂，并吸出气管内分泌物。
2. 肺功能不全　应用呼吸机辅助呼吸的病人，若血气分析结果仍表现为肺通气或弥散功能异常，或不能脱离呼吸机者，即为呼吸功能不全，应继续采用呼吸机治疗，并根据血气分析结果和医嘱，办助调整各项参数或采用PEEP，同时加强呼吸道管理。

六、治疗原则

1. 缺损小，无血流动力学改变者，可暂观察。部分病例可自行闭合。

2. 缺损大、分流量大于50%或伴肺动脉高压的婴儿，应早期在低温体外循环下行心内直视修补术。

3. 严重肺动脉高压、由右向左逆向分流者，即 Eisenmenger综合征者禁手术。

七、护理评估

1. 按中医整体观念，运用望、闻、问、切的方法评估病证、舌象、脉象及情志状态。

2. 评估患者局部和全身症状以及既往病史和生活史。

3. 观察患者意识、瞳孔、生命体征及神经系体征变化。

4. 了解病人家庭情况。

八、一般护理

参见本节房间隔缺损部分相关内容。

九、健康教育

1. 向病人讲解疾病的相关知识。

2. 适当的活动，可促进先心病患儿的康复。不仅要积极配合医生的治疗，而且孩子出院后要注意心肺功能的恢复，避免做跑跳或过于剧烈的运动，防止造成心脏的负担。

3. 适当补充营养，宜食有营养易消化的饮食，如面片、混沌、稀饭，以保证充足的蛋白质和维生素的摄入，如瘦肉、鱼、鸡蛋、水果、各种蔬菜，但不要暴饮暴食，宜少量多餐，根据医生要求合理控制孩子的出入量。

4. 按医嘱准确服药，定期检查，观察药物的疗效和毒、副反应等，并在医师的指导下根据情况调整用药剂量或换药、停药。

5. 术后注意增强患儿的机体抵抗力，预防上呼吸道感染。注意房间的清洁、定时通风。尽量避免去人多的公共场所，避免与感冒的人群接触，避开吸烟区。

6. 定期复查　一般3个月或半年左右复查一次即可。

第四节　法洛四联症的护理

一、概述

法洛四联症（tetralogy of Fallot）是包括肺动脉狭窄、室间隔缺损、主动脉骑跨和右心室肥厚在内的联合心脏畸形，是常见的复杂的发绀型先天性心脏病。

二、病因和病机

是由于胎儿期心脏发育畸形所导致。近年来研究认为其主要原因与胎儿发育的宫内环境因素、母体情况和遗传基因有关。

三、临床表现

（一）症状

1. 发绀　由于动脉血氧饱和度降低，新生儿即可发绀，哭同时更为显著，且随着年龄增大而逐年加重。

2. 气促和呼吸困难　患儿步行后可出现气促，喜爱蹲踞是特征性姿势、蹲踞时发绀和呼吸困难有所减轻。严重患儿常在活动后突然呼吸困难，发绀加重，出现缺氧性昏厥和抽搐，甚至死亡。

（二）体征

1. 多伴发育障碍，口唇、指（趾）甲床发绀，杵状指（趾）。
2. 胸前区心搏增强。
3. 胸骨左缘第2～4肋间能扪及震颤，并闻及Ⅱ～Ⅷ级喷射性收缩期杂音。
4. 肺动脉瓣区第二音减弱或消失，严重肺动脉狭窄者，杂音很轻或无杂音。

四、诊断

1. 实验室检查　白细胞计数和血红蛋白增高，且与发绀程度成正比，动脉血氧饱和度降低。

2. 心电图检查　右心室肥大，电轴右偏。

3. 胸部X线检查　心影正常或稍扩大，肺动脉段回陷，心尖变圆，呈靴状心。升主动脉增宽，肺血流量减少，肺血管纹理纤细。

4. 超声心动图检查　二维左心室长轴切面显示升主动脉内径增宽，骑跨于室间隔上方。室间隔的连续性中断，右心室增大，右心室流出道、肺动脉瓣或肺动脉主干狭窄。多普勒超声可见心室水平由右向左分流的血流信号。

5. 心导管检查　显示右心室压力等于或略高于主动脉压力，肺动脉压力低，有时导管可通过缺损进入左心室或升主动脉。

6. 右心造影术　能明确主动脉与肺动脉的位置关系，肺动脉狭容的部位和程度，肺动脉分支和左心室发育情况。

五、常见并发症

低心排出量综合征病人由于术前肺血流量减少和左心室发育不全，术后易出现低心排血量综合征。

六、治疗原则

1. 矫治手术　低温体外循环下修补室间隔缺损，解除动脉狭窄。

2. 姑息手术　婴儿期严重缺氧，屡发呼吸道感染和昏厥者，可先行姑息手术，即锁骨下动脉–肺动脉吻合术或右心室流出道补片扩大术，以增加肺循环血流量，改善缺氧，等条件成熟后再作矫治手术。

七、护理评估

1. 按中医整体观念，运用望、闻、问、切的方法评估病证、舌象、脉象及情志状态。

2. 评估患者局部和全身症状以及既往病史和生活史。

3. 观察患者意识、呼吸、生命体征及神经系体征变化。

4. 了解病人家庭情况。

八、一般护理

1. 按外科及本系统疾病一般护理常规执行。

2. 保持病室环境干净、舒适、整洁、安静、温湿度适宜。

3. 休息　严格限制病人活动量，注意休息，减少急性缺氧性昏厥的发作。

4. 加强呼吸道管理。

（1）术前：为避免病人严重缺氧，给予吸氧，氧流量每分钟4～6L，每日2～3次，每次20～30分钟。改善微循环，纠正组织严重缺氧，必要时遵医嘱输注改善微循环的药物，如低分子右旋糖酐等，并嘱病人适当多饮水。注意保暖，预防呼吸道感染。

（2）术后：给予呼吸机辅助呼吸，并充分供氧。及时吸痰以保持呼吸通畅，严防低氧血症的发生和二氧化碳潴留：吸频时注意无菌操作，动作轻柔；注意观察痰液的颜色、性质量以及唇色、胸起伏情况、甲床颜色、血氧饱和度、心率、血压等

（3）拔除气管插管后，应延长吸氧时间3～5日。

5. 低心排血量综合征的预防和护理　低心排血量综合征表现为低血压、心率快、少尿、多汗、末梢循环差、四肢湿冷等。应密切观察其生命体征，外周循环及尿量等，遵医嘱给予强心、利尿药物，并注意保暖。

九、健康教育

1. 向病人讲解疾病的相关知识。

2. 适当的活动，可促进先心病患儿的康复。不仅要积极配合医生的治疗，而且孩子出院后要注意心肺功能的恢复，避免做跑跳或过于剧烈的运动，防止造成心脏的负担。

3. 适当补充营养，易食有营养易消化的饮食，如面片、混沌、稀饭，以保证充足的蛋白质和维生素的摄入，如瘦肉、鱼、鸡蛋、水果、各种蔬菜，但不要暴饮暴食，易少量多餐，根据医生要求合理控制孩子的出入量。

4. 按医嘱准确服药，定期检查，观察药物的疗效和毒性、副反应等，并在医师的指导下根据情况调整用药剂量或换药、停药。

5. 术后注意增强患儿的机体抵抗力，预防上呼吸道感染。注意房间的清洁、定时通风。尽量避免去人多的公共场所，避免与感冒的人群接铀，避开吸烟区

6. 定期复查 一般3个月或半年左右复查一次即可。

第五节 二尖狭狭窄的护理

一、概述

二尖瓣狭窄（mitral stenosis）指二尖瓣膜受损害、瓣膜结构和功能异常所导致的瓣口狭窄。

二、病团和病机

二尖瓣狭窄主要是风湿热所致。女性发病率高于男性，儿童或有青年时期发生风湿热后，往往在20～30岁之后才出现临床症状。

三、临床表现

取决于瓣口狭窄的程度和活动程度。

（一）症状

1. 病人表现为气促、咳嗽、咯血和发绀等。瓣口狭窄面积在$2.5cm^2$左右者，静息时不出现症状；当口面积小于$1.5cm^2$时，病人即可出现症状。气促通常出现在活动时，其轻重程度与活动量大小密切相关：剧烈体力活动、情绪激动、呼吸道感染、妊娠、房颤等均可诱发阵发性气促、端坐呼吸或急性肺水肿。

2. 多见于活动、夜间入睡后或肺血加重时。10%～20%的病人出现略血。常有心悸、乏力、心前区闷痛等表现。

（二）体征

1. 二尖籍面容 面颊和口唇轻度发绀。

2. 并发房颤者，脉律不齐；右心室肥大者，心前区可扪及收缩期抬举样搏动；多数病人在心尖部能扪及舒张期震颤。心尖部可闻及第一心音亢进和舒张中期隆隆样杂音；在胸骨左缘第3、第4肋间常可闻及二尖瓣开瓣音；肺动脉区第二心音增强，轻度分裂；重度肺动脉高压伴动脉功能性关闭不全者，可闻及胸骨左缘第2、第3或第4肋间舒张早起高音调吹风样杂音，呼气未减弱，而吸气未增强。

3. 右心衰竭者可表现为肝大、腹腔积液、颈静脉怒张和踝部水肿等。

四、诊断

（一）心电图检查

轻度狭容者心电图正常；中度以上狭窄者表现为电轴右偏、P波增宽、呈双峰或电压增高；肺动脉高压者可出现右束支传导阻滞或右心室肥大；病程长者常示房颤。

（二）X线检查

1. 胸部X线检查　轻度狭窄者无明显异常，而中度、重度狭窄者可见到左心房扩大。肺间质性水肿者表现为肺野下部的横向线条状阴影，称之为Kerley线。长期肺淤血者可出现致密的粟粒形或网形阴影，是肺组织含铁血黄素沉着所致。

2. 食管吞钡检查　可见左房向后压迫食管，心影右缘出现左右心房重叠的双心房阴影，以及二尖瑶型心特征，即主动脉结缩小，肺动脉段隆出，左心房隆起，肺门区血管影纹增粗。

（三）超声心动图检查

1. M型超声心动图　表现为瓣叶活动受限，大瓣正常活动波形消失，代之以城墙垛样的长方波，大瓣与小瓣呈同向活动；左心房前后径增大。

2. 二维或切面超声心动图　可直接显示二尖瓣瓣叶增厚和变形、活动异常、瓣口狭窄、左心房增大。还可判断左心房内有无血栓、瓣膜有无钙化，并估算肺动脉压力增高的程度，排除左心房黏液瘤等情况。

五、常见并发症

1. 术后出血　若术后3～4小时内，心包、纵隔引流液呈鲜红色.量＞100ml／h，或有较多血细胞凝集块，伴血压下降、脉搏增快、躁动、出冷汗等低血容量表现，提示有活动性出血的可能，应立即通知医师处理。

2. 感染　遵医嘱应用抗菌药物预防感染。

3. 脑功能障碍　术后密切观察病人的意识、瞳孔、运动和感觉有无异常，若出现神志不清、烦躁和定位体征，提示脑功能障碍的可能，应及时通知医师处理。

六、治疗原则

（一）非手术治疗

无症状或心功能Ⅰ级者，不主张手术。应避免剧烈体力活动，注意休息、控制钠盐摄入和预防感染等，定期（6～12个月）复查；呼吸困难者应减少体力劳动，限制钠盐摄入，口服利尿剂，避免和控制诱发急性肺水肿的因素，如急性感染、贫血等。

（二）手术治疗

心功能Ⅱ级以上者均宜手术治疗。重度狭窄伴心衰、房颤者，术前应给予强心、利尿纠正电解质失衡等措施，待全身情况和心功能改善后再进行手术。常用手术方法如下。

1. 经皮穿刺球囊导管二尖瓣交界扩张分离术：适用于隔膜型二尖瓣狭窄，尤其是瓣叶活动好、无钙化、心尖部第一心音较脆，有开瓣音、无房颤以及左心房内无血栓者。

2. 闭式二尖瓣交界分离术 适用于单纯性二尖瓣狭窄，估计瓣膜无或少有钙化，发生房不到半年，无血栓形成者。但约10%的病人在术后5年内因再度发生狭窄而需再次手术，故该手术目前已很少采用。

3. 直视分离术 需在体外循环下进行。若瓣膜重度纤维化、硬化、挛缩或钙化，病变严重，则需切除瓣膜，行人工瓣膜二尖瓣替换术。

七、护理评估

1. 按中医整体观念，运用望、闻、问、切的方法评估病证、舌象、脉象及情志状态。

2. 评估患者局部和全身症状以及既往病史和生活史。

3. 观察患者意识、呼吸、生命体征及神经系体征变化。

4. 了解病人家庭情况。

八、一般护理

1. 按外科及本系统疾病一般护理常规执行。

2. 保持病室环境干净、舒适、整洁、安静、温湿度适宜。

3. 改善缺氧和促进有效呼吸。

（1）休息：减少活动量。

（2）吸氧：气促和呼吸困难者，提供吸氧，以改善缺氧情况。

（3）加强呼吸道护理：术后定时协助病人翻身、拍背，指导其咳嗽咳痰：对留有气管插管的病人，及时吸痰和湿化气道，以保持气道通畅。

4. 维持有效血容量和改善心功能。

（1）密切观察血压、心率、尿量、外周循环和中心静脉压的变化，注意有无血容量不足的表现，一旦发生及时补足。

（2）控制心律失常：根据医嘱，提供控制心律失常的药物。

九、健康教育

1. 饮食结构合理，指导患者培养规律的排便习惯。

2. 根据心功能恢复情况逐增加活动量，注意防寒保暖，避免呼吸道感染。

3. 家属应监测儿童症状：有无气促、发绀、呼吸困难、尿量减少、若发生任何异常情况，应及时就诊。

4. 服用洋地黄类强心药的病人应学会测脉搏。用利尿剂的应测量尿量。

第六节　二尖瓣关闭不全的护理

一、概述

二尖瓣关闭不全指二尖瓣膜受损害瓣膜构和功能异常导致的瓣口关闭不全。

二、病因和病机

主要由于风湿性炎症累及二尖瓣所致，半数以上的二尖瑶关闭不全病人常合并二尖瓣狭窄，病因包括：

1. 风湿热所致的心脏瓣膜病。
2. 感染性心内膜炎所致二尖瓣叶赘生物或穿孔。
3. 各种原因所致的腱索断裂／乳头肌功能不全或二尖瓣脱垂等。

三、临床表现

病变轻，心脏功能代偿良好者可无明显症状；但病人一旦出现临味症状，病情可在短时间内迅速恶化。

（一）症状

1. 气促　病变重、病程长者出现心悸、乏力和劳累后气促等。
2. 急性肺水肿和咯血　此症状的发生率明显低于二尖瓣狭窄者。

（二）体征

1. 心尖冲动增强，且向左下移位。
2. 心尖部可闻及全收缩期杂音，向左侧腋中线传导；肺动脉瓣区第二音亢进，第三音减弱或消失。
3. 晚期病人出现右心衰竭体征，如肝大和腹腔积液等。

四、诊断

1. 心电图检查　轻者可正常，重者出现电轴左偏、二尖瓣型P波、左心室肥大和劳损。

2. X线检查　胸部X线检查示左心房和左心室均明显扩大，钡管X线检查可见食管受压向后移位。

3. 超声心动图检查　M型检查显示二尖瓣大瓣曲线呈现双峰或单峰型，上升和下降速率均增快。左心室和左心房前后径明显增大，左心房后壁出现明显凹陷波。合并狭窄可呈现城墙垛样长方波。二维或切面超声心动图可直接显示心班收缩时二尖瓣口不能完全闭合。多普勒超声显示舒张期血流湍流，可估计关闭不全的轻重程度。

4. 心导管检查　右心导管检查可显示肺动脉和肺毛细血管压力增高，心排血指数降低。

5. 左心室造影　向左心室内注入造影剂，心脏收缩时可见造影剂反流入左心房重关闭不全者造影剂反流量多，但左心室排血指数降低。

五、常见并发症

1. 呼吸道感染　长期肺淤血易导致肺部感染，可进一步加重或诱发心力衰竭。
2. 心力衰竭　是常见并发症和致死主要原因。
3. 心房颤动　常见于慢性重度二尖辫关闭不全患者，出现较晚。
4. 感染性心内膜炎。
5. 栓塞　由于附壁血栓脱落而致，脑栓塞最为多见。

六、治疗原则

（一）非手术治疗

主要为药物强心、利尿、纠正水电解质失衡和心律失常，改善心功能和全身状况，可给予洋地黄制剂、血管扩张剂和利尿剂等。

（二）手术治疗

症状明显、心功能受影响、心脏扩大者均应及时在体外循环下实施直视手术。

1. 二尖修复成形术　适用于膜病变轻、活动度较好者，即利用病人自身组织和部分人工代用品修复二尖瓣，以恢复其功能。
2. 二尖瓣替换术　适用于二尖瓣损伤严重、不宜实施修复成形术者。

七、护理评估

1. 按中医整体观念，运用望、闻、问、切的方法评估病证、舌象、脉象及情志状态。
2. 监测心电图、判断心律失常的类型。
3. 有无排出量减少的症状。
4. 二便及有无虚症征象。
5. 中医临床辨证，舌象，脉象及情志状态。

八、一般护理

1. 按外科及本系统疾病一般护理常规执行。
2. 病室保持清洁，安静，光线柔和，室内空气流通，温湿度适宜。病情较重时减少探视。

3. 病人平卧位或半卧位，衣着应宽松，盖被不要太厚重，重病人床边应加床挡。

4. 给予低盐，低脂，低热量，高蛋白，高维生素，清淡易消化，避免产气食物，可适当增加新鲜水果，蔬菜的摄入量。忌辛辣，烟酒，咖啡等食品。

5. 遵医嘱给予氧气吸入。

6. 保持大便通畅、指导病人正确排便。

7. 严密观察病情，注意心力衰竭的临床表现。监测心率，心律，血压，血氧饱和度电解质的变化及酸碱平衡。

8. 遵医嘱给予纠正心功能不全的药物，注意观察和预防药物的副作用。

9. 做好心理护理，保持稳定的情绪，减轻焦虑。

九、健康教育

1. 向病人或家属讲解疾病的相关知识。

2. 保持心情愉快，避免不良刺激。

3. 饮食清淡，禁肥甘味厚。饮食有节，进食勿过饱。

4. 保持大便通畅。

5. 季节变化及时增减衣服，避免感染。

6. 积极治疗原发疾病，坚持遵医嘱服药。

第七节　主动脉狭窄的护理

一、概述

主动脉狭窄是由于先天性叶发育畸形或者风湿性病变侵害主动脉瓣致叶增厚粘连，瓣口狭窄。

二、病因和病机

主动脉瓣是心脏瓣膜中功能最重要的阀门，它是心脏搏出血液通往全身的门，因此其在人体中发挥重要的功能，一旦主动脉瓣出现狭窄，心脏搏出血液受阻，一则心脏需要用更大的力量，二则心脏搏出的血液量减少，因此会引起全身器官供血不足，其表现为头晕、眼花、乏力、胸痛等症状，严重的甚至引起突发性晕厥、猝死等。

三、临床表现

（一）症状

轻度狭窄者无明显的症状。中度和重度狭窄者可有乏力、眩晕或昏厥、心绞痛、劳累后气促、端坐呼吸、急性肺水肿等症状，还可并发细菌性心内膜炎或猝死。

（二）体征

胸骨右缘第2肋间能扪及收缩期震颤。主动脉区可闻及粗糙喷射性收缩期杂音，向颈部传导，主动脉瓣区第二音延迟并减弱。重度狭窄者脉搏细小、血压偏低脉压小。

四、诊断

1. 心电图检查　示电轴左偏，左心室肥大、劳损，T波倒置、部分人可出现左束支传导阻滞、房室传导阻滞或房颤。

2. 胸部X线检查　早期心影无改变，后期呈现左心室增大，心脏左缘向左向下延长，升主动脉显示狭窄后扩大

3. 超声心动图　M型检查显示主动脉瓣叶开放、振幅减小，瓣叶曲线增宽，舒张期可呈多线；二维或切面超声图像显示主动脉瓣增厚、变形或钙化，活动度减小和瓣口缩小等。

4. 心导管检查

（1）左心导管检查可测定左心室和主动脉之间的收缩压力阶差，明确狭窄程度。

（2）选择性左心室造影可明确狭窄的瓣口、左心室腔大小以及是否伴有二尖瓣关闭。

五、常见并发症

1. 心律失常　10%可发生心房动，致左心房压升高和心排血量明显减少，导致严重的低血压、晕厥或肺水脚。主动脉瓣钙化侵及传导系统可致房室传导阻滞；左心室肥厚、心内膜下心肌缺血或冠状动脉栓塞可致室性心律失常。

2. 心脏性猝死　一般发生于先前有症状者，无症状者发生猝死少见。

3. 感染性心内膜炎　不常见，年轻人的较轻瓣膜畸形较老年人的钙化性瓣膜狭窄发生感染性心内膜炎的危险性大。

4. 体循环栓塞　栓子为来自钙化性狭窄瓣膜的钙质或增厚的二尖瓣上的微血栓。

5. 心力衰竭　多为左心衰竭。

六、治疗原则

临床上呈现心绞痛，昏厥或心力衰竭者，一旦出现症状，病情往往迅速恶化，在2~3年内有较高的猝死发生率，故应争取尽早施行手术，切除病变的瓣膜，进行人工瓣膜主动脉瓣膜替换术。经心尖或经皮支架瓣膜植入术在近年得到应用，但仅在不适合手术的病人才考虑选用。

七、护理评估

1. 按中医整体观念，运用望、闻、问、切的方法评估病证、舌象、脉象及情志状态。

2. 呼吸率，节律，深度，有无气促，是否使用呼吸机。

3. 有无异常心音。

4. 焦虑的程度及其正常的应对机制。

5. 皮肤的颜色，温度，湿度，心率，心律。

6. 舌脉象及精神状态。

八、一般护理

1. 按外科及本系统疾病一般护理常规执行。

2. 保持空气清新，环境安静，整洁。

3. 给予清淡易消化，低热量，高蛋白流质饮食，少食多餐。

4. 限制病人活动量，注意观察心率和血压情况，防止心绞痛或晕厥。

5. 呼吸道管理。

（1）保持人工气道通畅，定时叩背，及时吸痰，注意无菌操作。

（2）观察气管插管深度和双肺呼吸音：固定气管插管，测量气管插管距门齿的距离并做好标记，防止其滑进或脱出：若双侧呼吸音强弱不等，常见原因是气管插管过深进入侧支气管、痰多、肺不张等，应通知医师及时查找原因及时处理。

（3）定时监测血气分析结果，根据病人的生命体征和血气情况，随时调整呼吸机的参数。

（4）遵医嘱适当给予镇静剂、肌肉松弛剂、止痛剂。

（5）尽早拔除气管插管，拔罐后加强雾化吸入、叩背、促进咳嗽排痰，并加强呼吸功能锻炼。

6. 心排出量减少的观察和护理。

（1）密切观察心率、心律、血压、尿量、中心静脉压的变化，并监测心电图，注意有无血容量不足、心律失常的表现，一旦发生，遵医嘱及时补充血容量，并纠正心律失常

（2）保持引流通畅：对放置的心包、纵隔、胸腔引流管，每2小时挤压1次，记录每小时引流量和24小时引流总量，若单位时间内突然引流量减少，且有中心静脉压升高、血压下降，提示心包引流不畅、心脏压塞，应立即通知医师并协助处理。

7. 术后并发症的预防和护理。

（1）出血的预防和护理：术后严密观察病情变化，测血压、脉搏、中心静脉压等，分析有无出血所致血容量不足和心脏压塞等现象。

（2）关心换术后病人应用抗凝药物的情况，并做好服药指导：①按时按量服药。②注意饮食对抗凝药物的影响。③加强自我监测，如有皮肤青紫瘀斑、牙眼出血等现象应及时就医。

（3）注意病人的瞳孔、神志和肢体情况，及时发现脑栓塞、脑出血征象，并通知医师及时处理。

九、健康教育

1. 向病人或家属讲解疾病的相关知识。
2. 采取合适的体位，注意休息，避免劳累。
3. 注意安全防护，防止坠床，摔倒等意外发生。
4. 注意保暖，预防感染。
5. 饮食给予低盐，低脂，清淡，易消化食物，少量多餐。
6. 给予酒精湿化的氧气时间不宜过长，以免引起酒精中毒。
7. 嘱家属要多陪伴和安慰病人，解除病人紧张和恐惧心理。
8. 保持病人皮肤清洁，干燥，每日用温水擦洗。
9. 保持床铺干燥，平整，清洁。

第八节　主动脉关闭不全的护理

一、概述

主动脉瓣关闭不全是主动脉瓣叶结构异常，导致瓣叶不能严密对合。

二、病因和病机

主要的血流动力学改变是舒张期血液自主动脉反流入左心室，左心室容量负荷逐渐增多，左心室舒张容积增加，心室肌离心性增生肥厚，左心室扩大，病情进一步发展出现左室舒张（末）压升高，引起左心房压也逐渐升高，肺静脉回流受阻，导致肺瘀血、肺水肿，从而出现左心衰竭表现，如呼吸困难等。舒张期主动脉血反流入左心室使左心室舒张末容积增加，收缩期搏出量增加，收缩压增加，脉压差增加，最后出现舒张压下降，心肌供血不足，出现劳力性心绞痛症状。主动脉瓣关闭不全病人表现为左心室容量负荷和压力负荷均增加。

三、临床表现

1. 急性主动脉瓣关闭不全　急性左心衰和肺水肿。
2. 慢性主动脉瓣关闭不全。

（1）左心室功能代偿期：可无任何症状，严重关闭不全者有心悸、胸部冲撞感及心尖部搏动感。

（2）左心室功能失代偿期：体力活动后乏力或疲倦，劳累性呼吸困难，劳力性心绞痛。严重左心功能减退可有明显的活动后乏力、呼吸困难，甚至端坐呼吸和夜间阵发性呼吸困难。

四、诊断

临床诊断主要是根据典型的舒张期杂音和左心室扩大，超声心动图检查可明确诊断。

五、常见并发症

1. 心绞痛　因为舒张压降低.冠状动脉供血不足，部分患者会出现心绞痛症状。

2. 心力衰竭　晚期心脏发生离心性肥大后出现，是晚期常见并发症和致死原因。

3. 呼吸道感染　由长期慢性肺瘀血引起。

4. 瓣膜相关并发症。

六、治疗原则

人工瓣膜置换术是治疗主动脉瓣关闭不全的主要手段，应在心力衰竭症状出现前施行。

七、护理评估

1. 按中医整体观念，运用望，闻，问，切的方法评估病证、舌象、脉象及情志状态。

2. 心功能及有无心衰。

3. 劳累后有无气急，咯血和咳嗽，有无胸痛，心悸，头昏和疲乏。

4. 有无细菌性心内膜炎和风湿活动症状。

5. 对手术相关知识的了解程度和对手术的耐受能力。

八、一般护理

1. 按外科及本系统疾病一般护理常规执行。

2. 保持空气清新，环境安静，整洁。

3. 术前护理。

（1）提供低盐，低脂，高蛋白，高维生素饮食。少食多餐，鼓励多进食蔬菜水果。便秘者可遵医嘱口服缓泻药。

（2）卧床休息，充足睡眠，术前晚给予安眠药。

（3）有呼吸困难者，给予吸氧，以供应脑部与心脏充足的氧气，预防组织缺氧。

（4）正确服用利尿剂和洋地黄，观察用药后的反应。术前3天停用洋地黄，β阻断剂类药，以预防术后心脏传导阻滞。

（5）练习深呼吸及有效咳嗽，预防术后肺不张。

（6）进入手术室前可在尾部贴褥疮贴，以预防术中因低温，手术时间过长使皮肤受损。

（7）告知手术相关知识，解除病人恐惧心理。

4. 术后护理。

（1）全麻清醒，血压稳定后可取半卧位。

（2）保持病房的安静，保证病人病情稳定，遵医嘱给予镇痛药。

（3）气管插管拔出后可给清淡的流质饮食，逐步过渡到软食，应低热量，低盐，高蛋白，高维生素，适当限水，少刺激。

（4）观察；术后连续监测心电图3～4日，观察心律的变化；观察呼吸的频率和幅度；气管插管拔除后是否有呼吸窘迫的征象；定时监测血钾，以观察补钾的效果；以及引流管是否通畅，颜色，性质，量；有无急性左心衰，肺水脚，急性肾衰竭，出血，低心排综合征等术后并发症的发生。

（5）做好呼吸道，口腔，皮肤黏膜的护理。

（6）保持大便通畅，避免用力憋气。

九、健康教育

1. 注意休息避免体力劳动半年到1年。
2. 防止感冒：衣着保暖，防止受凉，少到公共场所。
3. 注意饮食营养及卫生，禁烟酒，少盐，忌辛辣刺激的食物。
4. 讲解心理因素与疾病康复的关系和重要性，学会调节情绪的方法，如赏花阅读等。
5. 告知换瓣后病人需长时间服强心，利尿，补钾，抗凝药物。
6. 出院后定期复查，根据检查结果调整抗疑剂。

第九节　冠状动脉粥样硬化性心脏病

一、概述

冠状动脉粥样硬化性心脏病简称冠心病，是由于冠状动脉粥样硬化病变，引起冠状动脉管腔狭窄或阻塞，导致心肌供血不足或缺氧所引起。主要侵及冠状动脉主干及其近端分支，左冠状动脉的前降支和回旋支的发病率高于右冠状动脉。此病多见于中老年人群，男性发病率和死亡率均明显高于女性。

二、病因

病因尚未完全明确，主要的危险因素有血脂增高或异常，血压增高、吸烟、糖尿病等；次要的危险因素包括肥胖，从事体力活动少而脑力活动紧张，进食高热量和高动物脂肪以及遗传因素。

三、临床表现

（一）症状体征

1. 心绞痛　轻者无症状，重者冠状动脉血流量可减少到只能满足静息时的心肌需氧量：但在情绪激动、体力劳动或饱餐等情况下，则可因心肌需氧量增加而引起，甚至加重心肌供血供氧不足的表现，从而出现心绞痛等症状。

2. 心肌梗死　突发的烈、持续心前区疼痛，可伴有恶心、呕吐、大汗、发热、心律失常、发绀、血压下降、休克、心力衰竭或心室壁破裂等，有较高的死亡率。

3. 发生过心肌梗死者，即陈旧性心肌梗死病人，因坏死心肌被瘢痕组织代替，病变的心室壁薄弱，日后可形成室壁瘤。若病变累及乳头肌或腱索坏死断裂，即可并发二尖瓣关闭不全。若病变累及室间隔，可因穿孔而导致室间隔缺损。

4. 心功能不全　心肌可因长期缺血缺氧而发生广泛变性和纤维化，引起心肌扩张临床出现一组以心功能不全为主的综合征。包括心脏增大、心力衰竭和心律失常，称之为缺血性心肌病，预后较差。

（二）常见证型

1. 心血瘀阻　心胸疼痛较刷，如刺如绞，痛有定处，甚则心痛彻背，背痛彻心，或痛引肩背，伴有胸闷，舌质暗红、紫暗，或有瘀斑，舌苔薄，脉弦涩或结代。

2. 气阴两虚　心胸隐痛，胸闷气短，面色苍白，易出汗，头晕，口干，盗汗，颜面潮红脉细数或结代。

3. 心肾阳虚　心悸而痛，胸闷气短，神疲怯寒，遇冷则心痛加剧，肢冷，面色苍白，自汗，舌质淡胖，苔白或腻，脉沉细迟。

四、诊断要点

根据典型的发作性胸痛，结合年龄和存在的冠心病危险因素，除外其他原因所致的心绞痛，一般即可建立诊断。诊断仍有困难者，可考虑做动态心电图，冠状动脉造影等。

五、常见并发症

1. 心律失常和心肌梗死。
2. 预防出血和血栓形成。
3. 急性肾衰竭。

六、治疗原则

（一）非手术治疗

1. 药物治疗　主要目的是缓解症状、减缓冠脉病变的发展。目前常用的药物有：
（1）防栓药物（阿司匹林口服，一般剂量为每天50～100mg），可抑制血小板聚集，避免血栓形成。

（2）硝酸酯类药物（硝酸甘油，舌下含服，每次0.3～0.6mg），可扩张血管，改善心肌供血。

（3）β阻滞剂（美托洛尔，口服，每日100mg），可减缓心肌收缩力降低心肌耗氧。

（4）调脂治疗（辛伐他丁，口服，每日10～20mg），可降低血脂。

（5）钙离子持抗剂（合心爽，口服，每6～8小时30～60mg），可抑制血管痉挛。

2. 介入治疗　主要包括经皮冠状动脉腔内形成术（PTCA）；有时还在病变部位放入冠状动脉内支架（STENT），即支架置入术。该治疗技术是通过应用心导管技术，在冠状动脉造影的基础上经皮穿刺血管，将导管送达冠状动脉并以球囊扩张狭窄的病变部位，达到解除狭窄、增加血供和使闭塞的冠状动脉再通的目的。介入治疗主要适用于单支或局限性血管病变，以及急性心肌梗死时。

（二）手术治疗

主要通过冠状动脉旁路移植手术（搭桥）为缺血心肌重建血运通道，以改善心肌供血、供氧，缓解和消除心绞痛等症状，改善心肌功能，延长寿命。

1. 手术适应证。

（1）经内科治疗心绞痛不能缓解，影响生活和工作，经冠状动脉造影显示冠状动脉主干或主要分支明显狭窄，但狭窄远端血流通畅者。

（2）左冠状动脉主干狭窄和前降支狭窄者。

（3）虽然心绞痛不严重，但冠状动脉主要分支，如前降支、回旋支和右冠状动脉有两支以上明显狭窄者

2. 手术方式。

（1）冠状动脉旁路移植手术，即取一段自体的大隐静脉，将静脉的近心端和远心端分别与狭窄段远端的冠状动脉分支和升主动脉作端侧吻合术，以增加心肌的血液供应。

（2）胸廓内动脉与狭窄段远端的冠状动脉分支端侧吻合术。

（3）对于有多根或多处冠状动脉狭窄者，可实施单根大隐静脉或胸廓内动脉与邻近的数处狭窄血管做贯序或蛇形端侧和侧侧吻合术

七、护理评估

1. 按中医整体观念，运用望、闻、问、切的方法评估病证、舌象、脉象及情志状态。

2. 有无心绞痛及心绞痛的类型。

3. 心电图改变ST段呈水平型或下斜型压低大于或等于1mm，或ST段急性抬高大于或等于2mm，T波低平或倒置，出现病理性Q波。

4. 疲乏无力、呼吸困难。

5. 全身营养状况，有无其他并发症。

6. 心理状态，对于手术相关知识的了解程度。

八、一般护理

（一）术前护理

1. 心理护理　向患者讲解疾病的相关知识，消除恐惧心理。并讲解手术时麻醉为气管插管全麻，麻醉清醒时气管插管有点难受要忍耐，术后会放置胸腔引流管，导尿管以及桡动脉测压管和中心静脉置管等及各种管道的作用和放置的时间，使患者理解和取得配合，以免术后醒来产生恐惧。

2. 饮食准备　给予高维生素，低热量，低盐低脂，适量蛋白质，易消化的清淡饮食，少量多餐，避免过饱，多食新鲜蔬菜，水果，保持大便通畅。

3. 一般护理　加强营养，积极治疗并发症，根据患者身高，体重计算每日所需热量，制定营养食谱，严密监测血糖，尿糖，控制心率，血压至最佳水平。

4. 常规准备　指导患者做腿部运动，锻炼下肢肌肉，练习床上大小便，教会患者有效的咳嗽及深呼吸的方法。术前一天手术区备皮，术前禁食12小时，禁水6～8小时，术前晚给予中药通腑合剂400ml灌肠，备血。术前晨给予吗啡5mg，东莨菪碱10mg，阿托品0.5mg肌肉注射作为术前麻醉。按全麻术后护理备好呼吸机，吸引器，氧气装置，心电监护仪及血气分析仪等。

（二）术后护理

1. 呼吸系统监护　术后患者以呼吸机辅助呼吸，在使用呼吸机时，要经常检查管道连接情况，防止接管脱落，移位。注意观察呼吸机各项参数。当病人神志清醒，肌力恢复正常，可考虑拔除气管插管。早期技管有许多益处，可改善静脉回流，降低右心后负荷，增加左心室充盈，从而增加心排量。拔管后床头抬高30°，给予面罩或鼻导管吸氧，鼓励病人咳嗽，咳痰，做深呼吸，定时协助病人翻身，叩背，可给予氨溴索30mg雾化吸入，每日3次。

2. 循环系统的监护　术后密切观察生命体征，中心静脉压，血容量及电解质的变化维持正常体温及尽快恢复末梢循环，可使心肌耗氧量降低，术后早期积极复温，注意保暖体温高于38℃及时采取降温措施，用冰敷或物理降温。严密观察心率、心律及QRS波形的变化。有创动脉血压监测，动脉压是循环功能监测的重要指针，血压维持在16/10.7kPa左右。维持水、电解质及酸碱平衡。定时测量血气分析。

3. 管道护理　术后保持心包及胸腔闭式引流通畅，每隔30～60分钟挤压引流管次，以防血凝块堵塞，并观察引流液的颜色额、性质，量及波动情况，发现异常及时处理。尿量与循环状态密切相关，保持尿量每小时≥30ml，术后早期尿量偏多，有利于排出体内过多的晶体成分，对患者有利，但多尿会引起血容量不足，注意补充血容量。

4. 患肢的护理　冠状动脉搭桥术患者手术中需截部分大隐静脉，术后使用弹力朔带包扎、以防止下肢静脉栓塞，并给予抬高患肢15°　~30°　，以利于血液循环，还应观察末梢皮肤色泽，温度及肿胀情况，术后第2天可以间断的活动患肢，防止血栓形成。

5. 饮食的护理　术后加强营养，少食动物脂肪及高胆固醇类食品，要适量摄入一些植物蛋白食物，避免辛辣刺激性食物，多食新鲜蔬菜瓜果等，禁烟沔，避免剧烈运动或外伤引起出血，避免心脏负担过重，增加心肌耗氧而诱发心肌梗死，糖尿病患者要严密控制血糖，合理使用降糖药物，鼓励患者养成良好的饮食习惯。

九、症状和证候施护

（一）心血瘀阻

1. 监护室内环境应舒适，整洁，温度适宜.合理安排休息，顺应四季的气候变化。
2. 饮食忌寒凉及油腻，多食桃仁粥、木耳汤等行气活血食品。
3. 保持大便通畅，勿用力排便，避免心阳暴脱。
4. 常用汤剂为血府逐瘀汤，宜温服。
5. 嘱病人早晚用温水（40~50℃）泡脚1次每次10~20分钟，可活血化瘀、通络止痛。
6. 保持心情舒畅，防止思则气结。

（二）气阴两虚

1. 室内空气流通清新，通风良好。保证充足睡眠，注意休息，诚少活动。
2. 多食参芪粥，山药粥等益气养阴之品，忌食伤胃亏肺、易生浊的生冷食物，少食多餐，不宜过饱。
3. 汤药常用参脉散合人参养荣汤，宜温服。
4. 密切观察脉率，脉律，发现脉结代或促脉要立即报告医师进行处理。

（三）心肾阳虚

1. 注意保暖，避免冷刺激。
2. 食给予高蛋白，高热量易消化的温补之品，少食过冷，过酸及油腻食物。
3. 水肿病人要详细记录出入量。
4. 多关心体贴病人，使其精神宁静，乐观愉快，忌过分惊喜，以免诱发心绞痛。

十、健康教育

1. 向病人讲解疾病相关知识。
2. 手术健康教育。

（1）各种检查的必要性及注意事项。

（2）训练床上大小便。

（3）练习深呼吸训练，有效咳嗽咳痰，腹式呼吸。

（4）介绍术后监护环境及各种仪器可能造成的干扰。

（5）各种管道的重要性及可能造成的不适以及如何克服。

（6）早期活动的方法及意义。

（7）保持大便通畅，预防便秘。

（8）戒烟酒的意义。

3. 保持心情愉快，缓解精神压力。避免情绪激动和过度劳累，如观看刺激的电视、电影节目，体育比赛，工作压力过大等。

4. 加强营养，合理饮食，进食低脂、低胆固醇、高纤维素饮食，戒烟酒。

5. 术后1年内避免重体力劳动、烈运动、外伤等意外情况的发生。合理安排活动与休息，运动量以不感心慌、呼吸困难为度。

6. 养成规律的排便习惯，以防便秘。

7. 遵医嘱用药、如有异常及时就医。

8. 自我监测尿量、自觉症状，定时监测血压、血糖、血脂，定期复诊。

十一、药膳食疗方

1. 韭白粥：韭白30g，粳米100g。韭白洗净.硬米淘净。韭白、粳米放入锅内，加清水适量，用武火烧沸后，转用文火煮至米烂成粥。每日两次，早、晚餐食用。

2. 玉米粉粥：玉米粉50g，粳米100g。粳米洗净，玉米粉放入大碗内，加冷水调稀。粳米放入钢内，加清水适量，用武火烧沸后，转用文火煮至米九成熟，将玉米粉糊倒入，边倒边搅，继续用文火煮至玉米烂成粥。每日两次，早、晚餐食用

3. 木耳烧豆腐：黑木耳15g，豆周60g，葱、蒜各15g，花根1g，辣3g，菜油适量。将锅烧热，下菜油，烧至六成热时，下豆腐，煮十几分钟，再下木耳翻炒，最后下辣椒、花根葱、蒜等调料，炒匀即成。

4. 芹菜红枣汤：芹菜根5个，红枣10个，水煎服，食枣饮汤。每日2次

5. 山楂玉面粥：红山楂5个，去核切碎，用蜂蜜1匙调匀，加在玉米面粥中服食。每日服1～2次。

6. 海带粥：水发海带25g，与米同煮粥，加盐、味精、麻油适量，调味服食。每日早晨服食。

7. 菊花山楂饮：菊花、生山楂各15～20g，水煎或开水冲浸，每日1剂，代茶饮用。

8. 柠檬玉面粥：柠檬1个，切成片，用蜂蜜3匙渍透，每次5片，加入玉米面粥内服食。每日服2次。

9. 海藻黄豆汤：昆布、海藻各30g，黄豆150～200g，煮汤后加适量调味品服食，适用于冠心病并高脂血症、高血压者食用。

10. 大蒜粥：紫皮蒜30g，置沸水中煮1分钟后捞出蒜瓣，再将粳米100g煮粥，待粥煮好后，将蒜再放入粥中略煮。可早晚食用。

第十节　主动脉夹层的护理

一、概述

主动脉内膜和中层弹力膜发生撕裂，血液进入主动脉壁中层，顺行（或）逆行剥离形成壁间假腔，称为主动脉夹层（aortic dissection）。发生机制不明，好发危险因素为主动脉中层囊性坏死或退变，遗传性结缔组织疾病、先天性二叶主动脉瓣、动脉炎、动脉瘤、高血压、动脉粥样硬化或医源性损伤等。本病发生率为0.5～2.95／（10万人年），中老年居多，男性高于女性。

二、病因

1. 动脉粥样硬化、高血压。
2. 动脉中层囊性坏死。
3. 马方综合征。
4. 主动脉缩窄、大动脉炎。
5. 外伤及梅毒。

西方国家以高血压为主，国内多为先天性中层发育不良，如马方综合征等，但近年来动脉硬化、高血压的比例逐渐增高。

三、临床表现

急性期90%病人有前胸、后背或腹部突发性剧烈疼痛，疼痛可沿大动脉走行方向传导和转移，75%病人伴有高血压和心动过速，病人多烦躁不安、大汗淋漓，需与心绞痛、心肌梗死和肺动脉栓塞症相鉴别。

四、诊断

急起剧烈胸痛、血压高、突发主动脉瓣关闭不全、两侧脉搏不等或触及搏动性肿块应考虑此症。胸痛常被考虑为急性心肌梗死急性心肌梗死是指冠状动脉急性闭塞，血流中断，所引起的局部心肌的缺血性坏死，临床表现可有持久的胸骨后疼痛、休克、心律失常和心力衰竭、并有血清心肌酶增高以及心电图的改变。更多，但心肌梗死时胸痛开始不甚剧烈，逐渐加重，或减轻后再加剧，不向胸部以下放射，用止痛药可收效，伴心电图特征性变化，若有休克外貌则血压常低，也不引起两侧脉搏不等，以上各点足以鉴别。

近年米各种检查方法对确立主动脉夹层有很大帮助，超声心动图、CT扫描、磁共振均可用以诊断，对考虑手术者主动脉造影仍甚必要。

五、常见并发症

1. 出血　心率增快、中心静脉压及血压下降等休克症状

2. 神经系统并发症　昏迷、苏醒延迟、定向力障碍、抽搐、偏瘫、双下肢肌力障碍。

3. 急性肾衰竭　大多都经过少尿期、多尿期、恢复期3个阶段，少尿期：24小时内尿量少于400ml或每小时少于17ml，全身水脚、肺水肿、脑水脚、充血性心力衰竭等：高血钾、低血钠、低血钙、高血镁等；代谢性酸中毒。肌酐、尿素氮迅速升高。处理原则：利尿、碱化尿液，维持良好血流动力学状况，纠正水电解质、酸碱失衡，禁用肾毒性药物，记录每小时出入量监测功能变化。必要时血液滤过或血液透透析。

4. 血栓栓塞　栓塞远端肢体出现疼痛、麻木、皮肤颜色苍白、皮温降低等栓塞症状心房血栓脱落时，患者可出现呼吸困难的表现，应立即查明是否有肺栓塞的出现，处理原则：严密监测，发现异常及时报告医生，遵医嘱正确使用抗凝血药物和解除血管痉挛药物，积极做好手术准备。

六、治疗原则

主动脉夹层急性期应迅速给予镇定、止痛、持续监护和支持治疗，使用药物控制血压、心率，防止夹层继续扩展和主动脉破裂。急性和亚急性期 Stanford A型主动脉夹层应积极地施行手术治疗。急性 Stanford B型主动脉夹层手术治疗的截发生率和死亡率高，手术治疗与内科药物治疗的效果大致相同，应首先内科治疗，内科治疗下高血压难以控制，疼痛无法缓解，出现夹层动脉瘤或主动脉破裂征象应采用介入治疗或杂交治疗。介入治疗临床成功的标准为完全封闭破口，无明显内漏和严重并发症，假腔消失内血栓形成，较之外科手术具有创伤小、成功率高、恢复快，并发症少等优点。

七、护理评估

1. 按中医整体护理观念运用望、闻、问、切的方法评估病证、舌象、脉象及情志状态。

2. 全身营养状况，有无其他并发症。

3. 心理状态，对于手术相关知识的了解程度。

八、一般护理

（一）术前护理

1. 焦虑、恐惧　与患者对环境陌生、担心手术效果、术后顶后、术后并发症及缺乏心理准备、缺乏家庭支持有关。

2. 舒适的改变　与疼痛有关。

3. 气体交换受损　与肺部渗出增多无菌性炎症有关。

4. 活动无耐力　与心脏功能不全有关。

5. 自理能力下降　与活动受限有关。

6. 有动脉瘤破裂的危险　与高血压升高、心率快、情绪激动、便秘等有关。

7. 潜在并发症　心脏压塞、左侧胸膜腔积液、腹膜后血肿、休克、左心衰、心肌缺血、心肌梗死、周围动脉阻塞、脑供血不足、昏迷、偏瘫、截瘫、消化道出血、肾功能损害、肾性高血压等。

（二）术后护理

1. 限制活动、卧床休息　主动脉夹层动脉瘤起病急、病情重、死亡率高，故入院后给予加强重症监护，绝对卧床休息。提供患者安静、舒适的环境.减少不良刺激。持续监测血压，心率和血氧饱和度。

2. 控制血压　用微量泵持续输入硝普钠，从小剂量开始逐渐增加。测量并记录血压的变化，维持血压在（100～130）/（70～80）mmHg。防止血压高增加主动脉的负担，使主动脉中层营养血管处于痉挛收缩状态。

3. 控制心率　心率快则使用美托洛尔、艾司洛尔治疗，使心率维持在60～100次/分钟，以减少每分钟对主动脉壁的冲击次数。

4. 镇痛　给予哌替啶、吗啡、地西泮、曲马朵止痛镇静，吸氧，使患者卧床休息。并注意应用止痛剂的效果。若疼痛骤然减轻，提示血肿破入血管腔。

5. 病情观察：密切监测生命体征、心电图、血氧饱和度、双下肢足背动脉搏动情况、双下肢皮肤颜色及温度，注意是否有血栓形成。患者是否出现腰疼、血尿、少尿、无尿及肌、尿素氮等变化情况。若出现恶心、呕吐、呕血、便血、腹痛等消化道症状，立即给予置胃管持续胃肠减压，观察引流的胃液颜色、量。

6. 避免可能的诱发因素，预防瘤体破裂，绝对卧床休息，避免各种引起腹内压和血压增高的因素发生，如屏气、用力排便、头低位、呛咳、进食过饱.给患者创造一个良好空间。使用通便药使患者排便通畅；饮食中含有足够的纤维，多食新鲜的蔬菜和水果，少量多餐；加强生活护理。

7. 心理护理　使其有充分的思想准备和信心，消除或减轻焦虑心理。嘱病人卧床休息，使其了解限制活动的意义与必要性。详细讲解降压、镇痛、保持大使通畅的重要性解释手术的必要性、手术方式、注意事项及术后可能出现的并发症。

九、健康教育

1. 饮食　饮食规律，少食多餐，进食优质高蛋白、高维生素、高纤维素、低脂易消化食物。忌刺激性食物、忌易胀气食物、忌烟酒。

2. 活动　根据自我感觉逐渐增加活动量，以活动后无心累气紧，自我感觉良好为度。术后6～8周不拉、不提重物，从而使胸骨有足够的时间愈合。术后3个月内避免剧烈活动或重体力劳动。

3. 用药指导　人造血管置换患者需进行针对性短期抗凝3个月，主动脉替换患者为防止血栓栓塞，需终身抗凝。告知患者药物药名、剂量、浓度、用药时间、药理作用及不良反应。注意有无出血时间倾向、监测PT、APTT、INP值随时调整华法林剂量。

4. 复查　定期门诊复查。复查内容包括查体、心脏彩超、CT和PT、APTT、INP值。

5. 其他　保持良好心态，情绪稳定，劳逸结合保持稳定的血压、保持大小便通畅。

十、食疗

1. 多吃燕麦，经常食用燕麦可改善神经的总体状况。切碎的燕麦草在温水中冲泡2分钟并过滤后就是一种补品，一天喝1～4g，若要减轻皮肤瘙痒，用细棉布包燕麦片挂在喷头下，用冲过燕麦片的水洗澡。

2. 药草茶：一杯沸水冲入2茶匙贯叶连翘，并浸泡10分钟可用于止痛，一天应喝3次。

第五章　老年肿瘤疾病的护理

第一节　老年原发性支气管肺癌病人的护理

原发性支气管肺癌简称肺癌（lung cancer），它是老年人最常见的肺部原发性恶性肿瘤。肺癌最主要的致病因素是吸烟，男性发病率高于女性。按发生的部位，临床上分为中心型肺癌和周围性肺癌。

一、病情观察

1. 观察呼吸道的症状及痰的性质。

2. 观察病人有无脑转移及张力性气胸的发生，如有头痛、呕吐或情绪的改变及急性胸痛、气急、发绀等症状，应及时通知医生并配合处理。

3. 观察胸痛的部位、性质、程度及持续时间，按医嘱给予适当的止痛剂。

4. 观察药物的作用及副作用。

二、休息与对症护理

1. 保持空气新鲜、清洁、湿润。训练病人深呼吸和有效咳嗽，以锻炼肺功能。嘱病人戒烟。

2. 有纵隔淋巴结肿大导致呼吸困难时，应取半卧位休息，吸氧。

3. 胸背部剧痛时遵医嘱给予止痛剂。

三、饮食护理

给予高蛋白、高维生素、高热量易消化的饮食。

四、手术治疗前的护理

1. 了解病人的一般情况，进行各项常规及专科检查。

2. 劝告病人戒烟，戒除不良的饮食习惯。嘱病人注意口腔卫生。

3. 指导病人练习正确的咳嗽排痰方法和做腹式深呼吸运动。

4. 了解病人心肺功能，鼓励病人适当活动，增加肺活量。

5. 做好心理护理，增强其战胜疾病的信心。

6. 根据手术部位做皮肤准备。备好术中用品。

7. 病人送手术室后，备好监护仪器及常规抢救物品。

五、术后护理

1. 严密观察病人生命体征和面色，及时发现病情变化。

2. 给予2～4L／min氧气吸入，保持呼吸道通畅。

3. 意识清醒、血压正常后取半卧位休息，以利呼吸、胸腔引流、排痰及肺扩张。行肺叶切除或楔形切除者，取健侧卧位，以促进患侧肺组织扩张；行全肺切除术者，应避免过度侧卧，可取1／4侧卧位，以预防纵隔移位和压迫健侧肺导致呼吸循环功能障碍。

4. 观察病人有无皮下气肿及呼吸急促、气管是否向健侧移位等情况，术后2周内观察有无咳血痰的现象，以了解有无支气管胸膜瘘发生。

5. 保持胸腔引流管通畅，观察引流液的性质、颜色及引流量。全肺切除者，有感染和出血的可能，为了观察引流量及预防纵隔移位，每小时开放胸管5～10分钟。

6. 全肺切除者，输液速度控制在20～40滴／分钟，术后早期控制钠盐的摄入。

7. 麻醉清醒后，可少量饮水，以利排痰，并使病人感到舒适。术后1天清晨，可给流质，逐渐过渡到软食、普食。

8. 鼓励和协助病人咳嗽排痰，必要时行雾化吸入，防止肺不张、肺部感染等。

9. 督促病人早期床上活动（全肺切除者除外），术后第2日，病情允许的情况下逐步下床活动。避免突然剧烈活动，促进手臂和肩部的运动，预防术侧肩关节强直、失用性萎缩及肺不张。

六、化疗前护理

1. 改善病人全身营养状况，鼓励病人多吃高蛋白、高维生素、高热量食物，必要时给予支持治疗。

2. 心理护理。鼓励病人树立治疗信心。向病人讲解化疗有关知识及注意事项，消除顾虑，取得病人合作。

3. 遵医嘱做好有关化验检查。

七、化疗期间护理

1. 保护静脉　条件许可情况下做PICC置管。不置管时，穿刺部位的选择、原则上从上肢远端至近端，每次交换部位，避开关节处。防止药物外漏和静脉炎的发生。

2. 口腔护理　注意观察口腔黏膜，嘱患者每日用漱口液漱口3～4次，保持口腔清洁卫生。若有真菌感染，则用5%碳酸氢钠液漱口。因疼痛而影响进食时，用1%丁卡因喷雾。

3. 严密观察病人用药后的反应　恶心、呕吐是化疗药物引起最常见的早期反应，严重者可导致脱水。可采取分散病人注意力的方法，减轻恶心、呕吐症状；病人发生呕吐时，应协助病人漱口、擦洗面部更换衣服及床单。遵医嘱给予止吐药物。

4. 化疗药物外漏的处理　化疗时发现药物外漏应立即停止注射，并抽回血，拔针。在进针周围用生理盐水2～5ml、地塞米松5mg、2%普鲁卡因2ml环形封闭，然后用50%硫酸镁冷敷24小时，忌热敷。

5. 骨髓抑制的护理　注意观察病人血象变化，每周查血象1～2次。当白细胞低于$4.0 \times 10^9/L$，血小板低于$80.0 \times 10^9/L$时，应暂停化疗。观察病人有无牙龈出血、鼻衄、瘀斑、血尿及血便等，嘱患者用软牙刷以减少牙龈损伤。

6. 有胸腔积液时，注意保持呼吸道通畅，及时配合医生抽胸水及胸腔灌注化疗药物，嘱病人变换体位，观察反应。

7. 注意预防和减轻化疗药的毒副作用。如阿霉素有心脏毒性作用，需心电监测，并注意有无气短、胸闷等心衰征象。环磷酰胺和顺铂均有肾毒性，需水化并监测尿的变化。

八、化疗后护理

1. 若化疗后，白细胞低于$3.0 \times 10^9/L$时，指导病人减少外界接触，防止感冒，预防感染，控制陪护，避免劳累。

2. 加强营养，适当锻炼。

3. 脱发者，可协助病人选择合适的假发。

4. 指导病人定期复查血象。

5. 告知病人下次化疗时间。

九、放疗前护理

1. 心理护理　向病人介绍有关放疗的知识、放疗的方法、过程、放疗中可能出现的问题及注意事项，消除病人对放疗的恐惧。

2. 饮食护理　劝病人禁烟、酒，忌吃辛辣等刺激性食物，避免食过硬、过热、过冷的食物，宜进清淡、易消化的高蛋白、高热量、高维生素的食物。

3. 指导病人注意保暖　尤其是冬天为病人划线、定位时要注意室温，平时注意保持室内空气新鲜，预防感冒和肺部感染。

4. 指导家属为病人准备开襟式的内、外衣，便于放疗时暴露放疗野。

5. 保护放疗野皮肤的方法。准备1～2套柔软、宽大、吸湿性强的内衣。保持照射野皮肤清洁干燥，忌用肥皂和粗毛巾擦拭，可用温水和软毛巾轻轻擦洗。切忌用手直接接触或用手去剥干燥、脱落的痂皮，以免损伤皮肤而延长愈合时间。忌在放射野皮肤涂用含金属的药膏及使用氧化锌的胶布。

十、放疗期间护理

1. 保持照射野皮肤上线条清晰。

2. 不能带金属物品如手表、钢笔等进入放疗室，并取下假牙。

3. 在放疗室内定位后，进行放射治疗时嘱病人不可随意移动体位，以免损伤正常组织。

4. 嘱病人每日饮水3000ml以上，以利毒素排泄。

5. 每次放疗前后禁食1小时，放疗后静卧30～60分钟，以减轻放疗反应。

6. 放疗期间应密切观察病人血象和体温变化，每周查血象1～2次，WBC≤3.0×10^9/L或体温超过38℃时，报告医生，暂停放疗并给予对症护理；WBC≤1.0×10^9/L时采取保护性隔离措施，如床边紫外线照射每日2次或入住层流室等。

7. 病人有上腔静脉压迫，呼吸困难时，嘱病人取半卧位，氧气吸入，保持呼吸道通畅。

8. 对刺激性呛咳，可给镇静剂或饮热水，以减轻喉部刺激。雾化吸入每日2次。

9. 病人如有咯血，要保持镇静，给止血药，大量咳血时立即通知医生。

十一、放疗后护理

1. 指导病人按医嘱做一次全面的体格检查及肝肾功能检查。

2. 放疗野皮肤仍需继续保护至少1个月。

3. 向病人介绍放疗后的迟发性放疗反应，以免病人惊慌恐惧。

4. 指导病人按计划及时复查。

5. 放射性食管炎一般发生在放疗3周后，病人主诉吞咽时疼痛，可给镇痛剂。进清淡、无刺激、易消化的流质或半流质。

6. 放射性肺炎护理，观察病人有无发热、气短、咳嗽、呼吸困难、胸痛等症状。病人保持镇静，消除紧张、恐惧感。给予低流量氧气吸入。遵医嘱给予抗生素、类固醇等药物治疗，卧床休息。严重者停止放疗。

十二、肺癌大出血的护理

1. 病人绝对卧床休息，头偏向一侧，及时清除口腔中积血。

2. 密切观察病情变化，测血压、脉搏、呼吸每30分钟/次，并及时记录。

3. 安慰病人，遵医嘱给予镇静、镇咳、止血药，输液、输血等。

4. 保持口腔卫生。

5. 恢复期内活动量逐渐增加，便秘者给缓泻剂或灌肠，以防引起再次咯血。

6. 观察病人情况注意观察病人有无头痛、呕吐、情绪突然改变、昏迷等肝、脑转移症状，如有立即通知医生。

十三、肺癌骨转移护理

1. 镇痛护理。

2. 为病人提供硬板床。

3. 嘱病人行走时注意安全，防跌倒。

4. 对腰椎转移者，用平板推车护送病人放疗，搬运病人时要用力均衡，以防骨折。

十四、健康指导

1. 宣传吸烟对身体的危害，提倡不吸烟或戒烟。
2. 对肺癌高危人群及地区做到早发现、早治疗。
3. 肺癌病人必须遵医嘱进行综合治疗，提高生活质量，争取治愈。

第二节　老年肝癌病人的护理

原发性肝癌（primary carcinoma of the liver）是老年人常见的恶性肿瘤，治疗以手术和化疗为主。

一、病情观察

1. 观察上腹部、右季肋部疼痛的规律性。
2. 注意观察病人生命体征及意识状态。
3. 观察是否有门静脉高压所致的大出血、肝昏迷等症状。
4. 行动脉造影后，应压迫止血并观察穿刺部位有无渗血，每30 ~ 60分钟测血压和脉搏1次，并观察有无血肿和血栓形成，每小时观察足背动脉搏动的情况。
5. 观察药物的副作用。

二、术前护理

（一）心理护理

了解病人的心理状态，对病人进行评估，适时给予心理疏导，解除其恐惧心理。

（二）饮食指导

进高蛋白、高热量、高维生素、低脂肪饮食，术前3天给半流质或流质饮食。术前禁食12小时，禁水4小时。

（三）术前健康教育

1. 向病人讲解术后咳嗽的重要性，训练其深呼吸及有效咳嗽，并要求病人戒烟，预防呼吸道感染。
2. 训练病人床上排便。

（四）肠道准备

按医嘱给肠道清洁剂，以减少肠道内细菌，避免手术后血氨增高引起肝性脑病。术前天晚上灌肠1次。

（五）术晨留置胃管。

三、术后护理

1. 麻醉未清醒前去枕平卧，头偏向一侧，保持呼吸道通畅。

2. 严密观察病人生命体征及意识的变化，病情平稳后改半卧位。观察伤口敷料渗血情况，发现异常及时报告医生。

3. 手术后48～72小时给予氧气吸入，提高血氧饱和度。

4. 保持胃肠引流管通畅，注意胃液的颜色、性质及量，并记录。

5. 腹腔引流管应定时挤压，防止阻塞。

6. 如为胸腹联合伤口，胸腔引流管接水封瓶，观察水柱波动情况，注意引流液的颜色、量，并记录。48小时后，无特殊情况可拔管。

7. 口腔护理每日2次，做好预防压疮的护理。

8. 按医嘱护肝治疗，注意观察有无肝性脑病，出现病情变化及时通知医生。

9. 术后卧床休息5～7天。过早下床活动，可导致肝切面出血。鼓励深呼吸、咳嗽，协助翻身，雾化吸入以助痰液排出，预防肺部并发症。

四、肝动脉插管化疗的护理

1. 向病人解释插管的方法及注意事项，增强病人对治疗的信心，取得合作。

2. 肝动脉插管未用药时，每周用每毫升含50U的肝素加生理盐水5ml冲洗导管1次。严格执行无菌操作，冲洗前应将空气排尽，先回抽注射器，检查导管是否通畅，不可盲目推药，以防气栓；导管应妥善固定，以防脱落。

3. 连续肝动脉滴注时，将动脉输液瓶挂于离地面2m处，注意滴注速度均匀，不可过缓，勿使皮管受压、扭曲。嘱病人不要突然坐起，造成压力降低，动脉血回流而堵塞管腔。

4. 在化疗期间注意观察药物毒副反应，若出现毒副反应，给予对症处理，严重时需停止化疗或减量。

5. 四肢插管要注意远端动脉血流情况，如动脉搏动较弱、皮肤发凉应及时报告医生，预防缺血性坏死。

6. 观察肝动脉插管的病情变化，如发现病人肝区刺痛、面色苍白、脉搏快、血压下降等情况可能预示有肝破裂的情况发生；如病人表现烦躁不安、昏睡语无伦次是肝性脑病前驱症状，要及时报告医生抢救。

五、化疗前护理

1. 心理护理。鼓励病人树立治疗信心，主动关心病人。向病人讲解化疗有关知识及注意事项，消除顾虑，取得病人合作。

2. 改善病人全身营养状况，鼓励病人多吃高热量、高蛋白、富含维生素食物，必要时给予支持治疗。

3. 根据医嘱做好有关化验检查。

六、化疗期间护理

（一）保护静脉

根据药物的性质选择合适的溶媒，稀释浓度不可过高。穿刺部位的选择：原则上从上肢远端至近端，每次交换注射部位，并避开关节处。防止外漏和静脉炎的发生。最好是选择PICC置管。

（二）口腔护理

注意观察口腔黏膜，嘱病人每日用漱口液漱口3～4次，保持口腔清洁卫生。口腔溃疡时给予地塞米松、庆大霉素、生理盐水进行雾化吸入或含漱，也可用维斯克含漱。若有真菌感染则用5%碳酸氢钠液漱口。因疼痛而影响进食的，用1%丁卡因喷雾。

（三）骨髓抑制的护理

注意观察病人血象变化，每周查血象1～2次。当白细胞低于4.0×10^9／L，血小板低于80.0×10^9／L时，应暂停化疗。白细胞低于1.0×10^9／L时应对病人进行保护性隔离，进层流室或病房内紫外线照射消毒。血小板严重抑制者应观察病人有无牙龈出血、鼻衄、瘀斑、血尿及便血等，嘱病人用软毛牙刷以减少牙龈损伤。避免多次注射，拔针后按压6～7分钟，防止外伤。

（四）注意观察消化道反应

恶心、呕吐是化疗药物引起的最常见的早期毒性反应，严重者可导致脱水。可采取分散注意力的方法，减轻恶心、呕吐症状；病人发生呕吐时，应协助病人漱口、擦洗面部，更换衣服及床单。遵医嘱给予止吐药物。

（五）化疗药物外漏的处理

化疗时疑有药物外渗或发现外漏时应立即停止注射，并抽回血，拔针。在穿刺点周围用生理盐水2～5ml、地塞米松5mg、2%普鲁卡因2ml环形封闭，然后用50%硫酸镁冷敷24小时，切忌热敷。封后用中药如意金黄散加蜂蜜调和持续外敷。如有破溃，按无菌换药处理。

七、化疗后护理

1. 化疗后，白细胞低于3.0×10^9／L时，指导病人减少外界接触，防止感冒，预防感染，控制陪客，避免劳累。

2. 加强营养与适当锻炼。

3. 脱发者，可协助病人选择合适的假发。

4. 指导病人定期复查血象。

5. 告知病人下次化疗时间。

第三节　老年食管癌病人的护理

食管癌（esophageal carcinoma）是老年人常见的消化道恶性肿瘤之一。中段食管癌较多见，下段次之，上段较少。食管癌多系鳞癌，腺癌少见。临床表现早期在吞咽粗硬食物时有不适感，胸骨后烧样疼痛，中晚期的典型症状为进行性吞咽困难。治疗一般采取手术、放疗、化疗和免疫等综合治疗。

一、术前护理

1. 心理护理　给病人讲解食管癌手术治疗的有关知识，让病人对手术治疗有所认识，并积极配合。

2. 指导病人进食高热量、高蛋白、高维生素饮食，保证病人充足的营养。进食困难者，按医嘱补充营养，维持水、电解质平衡。

3. 如病情需要进食颗粒药物时，宜研成粉末后服用，并嘱病人尽量慢服药。

4. 嘱病人禁烟、酒，加食多盐食物，如酸菜等。

5. 注意口腔卫生，预防感染，饭后要漱口，必要时配制漱口液。

6. 术前3天起口服肠道抗生素，每日4次。

7. 消化道准备　术前1天进少渣饮食，晚8时后禁食，并用0.2%肥皂水灌肠1次。

结肠代食管手术准备：手术前1天下午1时起每隔1小时，连续3次，然后每隔3小时，连续2次口服甲硝唑200mg、链霉素50万U，下午4时后口服10%甘露醇100ml，半小时内服完，3天进少渣饮食，术前1天进流质，晚8时后禁食，并0.2%肥皂水清洁灌肠1次。

8. 术前1天备皮，术晨留置胃管、尿管。

二、术后护理

（一）体位

去枕平卧，6小时后改半卧位或侧卧位。

（二）病情观察

密切观察生命体征的变化，保持呼吸道通畅，鼓励并协助病人咳嗽，有效排痰。必要时行鼻导管吸痰，及时清除呼吸道分泌物，促进肺扩张；对于咳嗽无力者若肺扩张不佳，应让病人练习吹气法，以锻炼肺功能，促进肺扩张。

（三）严密观察伤口渗血情况

保持伤口局部清，注意有无伤口感染、裂开的征象。

（四）胸腔闭式引流的护理

除按一般胸腔引流抑理外，应特别注意引流液的性质、色和量。若术后血清样引流液过多或粉红色引流液中伴有脂肪滴，应警惕乳糜胸的发生。若出鲜红色引流液过多，且每小时超过200ml，连续3小时应考虑活动性出血。

（五）观察引流管

在持续胃肠减压期间，密切观察引流管是否通畅，观察引流物的色、性质、量。

（六）口腔护理

加强口腔护理，保持口腔清洁。

（七）饮食护理

1. 禁食期间给予静脉营养支持，保持输液通畅。

2. 术后5～7天，根据胃肠功能的恢复及术中吻合口张力、血供情况而决定，进食时自少量饮水起后给流质、半流质饮食，少量多餐。结肠代食管术后进食时间宜适当延迟。

3. 胃代食管术后，加强饮食宣教，少量多餐，避免睡前或卧位进食，进食后须慢走或坐半小时以上，防止食物反流。裤带不宜系得太紧，进食后避免有低头弯腰的动作。

4. 给予高蛋白、高维生素、低脂，少渣饮食并观察进食后有无梗阻、疼痛、呕吐、腹泻等情况，若发现上述症状应暂停饮食。

（八）防止吻合瘘

术后7～14天，病人出现高热、胸痛、胸闷、呼吸困难，听诊发现呼吸音减弱，应警惕吻合口瘘的可能。

三、放疗前护理

（一）心理护理

向病人介绍有关放疗知识、治疗中可能出现的问题及需配合的事项。同病人参观放疗机房，消除病人恐惧感。

（二）饮食护理

劝病人戒烟、酒，忌吃辛辣、酸醋食物，避免过热、过冷、过硬食物，以免损伤黏膜。指导病人进食鱼、鸡蛋、瘦肉、牛奶、水果等高蛋白、高热量、高维生素无渣半流质，每次饭后饮水，冲洗食道。食道全梗阻病人按医嘱补液，保持水、电解质平衡。

（三）药物护理

口服药片剂捣碎后服用。

（四）向病人说明保护放疗野皮肤的方法

1. 准备1～2套柔软、宽大、吸湿性强的开襟式内、外衣，便于放疗时暴露放疗野。

2. 保持照射野皮肤清洁干燥，忌用肥皂和粗毛巾擦拭，可用温水和软毛巾轻轻蘸洗。

3. 切忌用手直接接触或用手去剥干燥、脱落的痂皮，以免损伤皮肤而延长愈合时间。

4. 忌在放射野皮肤涂用含金属的药膏及使用氧化锌的胶布。

四、放疗期间护理

1. 保持放射野皮肤上线条清晰。

2. 在放疗时，嘱病人不可随意移动体位，以免损伤正常组织。

3. 嘱病人在放疗前后1小时禁食。放疗后静卧30～60分钟，以减轻放疗反应。

4. 嘱病人多饮水，每日2000～4000ml，以利毒素排泄。

5. 放疗前及放疗期间密切观察有无胸背部疼痛或顽固性呃逆，如脉搏出现突然加速变弱等，要警惕食管穿孔伴大出血发生。

6. 观察病人的大便，有无柏油样便及呕血现象，发现异常，立即通知医生，停止放疗，禁食及抗感染治疗，必要时做胃造瘘术，以补充营养。

7. 注意口腔卫生，饭后用温开水清洁食道，服氢氧化铝凝胶或口服1%普鲁卡因及新霉素液，以保护溃疡面。

8. 食管高度梗阻或食管穿孔行胃造瘘术者，视情况术后48小时开始灌食，每日次数及量按医嘱进行，注意造瘘管的清洁并妥善固定，勿使脱出。保持伤口清洁干燥，局部皮肤侵蚀涂以抗生素软膏保护。

9. 放疗前定位、划线及放疗时均要注意保暖。

10. 放疗期间应密切观察病人血象和体温变化，若WBC≤3.0×10^{9}／L或体温超过38℃应报告医生，暂停放疗，给予对症护理。

11. 放疗野皮肤护理。放射性皮肤反应分为干性和湿性两种，前者表现为皮肤瘙痒、色素沉着、脱皮，无渗出物，不会造成感染，但能产生永久性浅褐色斑，可用无刺激性软膏如维生素A、D或羊毛脂或0.2%薄荷淀粉治疗。湿性皮肤反应表现为有湿疹、水泡，严重时造成糜烂、破溃，常继发感染，可用冰片蛋清或氢化可的松软膏涂擦，严重者可用硼酸软膏包扎1～2天，待渗出液吸收后，再行暴露疗法，或用维斯克湿敷。

五、后装治疗及护理

1. 行后装治疗当日禁食、禁水；治疗前口服2%利多卡因5ml，分3次口含后慢慢咽下。

2. 协助医生放置施源器，嘱病人做吞咽动作置放到靶区，旋紧固定旋钮，让病人咬住咬口器防止施源器移动，影响治疗准确性。

3. 病人置施源器后，唾液分泌增多，可带痰杯或用软纸擦拭。

4. 治疗结束后取出施源器消毒、备用。嘱病人2小时后方可进流质或软食。

六、放疗后护理

1. 协助病人按医嘱做一次全面的体格检查及肝肾功能检查。

2. 放疗野皮肤仍需继续保护至少1个月。

3. 骨髓抑制的护理。每周查血象1～2次，WBC≤3.0×10^9／L时报告医生，暂停放疗并给予对症护理；WBC≤1.0×10^9／L时采取保护性隔离措施，如房间紫外线照射每日2次或入住层流室等。

4. 向病人介绍放疗后的迟发性放疗反应，以免病人惊慌恐惧。

5. 指导病人按计划及时复查。

6. 放射性食管炎一般发生在放疗3周后，病人主诉吞咽时疼痛，可给镇痛剂。进清淡、无刺激、易消化的流质或半流质。

七、化疗前护理

1. 心理护理，鼓励病人树立治疗信心。向病人讲解化疗有关知识及注意事项，消除顾虑，取得病人合配合。

2. 改善病人全身营养状况，鼓励病人多吃高热量、高蛋白、高维生素食物，必要时给予支持治疗。

3. 根据医嘱做好有关化验检查。

八、化疗期间护理

（一）保护静脉

最好是选择PICC置管。根据药物的性质选择合适的溶媒，稀释浓度不可过高。不置管者，穿刺部位的选择：原则上从上肢远端至近端，每次交换注射部位，并避开关节处，防止外漏和静脉炎的发生。

（二）口腔护理

注意观察口腔黏膜，嘱病人每日用漱口液漱口3～4次，保持口腔清洁卫生。口腔溃疡时给予地塞米松、庆大霉素、生理盐水进行雾化吸入或含漱。若有真菌感染则用5%碳酸氢钠液漱口。因疼痛而影响进食的，用1%丁卡因喷雾。

（三）骨髓抑制的护理

注意观察病人血象变化，每周查血象1～2次。当白细胞低于4.0×10^9／L，血小板低于80.0×10^9／L时，应暂停化疗。白细胞低于1.0×10^9／L时应对病人进行保护性隔离，进层流室或病房内紫外线照射消毒。血小板严重抑制者应观察病人有无牙龈出血、鼻衄、瘀斑、血尿及便血等，嘱病人用软毛牙刷以减少牙龈损伤。避免多次注射，拔针后按压6～7分钟，防止外伤。

（四）注意观察消化道反应

恶心、呕吐是化疗药物引起的最常见的早期毒性反应，严者可导致脱水。应对病人进行有效的健康教育，稳定病人情绪；也可采取分散注意力的法，减轻恶心、呕吐症状；病人发生呕吐时，应协助病人漱口、擦洗面部，更换衣服及床单。遵医嘱给予止吐药物。

（五）化疗药物外漏的处理

化疗时疑有药物外渗或发现外漏时应立即停止注射，并抽回血，拔针。在进

针周围用生理盐水2～5ml、地塞米松5mg、2%普鲁卡因2ml环形封闭，后用50%硫酸镁冷敷24小时，切忌热敷。封闭后用中药如意金黄散加蜂蜜调和持续外敷。有破溃，按无菌换药处理。

（六）注意预防和减轻化疗药的毒副作用

如阿霉素有心脏毒性作用，需心电监测，并注有无气短、胸闷等心衰征象。环磷酰胺和顺铂均有肾毒性，需水化并监测尿的变化。

九、化疗后护理

1. 化疗后，若白细胞低于3.0×10^9／L时，指导病人减少外界接触，防止感冒，预防感染，控制陪客，避免劳累。
2. 加强营养与适当锻炼。
3. 脱发者，可协助病人选择合适的假发。
4. 指导病人定期复查血象。
5. 告知病人下次化疗时间。

第六章　老年人常见急危重症的护理

第一节　老年高热病人的护理

发热（caley）是机体对致病因子产生的一种全身反应，表现为体温升高。它是一种症状而非独立的疾病，临床将发热者在39.1～41℃之间称为高热，41℃以上为超高热。老年人高热一般标志着存在着严重的感染，除协助医生寻找原因并积极治疗外，做好护理十分重要。

一、病情观察

1. 监测体温　体温在39.0℃以上者，应每4小时监测体温一次，37.5℃以上者，每日测体温4次，直到体温恢复正常3天后，改为每日测1次。

2. 注意观察病人末梢循环情况。高热而四肢末梢厥冷、发绀等提示病情加重。

3. 观察有无意识障碍、昏迷、惊厥。

4. 观察呼吸的节律、频率、脉搏及血压的变化。

5. 观察大小便及呕吐物的量、颜色、性质及治疗效果。

二、降温措施

1. 开放静脉输液通道，补充液体。

2. 物理降温法　体温超过39℃者，可予局部冷疗，将冷毛巾或冰袋或化学制冷袋于额部、腋下或腹股沟部；体温超过39.5℃者可采用酒精擦浴、温水擦浴或冰水灌肠等冷疗法。

3. 药物降温法　应用解热剂使体温下降。常用药物有乙酰水杨酸（阿司匹林）、氨基比林、吲哚美辛（消炎痛）或双氯酚酸钠栓剂等。护士应注意药物降温过程中病人的反应及降温效果。老年病人体温不可降得过快，并要及时补充液体，防止发生虚脱。

三、口腔护理

应在晨起、餐后、睡前协助病人漱口，做好口腔护理，防止口腔黏膜溃疡，并使病人舒适。

四、休息

高热者应绝对卧床休息；低热者可酌情减少活动，适当休息。注意调节室温与环境。环境应舒适，避免噪音、直射光线、污染空气及臭氧刺激。

五、皮肤护理

应随时揩干汗液，更换汗湿的衣服与床单，防止受凉，保持皮肤清洁干燥。对长期持续高热者，应协助其改变体位，防止压疮、肺炎、肠蠕动减弱等并发症出现。

六、饮食护理

高热时，应给予高热量、高蛋白、高维生素、易消化的流质或半流质饮食，根据病人饮食爱好，注意食物的色、香、味，宜少食多餐，鼓励多饮水。对不能进食者，给予静脉输液或鼻饲，以补充水分、电解质和营养物质。

七、心理护理

耐心解答病人的问题，尽量满足病人的要求。积极寻找致热的原因，尤应注意保暖。帮助病人了解疾病进展并给予安慰。

八、健康指导

1. 指导病人穿宽松、棉质、透气的衣服以利于排汗。
2. 鼓励病人使用高碳水化合物、低蛋白饮食，多饮水。
3. 告知病人发热的危害、性质及处理方法。
4. 切忌滥用退热药及抗生素。

第二节　老年昏迷病人的护理

昏迷（cataphora）是一种严重的意识障碍，是高级神经活动的极度抑制状态，表现为意识完全丧失，对外界刺激不起反应，出现运动、感觉、反射功能障碍，大小便失禁，可由多种病因引起。老年病人体质衰弱，昏迷后容易发生多种并发症，因此做好老年昏迷病人的护理十分重要。

一、病情观察

1. 观察生命体征。昏迷初期每0.5～1小时观察意识、脉搏、体温、血压、呼吸1次，病情稳定后4小时观察1次。
2. 观察意识状态、瞳孔大小、对光反应、角膜反射及眶上压痛反应。
3. 注意皮肤黏膜状况、二便次数、性状及量，注意痰的量、色、性状。

二、营养与饮食

营养是老年昏迷病人维持生命及疾病康复的重要条件，应供给足够的营养及水分。

（一）禁食及鼻饲

迷病人一般禁食3～5天，如无不良反应，方可正常鼻饲高热量、高营养的流质饮食。

（二）制定每日食谱

结合病人自身的病理生理状况，确定机体所需热卡，调配合理鼻饲饮食。

（三）鼻饲方法

1. 灌食前，将病人头部抬高15～30cm，先回抽胃液后方可注入。

2. 灌注量以每次150～200ml，间隔时间2～4小时，灌注速度以30～50ml／min为宜，温度以在38℃左右

3. 注入完毕后再注入少量温开水冲洗胃管。

4. 鼻饲注意事项。

（1）药物经磨碎后注入。

（2）注意保持胃管通畅，定时观察回抽液性状，以及早发现上消化道出血并予相应处理。

（3）灌食后不要立即翻身、拍背。

（4）鼻饲管每周更换1次。

（5）加强口腔护理。

三、安全护理

1. 躁动不安者，加用床挡或保护带。

2. 牙关紧闭、抽搐者，应用牙垫垫于上下磨牙之间，防止咬伤，如有活动假牙应取出，以防误入气管。

3. 经常修剪指甲以免抓伤。

4. 室内光线宜暗，动作宜轻，避免不良刺激。

5. 热水袋时水温不可超过50℃，以免烫伤。

四、呼吸道护理

1. 保持呼吸道通畅。取下活动假牙，头部转向，如有舌后坠应用舌钳夹住舌体牵拉出。及时吸出口、鼻、喉中分泌物及痰液，以免痰误吸入气道，造成窒息与吸入性肺炎。

2. 呼吸困难、发绀时予吸氧，必要时行气道切开并按气管切开护理。

3. 预防肺部感染。每2～3小时翻身拍背1次，并刺激病人咳嗽，及时吸痰，注意保暖，避免受凉。

五、皮肤黏膜护理

（一）压疮预防及护理

老年昏迷的病人极易发生压疮，因此要加强皮肤护理。

1. 床单保持清洁、干燥、平整，保持皮肤清洁干燥。
2. 避免局部长期受压。建立翻身卡，每2～3小时翻身1次；搬动病人时应将病人抬离床面，不要拖拉，以免擦伤皮肤。骨隆起处垫软垫。
3. 如出现溃破应每天做好压疮换药。
4. 增加营养摄入以提高机体抵抗力。

（二）预防口腔感染

1. 每日口腔护理2～3次，可用棉球蘸冷开水、生理盐水、3%过氧化氢或复方硼酸溶液进行。
2. 注意观察口腔有无溃疡或真菌感染，一旦发现口腔感染，及时对症涂药处理。
3. 张口呼吸者，可用双层生理盐水湿纱布盖于口和鼻部，以湿润自口、鼻腔吸入的空气，避免呼吸道干燥，口唇干裂时涂以甘油或润唇膏。

（三）预防角膜损伤

伴眼睑闭合不全者，每日用生理盐水或9%硼酸水洗眼1～2次，并用无菌生理盐水布覆盖眼部或用眼罩保护，也可用0.25%氯霉素滴眼，用于甘油纱布或凡士林纱布覆盖眼部。

六、大小便护理

（一）留置导尿管护理

1. 有尿失禁或尿潴留者应留置导尿管。定时夹放导尿管，每3～4小时放一次为宜。
2. 尿袋应每日更换，尿管应不超过1月更换1次。
3. 外阴护理，每日外阴冲洗2次，每日膀胱冲洗2次。

（二）大便护理

应保证每日排便1次，便秘时用开塞露、泄剂或灌肠。

第三节　老年咯血病人的护理

喉以下呼吸道的出血，从口腔咯出时称咯血（empsyxis）。咯血量＜100ml／d称小量咯血；100～600ml／d称中量咯血；咯血量600ml／d称大咯血。老年人咯血不是独立的疾病，而是多种疾病的临床症状。

一、抢救护理

（一）迅速清除积血

1. 体位引流。

（1）对大咯血无窒息征象者，先将病人移至床旁，取头低足高位体位引流，同时轻叩病人胸背部促使咯出血凝块。

（2）对大咯血已有窒息征象者立即抱起病人下半身使其倒立，使其身体与床边成45～90°，由另一人将病人的头托自背部屈曲，并轻拍背部。

（3）尽量采用患侧卧位，健侧在上，促使气管内瘀血排出，防止肺不张、窒息及血块流入健侧。

2. 器械吸引。病人平卧，用铁压舌板或铁汤匙撬开病人牙齿，用粗的鼻导管迅速吸引口腔与咽部的血液与血块。此方法还能刺激咽部诱发咳嗽，咯处堵塞在气管内的积血。也可直接经鼻腔插入吸痰管，吸出咽、喉、气管内积血，或直接进行气管插管吸出血块，以缓解气管梗阻，保持通畅，维持正常呼吸。

（二）充分给氧

呼吸道通畅后给予高流量湿化氧或高频通气，直至呼吸困难及发绀消失，以此纠正缺氧，并防止气管内分泌物黏稠、结痂而影响呼吸道通畅。

（三）自主呼吸微弱或消失

给予呼吸兴奋剂，进行人工呼吸或机械通气等，以期尽快恢复自主呼吸运动。

（四）迅速开放静脉输液通路

遵医嘱给予有效止血药，紧急情况下垂体后叶素10U加入25%葡萄糖20～40ml，缓慢推注（5～15分钟），然后将垂体后叶素10～20U加入5%葡萄糖液500ml静脉滴注。但高血压病、冠心病病人禁用。主要副作用有头痛、恶心、心悸、面色苍白及有排便感等。使用时应注意剂量并控制滴速以减少副作用发生。若观察到以上不良反应发生应减慢滴速，严重者应停药。

（五）反复咯血

对反复咯血及大咯血病人可少量多次输血，最好输新鲜全血，以补充血容量，增加凝血因子。但输血速度要缓慢，1次不可过多，因输血量过多可增加肺动脉压力而加重出血。

（六）行纤维支气管镜检查及治疗

必要时行纤维支气管镜检查及治疗，检查前应向病人做好解释工作，嘱咐注意事项，以取得配合。术前4小时禁食、禁水，术前半小时肌肉注射安定和阿托品。术后注意有无咯血及咯血加重情况，如有咽喉部疼痛及声嘶者可予雾化吸入或服用口含片。

二、病情观察

1. 了解咯血频率、咯血量，注意病人能否将血液顺利咯出及表情有无异常。
2. 痰量及颜色有无改变。
3. 病人有无发冷、发热的感觉。
4. 注意生命体征、意识状态、发绀、呼吸运动、呼吸音及啰音的变化。
5. 疑有感染及时通知医生，并留痰做细菌培养及药物敏感试验，并注意追踪检查结果。

三、环境与休息

病室要保持安静，减少会客，病室内禁止吸烟，保持室内空气新鲜。咯血后及时更换污染被服，减少对病人的不良刺激。少量咯血病人可适当休息，大量咯血的病人应绝对卧床休息，不宜搬动，以免因活动而增加肺运动，加重咯血。

四、体位

病变部位明确者取患侧卧位，有利于止血且可避免血流入或堵塞健侧气管，有利于健侧的肺通气，防止吸入性肺炎或肺不张。也可取半卧位减少下肢及腹腔血液回流，降低肺循环压力，有利于肺血管收缩。

第四节　老年低血糖昏迷病人的护理

老年低血糖昏迷（hypoglycemic coma）是指因某些病理和生理原因使老年人血糖浓度低于2.8mmol／L以下的异常生化状态，引起以交感神经兴奋和中枢神经异常为主要表现的临床综合征。低血糖昏迷不是一个独立的疾病，但是持续严重的低血糖可导致病人死亡，因此必须紧急处理。

一、抢救护理

1. 病情观察。严密观察病人意识、面色、呼吸的变化，每半小时测1次生命体征，发现异常立即与医生取得联系。

2. 立即留取血标本，快速送检查血糖。然后定时监测血糖，每2小时查血糖1次。

3. 饮食。给能吞咽的病人喂糖水。

4. 立即建立静脉通道，推注50%葡萄糖液40～60ml。为防止低血糖反复发作，最好再持续静脉滴注10%葡萄糖，直到病人清醒，血糖正常。

二、卧床休息

低血糖发作时病人应绝对卧床休息，给氧吸入，保持呼吸道通畅。

三、用药护理

（一）降糖药物引起的低血糖昏迷

应重新审查胰岛素及口服降糖药的用量和时间，指导病人正确用药。

（二）肿瘤致低血糖昏迷

包括胰岛B细胞瘤和各种胰外肿瘤，手术是首选的根治方法。应建议病人尽早手术摘除肿瘤，不具备手术条件的病人应采取药物治疗。给予高糖饮食，提高血糖水平。必要时晚上睡觉前加餐，防止清晨空腹时发作低血糖。

（三）功能性低血糖所致昏迷

应保持心情舒畅，避免精神刺激，同时注意加强体育锻炼，小量多餐，适当提高蛋白质和脂肪量，减少糖量，进较干食物，从而避免餐后高血糖的反应性低血糖的发生。

四、健康指导

1. 定期监测血糖。
2. 按时、按量、规律进食。服用降糖药或注射胰岛素后，要准时、定量进餐。
3. 食欲欠佳时，及时通知医师调整胰岛素及药物的用量。
4. 不宜空腹运动，运动量不宜过大，要循序渐进，持之以恒。
5. 在医生的指导下增减用药，告知病人如何服药及用药的注意事项。
6. 外出时随身携带含糖食品及糖尿病生命卡。
7. 指导病人和家属注意观察，发现如下症状：出汗、心慌、饥饿、软弱无力、面色苍白、肢体发冷、头晕、反应迟钝、步态不稳时，立即处理并及时就诊。

第五节　老年多器官功能障碍综合征病人的护理

老年多器官功能障碍综合征（multiple organ dysfection syndrome in the elderly，MODS）是以老年人多器官功能减退为基础，老年多器官慢性疾患为先导，在某种诱因应激下，序贯性发生两个或两个以上的器官功能衰竭。

一、重症监护

立即将病人送入重症监护室（ICU），及时、正确地采集各项化验标本，利用现代化的临床检测技术进行精细的检测，及时掌握病情进展并进行处理，有效地预防更多个器官的功能衰竭。

二、病情观察、监测及护理

（一）肺功能衰竭急性呼吸窘迫征

1. 观察呼吸的频率、呼吸道是否通畅、有无呼吸困难、发绀等。
2. 每4小时采动脉血1次，监测动脉血氧分压值的变化。

（二）心功能衰竭

1. 严密观察心率、心律、心电图的变化。
2. 监测动脉压、中心静脉压、肺微动脉锲嵌压、排血量。

（三）肾功能衰竭

1. 留置导尿，密切观察尿量并详细记录每小时尿量。
2. 监测肾功能。每小时测1次尿比重。
3. 测血电解质以分析电解质失衡的情况。测定血二氧化碳结合力或pH值以了解酸中毒情况。
4. 测中心静脉压，据此调整输液量和速度。
5. 密切观察病人生命体征、心电图、意识的变化，及早发现高钾血症和水中毒并进行急救处理。
6. 限制液体入量，详细记录24小时出入量。

（四）消化系统护理

1. 密切观察病人意识、面色、呼吸气味。
2. 每12小时检查1次血白细胞、红细胞及凝血酶原。
3. 抽血查血清转氨酶、总胆红素、血小板计数、部分凝血酶时间。

4. 观察病人呕吐物及大便颜色，有无咖啡色呕吐物及黑便、血便，以确定病人是否合并有应激性溃疡。

（五）预防弥漫性血管内凝血（disseminatedintravascular coagulation，DIC）

1. 严密观察病人皮肤黏膜出血情况。

2. 常规检查如有白细胞≤10×10^9/L，或血小板≤20×10^9/L或红细胞比容≤0.2，则提示有DIC发生，应立即通知医生采取治疗措施。

三、保持呼吸道通畅

必要时给予呼吸机辅助呼吸，并进行气管插管和呼吸机应用的常规护理。合并ARDS综合征缺氧是病人死亡的主要原因之一，常选用呼气末正压（PEEP）通气方式。

四、预防感染

1. 病人最好住单人房间，室内保持环境清洁，空气新鲜，紫外线定时消毒，定期做空气培养。

2. 严格各项无菌操作技术，做好床边隔离，防止交叉感染。

3. 加强各留置导管的护理，定时更换、消毒。

4. 加强各项基础护理，预防压疮、呼吸道感染及泌尿系感染。

五、饮食护理

1. 病人合并肾衰时供给高热量饮食，减少内源性蛋白质分解，有利于肾组织的再生与修复。限制蛋白质入量，限制食物中钾与钠的含量，以避免高钾血症和水中毒。

2. 病人合并肝功能衰竭时饮食应高糖、低脂、低蛋白，合并应激性溃疡时暂禁食。

3. 病人合并DC时应给予高营养、富含维生素、易消化的食物。

4. 意识障碍病人给予鼻饲。

5. 对不能口服营养的病人可用全胃肠道外营养疗法。

第六节　老年休克病人的护理

休克（shock）是指由于各种严重的致病因素引起的神经一体液因子失调与急性微循环障碍，心排血量降低，不能满足机体代谢的需要，导致重要器官广泛细胞受损为特征的综合征。休克本身不是一个独立的疾病，而是由多种原因导致一个共同的病理生理过程，即有效循环血量相对或绝对不足及器官组织微循环灌注障碍，老年人休克典型的临床表现是意识障碍、皮肤苍白、湿冷、血压下降、脉压差减小、脉搏细速、发绀及尿少等。

一、病情观察

1. 密切观察病人的意识与表情。

2. 观察脉搏与血压的变化，观察呼吸的频率与深度。

3. 观察皮肤、黏膜的颜色、湿度与温度以评估末梢循环状况。

4. 观察尿量、伤口情况与体温。

二、体位

仰卧中凹位，上身抬高15°，下肢抬高20°，这样在增加回心血量的同时也有利于维持呼吸循环功能。

三、维持呼吸功能，改善缺氧状况

1. 清除病人呼吸道血块、异物、分泌物等，保持呼吸道通畅，头偏向一侧。

2. 给氧以减轻组织缺氧状态，流量4～8L／min，多采用鼻导管或面罩给氧，必要时面罩加压给氧以增大潮气量。

3. 出现呼吸困难时及时行气管插管或气管切开术做人工辅助呼吸。协助病人咳嗽、咳痰，及时吸除呼吸道分泌物。

四、输液护理

1. 早期建立输液通道，尽快补充血容量，对于休克伤员的输液，应先快后慢，选用粗大针头、多通路、提高输液瓶高度及加压输液等方法使液体迅速输入。

2. 若休克严重，静脉已萎陷，穿刺确有困难行静脉切开术以免耽误抢救时机。

3. 有条件时严重休克病人可行中心静脉压测定，以了解血流动力学状态，从而估计休克状态、右心功能、输液速度，衡量治疗的效果，也便于输入高渗或刺激性较强的液体，如氯化钾。

五、用药护理

（一）纠正酸中毒

由于组织缺氧，体内乳酸、丙酮酸堆积，若不予纠正，及时补液和用血管活性药物，休克仍难以缓解，故应用碱性溶液如5%碳酸氢钠溶液、11.2%乳酸钠溶液等。

（二）应用血管活性药物

1. 使用血管扩张药之前应补充血容量。

2. 心率大于120次／分钟者忌用异丙肾上腺素以免引起心律失常。

3. 使用血管活性药物应注意从小剂量开始，停药时逐渐减量，以防血压骤降。用升压药应从最低浓度，慢速开始，每5分钟测血压1次，待血压平稳与全身情况好转后改为每15 ~ 20分钟测1次，并按药量浓度与剂量计算滴数，在病人感头痛、头晕、烦躁不安时应立即停药。

4. 使用血管收缩药如去甲肾上腺素，切忌药液渗于血管外引起皮肤坏死。

（三）改善心脏功能

重度休克可使心脏功能降低。如经上述补液、纠正酸中毒、应用血管活性药物后，休克仍未好转，血压较低而中心静脉压升高，反映心功能受累明显，选用洋地黄制剂如毛花苷C以增强心肌收缩力，增强心搏血量。

六、对症护理

（一）保温

休克病人，因周围循环衰竭，体温常低于正常，有四肢厥冷，应盖棉被或毛毯保暖。被盖应轻暖，忌压盖过重，但不宜用热水袋加温，因能使周围血管扩张，加重休克，过度加温还可增加组织氧耗量，增强分解代谢，使酸中毒加重。

（二）高热

为了降低代谢，减轻缺氧，应及时给予物理降温，但一般不要求将老年病人的体温降得过低（低温治疗除外），维持在37 ~ 38℃即可。

（三）止血及妥善包扎伤口

对于有活动性出血者应立即止血。一般外出血多采用加压包扎法，少用或慎用止血带止血法。对骨折者加以固定制动，对开放性胸部伤应及时实施密封包扎。

（四）镇静止痛

酌情使用镇静或镇痛药物。疼痛剧烈时，可给予肌注或静注吗啡5 ~ 10mg，或哌替啶50 ~ 100mg。但严重的颅脑损伤或胸部损伤伴有呼吸困难的病人禁用或慎用。

七、预防压疮

休克的老年病人病情重，多卧床，应保持床单整洁干燥，定时翻身拍背.保护好受压部位，做好皮肤护理。

八、心理护理

对烦躁不安不合作者，应体谅劝解，温和耐心地加以抚慰。如病人意识模糊，则应避免在病人面前谈论危重病情，增加恶性刺激，同时适当向家属讲解病情，安抚其情绪，使家属共同配合医疗护理。

第七节　老年心搏骤停与心肺复苏病人的护理

老年人心脏骤停（cardiac arrest）是指老年病人意外地发生心脏射血功能的突然终止，导致脑血流的中断，随之出现意识丧失、呼吸停止、瞳孔散大，是心血管急症中最严重的情况。

一、急救护理

1. 确定心脏骤停是否存在。通过一看、二摸、三听来确定，即一看面色，二摸动脉搏动，三听心音。

2. 心前区叩击1～2次。

3. 置病人于硬板床上，去枕仰卧位，松解衣领、裤带，头后仰，保持呼吸道通畅。

4. 立即进行口对口人工呼吸，并争取尽早行气管内插管，以人工气囊挤压或人工呼吸机辅助呼吸，同时加压给氧。

5. 双手交叉互握，置于胸骨中下1／3交界处的正中线上或剑突上2.5～5cm进行胸外按压，按压速率80～100次／分钟。按压与人工呼吸之比，一人复苏时为30：2，两人复苏时为5：1。

6. 按压有效指标。

（1）呼吸恢复，能触摸到大动脉搏动。

（2）肱动脉收缩压≥8.0kPa（60mmHg）。

（3）有知觉反射、呻吟，面色、口唇由发绀变红润。

（4）瞳孔由大变小，光反射存在，有眼球活动或睫毛反射。

二、复苏后护理

1. 尽快除颤和复律。一般以200J能量行非同步直流电复律，不成功时可增大电量。

2. 建立静脉通道。一般取1～2处上肢静脉通道并遵医嘱使用急救药物。

3. 心电监护。密切监测心律、心率的变化，随时处理突发事件。

4. 脑复苏。尽早行低温疗法、脱水疗法等，以减轻脑水肿。

5. 记录。详细记录意识、呼吸、心律、心率、治疗用药、出入量等情况。

6. 心理护理。专人守护，减轻病人的恐惧心理。

三、健康指导

1. 有心脏骤停病史者，应教会家属心肺复苏的方法及技巧，以争取抢救时间。

2. 教会病人自我监测心率、心律的方法，了解心脏骤停的先兆症状。

3. 积极治疗原发病及诱因。

第八节　老年气管插管病人的护理

一、病情观察

1. 注意观察病人的生命体征变化。
2. 注意观察导管是否通畅、扭曲和移位。
3. 观察痰的量、颜色、性状。

二、严格遵守无菌技术操作规程

做各项操作时，均要严格遵守无菌技术操作规程。

三、环境

保持病室清洁、整齐、安静，温湿度适宜。温度20～22℃，湿度50%～60%。使用紫外线消毒2次／天，限制人员探视。

四、妥善固定气管导管和牙垫

在导管上做好标记，经口插管者应防止导管及牙垫脱落或移位。

五、吸痰护理

1. 选择质地柔软、外径合适的吸痰管。
2. 吸引器的压力适当。
3. 吸痰时间以10～15秒为宜，一般不超过20秒。
4. 吸痰管插入深度适宜，边吸边提边转动吸痰管，将痰液洗净。
5. 吸痰前后增加给氧浓度，清醒病人指导深呼吸。在吸痰过程中边吸边观察监护仪上的心率、心律和氧饱和度，出现异常应暂停吸引。
6. 严格无菌操作，口鼻吸引和套管内吸引所用的吸痰管要严格区分，不得混用。每根吸痰管只用一次。
7. 留取痰标本，根据肺部感染的情况指导有效使用抗生素。

六、口腔护理

观察口腔黏膜及舌苔情况，行口腔护理时，对神志不清不能配合者，由两名护士协助完成，一人固定好导管和牙垫，另一人则负责清洁口腔。

七、气囊护理

每4小时气囊放气一次，每次10～20分钟。气囊充气量一般为3～5ml，进食时气囊要冲气，防止发生误吸。放气前做好气道分泌物吸引，放气后立即吸取气囊上端遗留的分泌物。

八、气道湿化和气管内滴药

1. 可根据医嘱用输液泵24小时持续气道湿化。

2. 分泌物黏稠且量多时可行气道灌洗，方法：用0.9%氯化钠经气管插管处注入10～20ml，保留15秒后吸出，反复2～3次。或用生理盐水+适量抗生素+地塞米松+糜蛋白酶配置的液体，每1～2小时一次，每次5～10ml进行气管内滴药。

3. 保持充足的液体入量2500～3000ml / d。

九、保持呼吸道通畅

1. 不定时随时吸痰，吸痰前后酌情提高吸氧浓度。

2. 吸痰时严格无菌操作，吸痰时应先吸气管、再吸口腔、最后吸鼻腔，每次吸痰时应更换吸痰管。

3. 吸痰时应严密观察病情变化及痰液性质。

十、心理护理

1. 向清醒病人说明操作的必要性和注意事项，取得病人的配合。

2. 安慰和鼓励病人，消除其紧张、恐惧心理。

第九节　老年气管切开病人的护理

气管插管（life saver）72小时后，老年病人病情仍不缓解者，应行气管切开术。

一、术前护理

1. 皮肤准备　准备颈前区皮肤及剃胡须，备皮范围上自下唇，下至第3肋骨，左右至两肩。紧急气管切开是例外。

2. 术前禁饮食6～8小时，术前0.5小时注射安定、阿托品。

3. 准备氧气、吸引器、气管切开包等急救物品。

4. 观察呼吸、血压、脉搏、意识的变化及呼吸困难程度。

二、术后护理

1. 保持适宜的室内温湿度，空气新鲜及流通。

2. 局麻者取半卧位，全麻未完全清醒者去枕平卧位，头偏向一侧，清醒后6小时改半卧位。给氧，心电监护，吸痰。手术当日不宜过多变换体位以免套管脱出。

3. 妥善固定气气管切开管，防止脱落。

4. 吸痰护理。

（1）选择质地柔软、外径合适的吸痰管。

（2）吸引器的压力适当。

（3）吸痰时间以10～15秒为宜，一般不超过20秒。

（4）吸痰管插入深度适宜，边吸边提边转动吸痰管，将痰液洗净。

（5）吸痰前后增加给氧浓度，清醒病人指导深呼吸。在吸痰护理过程中边吸边观察监护仪上的心率心律和氧饱和度，出现异常应暂停吸引。

（6）严格无菌操作。口鼻吸引和套管内吸引所用的吸痰管要严格区分，不得混用。每根吸痰管只用一次。

（7）留取痰标本，根据肺部感染的情况指导有效抗生素的使用。

5. 对全麻者应约束双手，防止抓脱套管。

6. 保持套管通畅。

（1）给予翻身拍背、吸痰、雾化吸入等措施。

（2）每日消毒内套管至少3次。

（3）保持充足的液体入量2500ml／d，套管内滴入1%碘化钾稀释痰液。

7. 观察呼吸变化，如出现烦躁不安，口唇发绀，应及时检查处理。

8. 术后第2天调节套管系松松紧，以系带与皮肤间能插进一指为宜。

9. 气管切开处敷料每日换药，如有污染及时更换。保持伤口敷料清洁干燥，观察并发症，如伤口出血，皮下气肿，感染等。

10. 注意口腔卫生，并保持病人和床单清洁，禁止淋浴，以防误吸。

11. 鼓励患者早日下床活动，防止肺部并发症发生。

12. 气管切开病人禁用镇静止咳剂，以免抑制咳嗽反射。

13. 心理护理。了做好充分的解释、安慰工作，协助病人克服因气管切开带来的不适，积极配合治疗。

14. 拔管前先试行堵管，堵管后严密观察病人呼吸情况，如堵管48小时后无呼吸困难可拔管。拔管后继续观察1～2天。

15. 病人戴管期间，拔管前后，应随时准备好气管切开或气管插管等急救器械，以备万一。

16. 长期戴管出院者，出院前交代病人掌握以下处理方法：内套管煮沸消毒法；气管套管内滴药法。

第十节　老年机械通气病人的护理

一、上呼吸机（breathing machine）前的护理

1. 向清醒病人说明治疗目的，建立人工气道，病人取半卧位或平卧位。
2. 清理呼吸道内分泌物。
3. 测量血压、心率、做血气分析。
4. 根据病人情况调节通气模式和通气参数。

二、呼吸机治疗期间的护理

（一）病情监测

1. 临床观察。观察病人生命体征、精神症状及末梢循环、出入液量，观察病人的呼吸情况、有无缺氧的表现，仔细听诊两肺的呼吸音。

2. 呼吸功能监测。血气分析是监测的重要内容，接呼吸机15～30分钟查动脉血气，并根据结果对呼吸机设定参数作适当调整。

3. 呼吸机参数的监测与调节。使用呼吸机过程中，随时根据病情调节呼吸机工作参数，观察各项指标是否正确。

4. 观察有无自主呼吸与机械通气对抗，针对原因进行处理，根据医嘱应用镇静药、镇痛药或肌肉松弛药。

（二）及时记录呼吸机的工作参数

参数调节前后或治疗用药前后的病情变化及血气分析结果等。根据病情变化采取相应的护理措施。

（三）预防肺部感染

1. 严格执行无菌操作，减少交叉感染。
2. 吸痰机管道7天更换，每日更换湿化器内的蒸馏水。
3. 充分吸痰。
4. 及时清除呼吸机管道中的冷凝水。
5. 根据医嘱预防性应用抗生素。
6. 保证水分和营养素供给。

（四）预防并发症的发生

预防气压损伤、低血压或休克等并发症。

（五）心理护理

1. 主动关心病人，了解病人的心理状态，减少病人的心理压力，增强病人对治疗的信心。

2. 使用呼吸机病人无法说话时，要教会病人通过击掌、书写、手势等方式表达意图，充分满足病人的需要。

三、撤离呼吸机的护理

1. 向病人解释清楚脱机的目的，取得配合。消除病人对呼吸机的依赖心理。

2. 密切观察血流动力学改变，出现异常应停止撤机。

3. 脱机后提供足够的氧气吸入，询问病人有无气促、憋气和呼吸困难，观察口唇发绀情况并记录。

4. 对未拔管的病人要保护好管道，保持气道通畅。

5. 鼓励病人行有效咳嗽和缩唇腹式呼吸以改善通气。

第七章 高危新生儿护理常规

第一节 新生儿窒息的护理

新生儿窒息（asphyxia of newborn）是指胎儿娩出后1分钟，仅有心跳而无呼吸或未建立规律呼吸的缺氧状态，是新生儿死亡及伤残的主要原因之一。

一、病因及发病机制

窒息的本质就是缺氧，凡是影响胎盘或肺气体交换的因素都可以引起窒息。

1. 母体因素 母亲患有全身性疾病如糖尿病、心脏病、严重贫血及肺部疾患；妊娠期高血压疾病；吸毒、吸烟；年龄35岁或＜16岁等。

2. 分娩因素 胎位不正，使用高位产钳、胎头吸引；产程中镇静剂、麻醉剂、催产药使用不当等。

3. 胎儿因素 早产儿、小于胎龄儿、巨大儿；先天畸形如呼吸道畸形；羊水或胎粪吸入气道；胎儿宫内感染所致神经系统受损等。

4. 胎盘因素 胎盘老化、前置胎盘等。

5. 脐带因素 脐带脱垂、打结、绕颈等。

二、临床表现

1. 胎儿宫内窒息 早期表现为胎动增加，胎心率≥160次／min；晚期表现为胎动减少或消失，胎心率＜100次／min，羊水被污染。

2. Apgar评分 Apgari评分是临床上评价新生儿窒息程度的一种简易方法。内容包括呼吸、心率、皮肤颜色、对刺激的反应和肌张力5项指标，每项0～2分，共10分。根据出生后1min的 Apgar评分，将窒息分为轻度和重度。4～7分为轻度窒息，表现为新生儿面部和全身皮肤呈青紫色，呼吸表浅或不规律，心率80～120次／min，心跳规则且有力，对外界刺激有反应，喉反射存在，肌张力好，四肢屈曲。轻度窒息易抢救，预后好；如果抢救不及时，可转为重度窒息。0～3分为重度窒息，表现为新生儿口唇、皮肤苍白，无呼吸或仅有喘息样微弱呼吸，心率＜80次／min，对外界刺激无反应，喉反射消失，肌张力松弛。如果抢救不及时可致新生儿死亡。

3. 并发症 缺氧、缺血可造成多器官损伤，其中脑细胞最为敏感，其次为心肌、肝、肾上腺，各系统发生的频率和程度各有差异。

三、治疗原则

出生后立即进行评估及复苏，采用国际公认的ABCDE复苏方案。

四、护理

1. 积极做好抢救新生儿的准备工作　每位新生儿分娩前都应做好复苏准备。

2. 积极配合医生按ABCDE复苏方案对新生儿窒息者进行复苏。

（1）畅通气道（要求在15～20秒内完成）：新生儿娩出后应将其置于预热的开放式辐射台上，保持体温；摆正体位，使颈部轻微仰伸，保持呼吸道通畅必要时清理呼吸道，吸氧；用温热干毛巾揩干全身减少散热。

（2）建立呼吸：轻度窒息患儿可采用摩擦患儿背部、指弹足底等方法刺激患儿恢复自主呼吸。如无自主呼吸、心率小于100次／min者，应立即用复苏气囊进行正压通气，操作时面罩应密闭口、鼻，通气频率为40～60次／min，呼吸比1：2；压力大小应根据患儿体重而定，通气有效可见胸廓起伏。15～30秒后再次评估，如无规律性呼吸或心率＜100次／min，需要进行气管插管正压通气。

（3）维持正常循环：气管插管正压通气30秒后，心率：60次／min或心率在60～80次／min不再增加，应同时进行胸外心脏按压，按压有效可摸到颈动脉和股动脉搏动。

（4）药物治疗：建立有效的静脉通道，保证药物及时进入体内；胸外按压心脏30秒后，心率仍＜60次／min，可给予静脉、气管内注入1：1000肾上腺素；酌情使用纠酸、扩容剂等。

（5）评估：复苏过程中，及时评价患儿情况并准确记录。

3. 吸氧　氧浓度40%～50%为宜。氧流量1～2L／min。给氧可用鼻导管或面罩。给氧期间应严密观察病情变化，注意湿化，鼻导管给氧注意定时更换导管，防止分泌物堵塞。

4. 保暖　在整个抢救过程中注意保暖极为重要，可将患儿置于新生儿辐射台上，病情稳定后放置于暖箱内或使用热水袋保温，维持患儿肛温在36.5～37℃。使用热水袋保温的过程中一定要注意观察患儿皮肤情况，避免烫伤。

5. 喂养　重度窒息患儿常规禁食12～48小时后开奶。喂养时患儿头高脚低位，少量多次，喂完后轻拍背部减轻溢乳并密切观察面色、呼吸及精神状态，详细记录呕吐情况、腹围、大便（次数、形状、颜色）、尿量等。病情稳定后可母乳喂养，按需哺乳，由于疾病本身和治疗上的因素不能直接喂养者，用鼻饲法。

6. 严密观察生命体征　复苏后仍需要严密观察呼吸、心率、面色、肤色、哭声、肌张力变化，注意喂哺情况，大小便及呕吐的量、颜色及次数等情况，准确记录24小时出入量，发现问题及时报告医生。各项护理和治疗操作均应集中进行，动作轻柔，减少不必要的搬动，使患儿保持安静状态，以免引起颅内出血等并发症。

7. 预防感染　严格控制探视人员，减少感染的机会；严格遵守无菌技术操作规程及保护性隔离制度；病房、新生儿培养箱、新生儿食具应定时消毒；遵医嘱应用抗生素。

8. 心理护理　做好家属的解释工作，患儿病情变化时及时通知家长，耐心解答家长的询问，取得患儿家长的信任和配合，减轻恐惧心理，树立信心，促进父母角色的转换。

9. 健康指导　加强围生期保健，对高危妊娠及时处理；加强胎儿监护，预防宫内缺氧；加强医护人员的急救培训；产房内配备复苏设备。

第二节　新生儿产伤的护理

新生儿产伤是指在分娩过程中因为机械原因对胎儿或新生儿造成的损伤。常见的产伤性疾病有：头颅血肿、锁骨骨折、臂丛神经麻痹、面神经麻痹。

头颅血肿

一、病因及发病机制

头颅血肿是由于产伤导致骨膜下血管破裂，血液积留在骨膜下而致。引起头颅血肿的原因有：胎位不正、胎头吸引、产钳助产、头盆不称。

二、临床表现

血肿常发生的部位以头顶多见，枕、颞、额部较见，常为一侧性，少数为双侧。血肿在出生后数小时至数天逐渐增大，但其边界清楚，触之有波动感，表面皮肤颜色正常，不超过骨缝。血肿机化后变硬，需6～8周吸收。血肿大者常致贫血和黄疸加重，严重者可发生胆红素脑病。

三、治疗原则

血肿小时不需要处理，大血肿伴中度以上高胆红素血症者，应在严格无菌操作下抽吸血肿，并加压包扎2～3天。遵医嘱每日应用维生素$K_1$10mg，共3天。

四、护理

1. 密切观察血肿的大小、范围，并记录。抽吸血肿时严格无菌操作，避免感染。

2. 局部冰敷，禁按揉，在血肿周围做标记便于观察血肿的变化。

3. 监测黄疸情况，若有核黄疸早期症状，如嗜睡、精神萎靡、肌张力减弱等表现时，要及时报告医生，并配合抢救。

4. 帮助家长了解血肿的有关知识，掌握血肿的观察和护理，取得理解和配合。

锁骨骨折

一、病因及发病机制

锁骨骨折是产伤性骨折中最常见的一种，主要与分娩方式、胎儿娩出方位和出生时的体重有关。难产、巨大儿、胎儿转位幅度大发生率高。

二、临床表现

骨折多发生在锁骨中段外1／3处，大部分患儿无明显症状，易漏诊。但患侧上臂活动减少或被动活动时患儿哭闹，对锁骨进行常规触诊时可发现双侧锁骨不对称，病侧有增厚模糊感，局部软组织肿胀，有压痛、骨摩擦音，甚至可扪及骨痂硬块，患侧拥抱反射成弱或消失。

三、治疗原则

锁骨骨折一般不需要治疗；完全性骨折也可不处理，随着小儿发育，肩部增宽，错位及畸形均可自行消失。也可以在患侧腋下放置一软垫，患侧肢用绷带固定于胸前，2周可愈合。

四、护理

1. 观察并记录患侧肩臂运动、局部外观和硬结情况，协助医生做好固定。

2. 帮助家长了解有关知识，掌握观察和护理方法，避免急躁情绪，取得理解和配合。

臂丛神经麻痹

一、病因及发病机制

臂丛神经麻痹是新生儿周围神经损伤中最常见的一种，多由于难产、臀位、肩娩出困难等因素导致臂丛神经过度牵拉受损，足月、大于胎龄儿多见。

二、临床表现

根据受损部位不同可以分为：

1. 上臂型　临床较多见的一种，主要是第5，6颈神经根受损。整个患上肢下垂、内收、不能外展和外旋。肘关节表现为前臂内收、伸直、不能旋后或弯曲。腕、指关节屈曲，拥抱反射不对称。

2. 中臂型　颈7神经根受损，前臂、腕、手的伸展运动丧失或减弱，肱三头肌、拇指伸肌不完全麻痹。

3. 下臂型　颈8至胸1神经根受损，腕部屈肌和手肌无力，握持反射弱。

三、治疗原则

如果损伤为神经功能性麻痹，数周内可完全恢复。出生后1周开始做按摩和被动运动，大部分患儿可于治疗后2～3个月得到改善和治意。如果为神经撕裂则留有永久麻痹。

四、护理

1. 密切观察患侧肢体活动与恢复情况，第一周后协助医生做按摩及被动运动，促进病情恢复。

2. 在帮助患儿治疗的过程中，鼓励家长参与到治疗中，使其观察到治疗的效果，树立信心，取得配合。

面神经麻痹

一、病因及发病机制

面神经麻痹常由于胎头在产道下降时母亲骶骨压迫或产钳助产受损所致。

二、临床表现

面瘫部位与胎位有密切的关系，常为一侧、周围性，眼不能闭合、不能皱眉，面部在哭闹时不对称，患侧鼻唇沟浅、口角向健侧歪斜。

三、治疗原则

主要是保护角膜，大多数患儿在出生后1个月内自行恢复，个别因为神经撕裂持续未恢复而需要神经移植或神经转移术治疗。

四、护理

1. 注意保护角膜，遵医嘱应用眼药水。
2. 密切观察并记录患侧鼻唇沟、口角、眼睑恢复情况。
3. 加强与家长之间的沟通，指导患儿家长护理技术。

第三节　新生儿呕吐的护理

呕吐是新生儿期较常见的症状之一。呕吐是由消化道和其他有关的一些脏器借助一系列复杂的神经反射来完成的，在此反射弧上任何一个环节的兴奋冲动增加或增强时，就会引起呕吐。

一、病因及发病机制

临床上将引起新生儿呕吐的原因分为内科疾病和外科疾病两类。

（一）与内科疾病有关的呕吐

溢乳、喂养不当、胃黏膜受到刺激、胃肠功能失调、感染、颅内压升高、遗传代谢病等均可引起新生儿呕吐。

（二）与外科疾病有关的呕吐

1. 与前原肠有关的疾病　因病变部位在十二指肠壶腹部胆总管以上如食管闭锁、食管气管瘘、肥厚性幽门狭窄、胃扭转、膈疝等，故呕吐物无胆汁。

2. 与中原肠有关的疾病　先天性疾病如肠闭锁、肠狭窄、重复小肠等。其共同表现为便秘、腹胀、严重的呕吐、肠鸣音亢进和气过水声。呕吐物有绿色胆汁，血液或棕褐色粪便类物质。

3. 与后原肠有关的疾病。

（1）先天性巨结肠以男孩多见，出生后不排胎便或仅有少量胎便排出，几天后开始呕吐。

（2）肛门及直肠闭锁或狭窄两型均可引起呕吐但较为少见。

二、治疗原则

积极查找病因，对症治疗，纠正水、电解质紊乱。

三、护理

1. 积极配合医生查找引起呕吐的原因。对因喂养不当引起的呕吐，指导患儿家长正确、合理的喂养方法。

2. 严密观察呕吐物的性质（颜色、量、次数、气味）及时记录。保留呕吐物，必要时送检。

3. 保持呼吸道通畅。开始喂养者，应采用上半身抬高右侧卧位，少量多次喂奶，喂奶后避免搬动；未开始喂养者，取头低侧卧位，及时清理呼吸道分泌物，以防呕吐物呛入气道引起窒息或吸入性肺炎。

4. 对呕吐剧烈的患儿，在诊断未明确前，应禁食，遵医嘱洗胃，建立静脉通路，纠正水、电解质紊乱。

5. 观察患儿的全身情况，注意保暖。发现病情变化时，及时通知医生处理。

6. 健康指导。

（1）给予正确的喂养指导，避免因喂养不当引起呕吐的发生。

（2）做好患儿家长的解释、沟通工作。让其了解到病情的发展，减轻心理顾虑，积极配合治疗。

第四节　新生儿红臀的护理

由于新生儿臀部受到尿液、大便污染和不洁尿布的刺激、摩擦后引起皮肤糜烂，称为红臀，又称尿布皮炎或尿布湿疹。

一、病因及发病机制

1. 尿布粗糙，吸水性差，尿布上残留的肥皂或清洁剂刺激皮肤。
2. 尿布更换不及时或长时间不更换，尿液对臀部皮肤引起刺激。
3. 臀部皮肤潮湿。
4. 由于腹泻造成大便次数增多，以及便后清洗不及时。
5. 新生儿身体不适，抵抗力下降。
6. pH值改变。吃牛乳的婴儿大便呈碱性，很容易使病菌生长繁殖，因此更容易发生红臀。

二、临床表现

主要表现为肛门周围、会阴部皮肤发红，继而出现红斑、丘疹，继续发展融合成片，严重时可出现表皮脱落或糜烂。多发生在臀部、大腿内侧及生殖器部位，可蔓延至会阴、大腿外侧。新生儿常因红臀而哭闹、烦躁、睡卧不安。由于皮肤的破损，细菌更易繁殖造成局部感染，严重时引起败血症。

三、护理

（一）一般护理

1. 尿布应选择透气性好、吸水性强的浅色棉质尿布，尿布包裹不可过紧或过松。尿布用后要及时清洗干净，在日光下暴晒，干燥后使用。
2. 每次排便后，用温水清洗臀部，擦拭干净。夏季或室温高时，可让臀部尽量暴露在空气中，保持干燥。干燥后涂上适量的护臀霜，滋润臀部肌肤，同时减少与尿液的接触机会。
3. 当皮肤出现红斑时，可外用炉甘石洗剂。
4. 对已经发生红臀的新生儿，在清洗后用鹅颈灯或红外线灯照射，一般灯距为30～40cm，可加速渗出物的吸收和起到抗炎抑菌作用。在照射过程中，护士应随时观察照射处皮肤情况，防止意外。
5. 根据病情备植物油、鱼肝油、5%鞣酸软膏、氧化锌软膏等，并选择合适的药物进行涂抹，2次／d。

6. 对伴有腹泻的新生儿应及早治疗。

（二）健康指导

1. 新生儿红臀重在预防，应在产后及时指导家属正确的护理知识，如：尿布的选择、更换、清洗和消毒方法；臀部皮肤护理知识；喂养知识，避免新生儿腹泻等。

2. 加强与家属之间的沟通，避免急躁心理，保持耐心，积极配合治疗。

第五节　新生儿红斑的护理

新生儿生后1～2天，在头部、躯干及四肢常出现大小不等的多形性丘疹，称为"新生儿红斑"。是一种新生儿期极为常见的现象，发生率为30%～70%。

一、病因及发病机制

目前对新生儿红斑的发生机制尚不十分清楚，有两种解释：一是认为新生儿经乳汁并通过胃肠道吸收了某些致敏原，或来自母体的内分泌激素而致新生儿过敏反应；二是新生儿皮肤娇嫩，皮下血管丰富，角质层发育不完善，这样，当胎儿从母体娩出，从羊水浸泡中来到干燥的环境，同时受到空气、衣服和洗澡用品的刺激，皮肤就有可能出现红斑。不少学者认为兼而有之，但以后者为主要发生机制，因而可将新生儿红斑看作是一种新生儿期的一过性生理现象。

二、临床表现

1. 一般发生在新生儿出生后1～2天。

2. 在头部、躯干及四肢等部位的皮肤上出现孤立散发的红斑，或多或少，直径约1cm或更小些，散发或融合成大片。红斑中央有小的白色或淡黄色的风团，高出表面，有时散布一些疱疹，疱液无菌。

三、护理

1. 向新生儿父母及家人做好宣教，避免其焦虑和不安。

2. 观察新生儿红斑出现的时间、部位、形状、特点以及是否合并感染，并记录在新生儿护理记录单。

3. 加强对新生儿的护理，保持新生儿衣物柔软、清洁、舒适，勤更换、勤清洗。新生儿皮肤保持清洁、干爽。

4. 冷暖适宜，避免包被过多，以免引起新生儿皮肤血管扩张而促进红斑的发生与发展。

5. 给予局部药物涂抹，常用药物如莫匹罗星。

6. 向家属讲解新生儿红斑是一种良性的新生儿期的生理现象，无须过分担忧，数日后红斑大多可自行消退。如果需要用药。最好在医生指导下使用，不要擅自用药，以防止药物不良反应发生。

第八章 一般急症急救护理

第一节 多发伤急救护理

多发伤是指在同一致伤因素作用下，机体有两个或两个以上解剖部位或脏器同时或相继遭受严重损伤，且其中至少有一处损伤可危及生命或并发创伤性休克。

一、评估要点

（一）病因评估

评估患者是何种原因造成的伤害（常见的有交通伤、挤压伤、坠落伤、地震伤等），根据外力作用的方向，了解脏器有无损伤及损伤程度。

（二）症状体征评估

1. 评估生命体征、肢体活动情况、尿量变化、气道是否通畅、是否有通气不良、有无鼻翼扇动、胸廓运动是否对称、呼吸音是否减弱、有无气胸或血胸等。病情复杂、伤势严重，多表现为生理功能急剧紊乱，如脉搏细弱、血压下降、氧合障碍等。

2. 评估循环情况，有无活动性出血，出血量多少，判断是否休克。

3. 根据不同部位、脏器和损伤程度，早期临床表现各异：颅脑伤表现为不同程度的神志改变和瞳孔变化；胸部伤多表现为呼吸功能障碍、循环功能紊乱、低氧血症和低血压等；腹部伤早期表现为腹内出血、腹膜刺激征、腹膜后大血肿或低血压等；脊柱、脊髓损伤可出现肢体运动障碍或感觉障碍等；长骨干骨折可表现肢体变形或活动障碍等。

4. 并发症　创伤性休克、脂肪栓塞综合征、应激性溃疡出血、急性肾衰竭、创伤后应激障碍、下肢静脉血栓等。

二、急救护理

1. 开放气道，松开衣领，头偏向一侧，迅速清除口鼻咽腔分泌物，保护颈椎的同时，防止舌后坠，解除呼吸道梗阻，确保氧气顺利吸入，必要时给予气管插管、气管切开、机械通气。

2. 迅速建立两路以上有效的静脉通道，确保液体顺利输入，补充有效循环血量，积极进行抗休克治疗；必要时配血，快速输血；留置导尿管，观察尿量。

3. 及早控制出血，有活动性出血者，迅速控制外出血，加压包扎、用止血带止血等；有内出血者，查明内出血原因并予以消除，必要时行急诊手术。

4. 对于胸部开放性创口，应迅速用各种方法将创口暂时封闭；对于张力性气胸，应尽快穿刺，行胸腔闭式引流术，必要时行开胸手术。

5. 有颅脑损伤者，应注意防止脑水肿。可用20%甘露醇、地塞米松或甲泼尼龙等，并局部降温。防止吸入呕吐物。一旦明确颅内血肿，应迅速钻孔减压。

6. 疑有腹腔内出血时，应立即行腹腔穿刺术或B超检查，并尽快输血，防止休克。做好剖腹探查准备。

7. 对伤员的断离肢体，应用无菌包布或干净布包好，外套塑料袋，周围置冰块低温保存，冷藏时防止冰水侵入断离创面或血管腔内。切忌将断离肢体浸泡于任何液体中。断肢随伤员一同送往医院，及早做再植手术。

8. 伤口内异物不要随意取出。创面有外露的骨折断端、肌肉、内脏等，严禁将其回纳至伤口内；有骨折时应临时固定；脑组织脱出时，应先在伤口周围加垫圈保护脑组织，不可加压包扎。

三、健康教育

1. 宣传创伤带来的死亡与残疾的严重后果及其预防的重要意义，引起患者的重视。

2. 严格执行各种工、农业安全生产制度及措施，自觉加强安全防护，防止发生人身伤亡事故。

3. 严格执行交通管理制度，限制车辆高速行驶，减少事故的发生。

4. 指导患者遵医嘱按时用药，配合各种治疗。

5. 加强对患者及其家属的心理指导，增强患者康复的信心。

6. 加强营养，合理膳食，促进伤口愈合及疾病的恢复。

7. 出院后，继续加强预防压疮及肺部并发症的护理措施，勤翻身、叩背，指导患者深呼吸，有效地咳嗽排痰。

8. 指导患者循序渐进地加强肢体的功能锻炼。

第二节　颅脑损伤急救护理

颅脑损伤可分为头皮损伤、颅骨损伤、脑损伤，三者可单独或合并存在。头皮损伤包括头皮裂伤、头皮血肿、头皮撕脱伤等。颅骨损伤包括颅盖骨折及颅底骨折。脑损伤可分为脑震荡、脑挫裂伤、脑水肿、颅内血肿等。对预后起决定作用的是脑损伤的程度及其处理效果。

一、评估要点

（一）病因评估

评估受伤史，了解受伤时间、致伤原因、暴力性质、头部着力点等。

（二）症状体征评估

1. 意识变化　是判断病情变化的重要指标，由轻至重分为嗜睡、意识模糊、昏睡、浅昏迷、深昏迷。通过对话、呼唤、给予痛觉刺激，观察有无咳嗽及吞咽反射，以及睁眼和眼球转动情况来判断意识障碍的程度。判断有无立刻昏迷，有无中间清醒期等。如清醒患者突然躁动，再次出现意识障碍，提示病情恶化，有颅内继发出血可能，应及时处理。

2. 瞳孔的变化　正常瞳孔2～5毫米，等大等圆，对光反应灵敏。若出现瞳孔一过性缩小，另一侧瞳孔进行性散大，对光反射迟钝或消失，同时伴有意识障碍加重，常提示有脑疝。

3. 头痛及呕吐　频繁呕吐、进行性加重的剧烈头痛常为颅内压增高的早期表现，典型的生命体征变化是“二慢二高”（脉搏慢、呼吸慢、血压高、体温高）。此时应警惕颅内血肿和脑疝的发生。

4. 呼吸有鼾声、叹息及抽泣样提示病危；体温升高提示体温调节中枢障碍；偏瘫及反射消失，提示对侧脑组织受压；四肢瘫痪提示广泛脑组织挫裂伤或脑干损伤。伤后立即出现运动障碍，说明是由原发性脑损伤所致；伤后无运动改变，随着病情变化而出现运动障碍，则提示继发损害。头部着力点有巨大血肿者，应考虑有颅骨骨折。伤后即出现脑膜刺激征及脑脊液漏，是蛛网膜下腔出血的表现；颈项强直或有强迫头位而无下肢运动障碍者，则提示颅后窝损伤。

5. 并发症　肺部感染、压疮、便秘、泌尿系统感染、暴露性角膜炎、废用综合征、外伤性癫痫、消化道出血等。

二、急救护理

1. 正确判断伤情，严密观察意识状态、瞳孔及生命体征变化，并及时记录。

2. 保持呼吸道通畅，防止误吸。清除呼吸道分泌物，开放气道，必要时置口咽通气管或气管插管，并预防感染。颅脑损伤患者多有昏迷、咳嗽及吞咽反射减弱或消失、呼吸道分泌物堵塞，或舌根后坠，导致窒息，应及时吸痰、吸氧，必要时行气管切开术；痰液黏稠难以吸出者，要做好超声雾化吸入，以利于痰液排出，定时翻身、拍背，预防坠积性肺炎。

3. 优先处理危及生命的合并伤。有脑组织从伤口膨出者，外露的脑组织周围用无菌纱布卷保护，再用纱布架空包扎，避免脑组织受压。对插入颅腔的致伤物，不可贸然撼动或拔出，以免引起颅内大出血。需急诊手术者，做好术前准备，如备皮、备血、导尿等。开放性颅脑损伤，应争取6小时内清创缝合，原则上不超过72小时。控制出血，加压包扎伤口，遵医嘱应用止血药物，纠正休克。

4. 建立静脉通道，遵医嘱应用抗生素及破伤风抗毒素，合理应用脱水药和利尿药，可选用20%甘露醇快速滴注，准确记录出入水量，消除脑水肿，预防和处理颅内压增高和脑疝；加强营养，留置胃管或静脉输入营养液。

5. 颅脑损伤患者多需保守治疗，卧床休息，头部抬高15° ~30° ，避免颈部扭曲，以利于颅内静脉回流，减轻脑水肿，降低颅内压。同时预防压疮，给予气垫床应用，勤翻身，至少每2小时一次，保持皮肤清洁干燥，保持床单平整，勤整理、勤更换。

6. 高热者，首选物理降温，并注意保暖。

7. 加强口腔护理。每天用生理盐水或漱口水清洗口腔2次，张口呼吸的患者，用生理盐水纱布覆盖口唇，避免口腔炎及黏膜溃疡的发生。

8. 预防泌尿系统感染。注意无菌操作及会阴部清洁，每日2次清洁消毒。进行早期膀胱训练，缩短留置导尿管时间，防止尿路感染。

9. 肢体偏瘫者，保持肢体功能位，防止足下垂，给予被动肢体按摩及功能锻炼。

10. 眼睑闭合不全的患者，应注意保护眼睛，遵医嘱涂眼药，防止角膜溃疡。

11. 预防颅内感染：取半坐卧位，头偏向患侧。保持局部清洁，每日消毒外耳道、鼻腔或口腔，告知患者勿挖鼻、抠耳。脑脊液漏者，禁忌堵塞、冲洗鼻腔和耳道，禁忌经鼻腔、耳道滴药，禁忌做腰椎穿刺，严禁从鼻腔吸痰或放置鼻胃管。

三、健康教育

1. 加强营养，限制烟酒及刺激性食物，促进康复。

2. 对有生活自理障碍的患者，做好看护工作，防止意外的发生。

3. 加强安全知识及交通法规的宣传教育，提高患者的安全意识，预防颅脑损伤。

4. 遵医嘱服用抗生素、止血药、止痛药。外伤性癫痫患者，遵医嘱按时服药，症状完全控制后，再坚持服药1 ~ 2年，逐步减量后才能停药，不可突然中途停药。不能单独外出、登高、游泳等，防止发生意外。

5. 对脑外伤后遗症患者，做好心理指导。对重度残疾者，做好康复锻炼，如语言、记忆力等方面的训练，提高患者的自理能力及社会适应能力，帮其树立生存的信心。

6. 颅内压增高的患者，应避免剧烈咳嗽、便秘、提拉重物等，防止颅内压骤然增高而引起脑疝。

7. 颅骨骨折达到骨性愈合需要一定时间，线性骨折一般成人需2 ~ 5年，小儿需1

年。

8. 控制不良情绪，保持心态平稳，避免情绪激动。

9. 颅骨缺损者应避免局部碰撞，以免损伤脑组织，嘱患者在伤后半年左右做颅骨成形术。

第三节　胸部创伤急救护理

胸外伤多由暴力挤压、冲撞、跌倒、坠落、钝器击打所致。主要包括肋骨骨折、损伤性血胸、损伤性气胸等。

一、评估要点

（一）病因评估

受伤的方式和受力点，可提示胸部损伤的类型、部位及程度。一般根据是否穿破壁层胸膜，造成胸腔与外界沟通而分为闭合性损伤和开放性损伤。闭合性损伤多因车祸、高处坠落、暴力挤压或钝器打击胸部所致，高压水浪、气浪冲击肺部则可致肺爆震伤。开放性损伤多因利器、火器、弹片等穿破胸壁造成。

（二）症状体征评估

1. 评估生命体征，重点观察呼吸情况，如呼吸频率、节律，有无反常呼吸及缺氧现象。评估有无胸痛、呼吸困难、咳嗽、咯血、皮下气肿、开放性气胸、张力性气胸、血气胸等。严重的胸部损伤，可伴有休克、急性创伤性呼吸功能衰竭。评估循环情况及有无心包压塞症状。

2. 并发症　肺部、胸腔感染和呼吸窘迫综合征。

二、急救护理

1. 保持气道通畅，及时清除气道分泌物。如为严重的胸外伤、肺挫伤患者，可根据病情给予气管切开。遵医嘱给予吸氧，必要时应用人工呼吸机辅助呼吸。

2. 建立静脉通路并保持输液通畅。控制出血，迅速补充血容量，纠正休克。积极抗感染治疗，有外伤患者及时注射破伤风抗毒素。

3. 镇静止痛。患者疼痛严重时，可遵医嘱给予口服或肌内注射镇痛药物、行肋间神经阻滞、应用镇痛泵。如有肋骨骨折，应给予胸部多头带包扎固定，方法为由下向上，呈叠瓦式固定，以减少胸壁浮动，抑制反常呼吸，并可减轻疼痛。

4. 纠正营养不良，给予高蛋白、高维生素、高热量饮食，诊断不明确或病情危重者暂禁食。嘱患者保持口腔卫生，戒烟戒酒。

5. 变开放性气胸为闭合性气胸，即用无菌敷料加压包扎开放损伤，阻止外界空气通过伤口进入胸腔而压迫心、肺和大血管，危及生命。有血胸、气胸，应及时行胸膜腔穿刺、胸腔闭式引流、剖胸手术或胸腔镜手术探查，开放性胸壁损伤者要紧急手术治疗。

6. 术后密切监测生命体征，观察患者的神志、面色等情况。监测血压：血压增高可能是疼痛、缺氧、输血或输液过快导致；血压下降可能为血容量不足、心功能不全、心律失常等所致。注意监测心率，若持续增快，应查明原因，对症处理。术后应观察创口有无出血、漏气、皮下气肿及胸痛情况。

7. 体位　置患者于半卧位，合并休克者平卧位；全身麻醉（简称全麻）清醒6h后半卧位，注意抬高床头30°左右，减轻局部充血和水肿，同时使膈肌下降，增加肺活量，以利于气体交换和引流。

8. 呼吸治疗　术后继续给予患者鼻导管吸氧至生命体征平稳。协助患者拍背咳痰，指导患者做深呼吸训练，可按压患者胸骨上窝处气管，以刺激咳嗽排痰，必要时给予吸痰。遵医嘱给予雾化吸入，每天2次。训练患者吹气球、使用呼吸训练仪。

9. 胸腔闭式引流的护理。

（1）利用重力引流，排出胸腔内的气体和液体，重建胸腔负压使肺复张，平衡压力预防纵隔移位。观察引流液的性质、颜色和量。引流瓶低于胸壁引流口平面60～100厘米，禁止高于胸部，水柱上下波动的范围为4～6厘米，胸管长度应适中，维持引流系统密封，长管插至液面下3～4厘米，接头固定。胸管过短，在患者咳嗽或深呼吸时，胸腔积液可能回流导致感染；过长则可能扭曲，增大气道无效腔，不易引流，从而影响肺复张。注意：患者翻身活动时应防止胸管受压、打折、扭曲、脱出。保持胸管通畅，每15～30分钟挤压1次。每日更换无菌生理盐水500毫升。

（2）如每小时引流血量超过200毫升，并持续2～3小时以上，提示胸腔内有活动性出血，应及时报告医生，积极处理。

（3）拔管指标：一般置管48～72小时后，肺完全复张，胸部X线显示肺膨胀良好，无漏气，听诊呼吸音清晰，24小时引流液量少于50毫升、脓液少于10毫升，无气体溢出且引流液颜色变浅，患者无呼吸困难或气促。拔管后用凡士林纱布封闭胸壁伤口，并包扎固定，以防气胸。同时注意观察患者有无胸闷、呼吸困难、皮下气肿、渗液等。拔管后，尽早下床活动。

三、健康教育

1. 加强对劳动保护、安全生产、遵守交通规则知识的宣传，避免意外损伤的发生。

2. 文明守法，不打架斗殴。

3. 指导患者做腹式呼吸及有效咳嗽。咳痰时保护伤口、减轻疼痛：伸开双手，五指合拢，越过中线，双手分别置于患者胸部前后，压紧伤口，待患者咳嗽时稍加用力。

4. 指导患者早期循序渐进地活动，可在床上活动四肢、抬臀、锻炼患侧肢体。恢复期仍可伴有疼痛，但不影响患侧肩关节功能锻炼，但气胸痊愈期1个月内不宜参加剧烈运动，如打球、跑步、抬举重物等。

5. 多吃蔬菜、水果，增加粗纤维摄入，保持排便通畅，必要时应用缓泻剂，以防止用力排便而影响通气。忌食辛辣、生冷、油腻食物，以防助湿生痰，多饮水。

6. 定期复诊，肋骨骨折患者在3个月后应复查胸部X线，以了解骨折愈合情况。出现高热、呼吸困难，应随时就诊。

第四节　腹部创伤急救护理

腹部外伤是较为常见的一种外科急症，临床上常根据腹部皮肤的完整性是否被破坏，分为闭合性和开放性两大类。闭合性创伤误诊、漏诊率高。病情严重程度取决于所涉及的腹腔脏器是否有多发性损伤。

一、评估要点

（一）病因评估

刀、剑等锐器刺伤，枪、弹等火器伤，多导致腹部开放性损伤；高处坠落、撞击、压砸、钝性暴力打击等多造成腹部闭合性损伤；剧烈爆炸引起的气浪或水浪的冲击、跌打、吞食异物（金属类）、接触化学性物质如腐蚀性的强酸、强碱或毒物等，也会造成腹部外伤。评估外伤史，根据致伤因素进行分类。

（二）症状体征评估

1. 单纯腹壁损伤的症状和体征　一般较轻，常见为局限性腹壁肿痛和压痛，有时可见皮下瘀斑。

2. 腹痛情况　腹痛呈进行性加重或范围扩大，甚至遍及全腹时，考虑内脏损伤，早期压痛明显处即是受伤脏器所在部位。损伤实质脏器如肝、脾、肾或大血管时，腹痛呈持续性，常导致内脏出向，以致发生失血性休克；损伤空腔脏器如胃、肠、胆囊、膀胱时，其内容物如胃液、肠液、胆汁、尿液等流入腹腔，造成剧烈腹痛，常伴有腹部压痛、反跳痛和肌紧张等腹膜刺激征。但如果患者出现意识障碍、合并多发伤或使用镇痛药物后，腹部症状可不明显。

3. 注意胃肠道变化　有无反射性恶心、呕吐、腹胀、呕血、便血等。

4. 内出血　肝、脾、胰、肾等实质性脏器或大血管损伤时，以腹腔后或腹膜后出血症状为主，表现为面色苍白、脉率加快，甚至发生出血性休克，表现为神情淡漠、面色苍白、脉搏细速、血压下降等。腹腔内脏器损伤，内容物流入其内，可引起腹腔感染，甚至出现感染性休克。

二、急救护理

1. 对开放性腹部损伤，应妥善处理伤口，如伴有腹腔内脏器或组织自腹壁伤口突出时，可用无菌容器覆盖保护，勿强行回纳。对闭合性损伤，应在较短的时间内争取手术探查，以处理破裂的内脏出血、修补损伤的脏器、引流腹腔控制感染。拟行手术者，应及时完成腹部急症手术的术前准备，如备血、备皮、做药物过敏试验、导尿等。

2. 指导患者配合治疗，卧床休息，必要时吸氧，避免不必要地搬动患者，待患者病情稳定后，改为半坐卧位。遵医嘱应用镇痛药物，诊断未明确前禁用吗啡、哌替啶等镇痛药物。留置导尿管并记录24小时出入量。禁忌灌肠。

3. 监测生命体征，动态监测红细胞计数、血红蛋白含量和血细胞比容，密切观察有无急性腹膜炎、休克等并发症。

4. 术后引流管护理。给予妥善固定，保持通畅，观察引流液的性状和量，观察有无出血、肠瘘、胆瘘等情况。如引流量较多或有消化道瘘形成，应考虑延长引流时间，按时换药，适时拔管。

5. 禁饮食、胃肠减压。一般术后需禁食及胃肠减压2～3天，通过静脉输液，维持水、电解质平衡和营养补给，对伤情较重、手术较大者，遵医嘱输入全血、血浆、复方氨基酸、白蛋白或脂肪乳等。待肠蠕动恢复、肛门排气后，拔除胃管。胃肠道功能恢复后，及时提供易消化、营养丰富的流质饮食，并逐渐过渡到高蛋白、高热量、高维生素、易消化的普通饮食，以保证能量供给，利于伤口愈合及机体康复。

6. 遵医嘱应用抗生素，直至腹膜炎症状消失，体温恢复正常后考虑停药。

7. 全麻6小时内，去枕平卧；术后6小时，取半卧位，以利于腹腔引流，减轻腹痛，改善呼吸循环功能。鼓励患者早期下床活动，以减轻腹胀，促进肠蠕动，防止肠粘连。

8. 观察全身状况，保护肝肾功能及机体防御功能，防止并发症。

三、健康教育

1. 加强对劳动保护、安全生产、交通规则知识的宣传，避免意外损伤的发生。

2. 了解和掌握各种急救知识，在发生意外事故时，能进行简单的急救或自救。

3. 发生腹部外伤后，一定要及时去医院进行全面检查，不能因为腹部无伤口、无出血而掉以轻心，延误诊治。

4. 出院后要适当休息，加强锻炼，增加营养，促进康复。

5. 若有腹痛、腹胀、肛门停止排气排便等不适，应及时到医院就诊。

第五节　急腹症急救护理

急腹症（又称急性腹痛）是以突然剧烈腹痛为首要症状的疾病的总称，具有发病急、进展快、病情重、需要早期诊断和紧急处理的临床特点。

一、评估要点

（一）病因评估

腹腔及其邻近器官的病变，全身的代谢紊乱，以及毒素、神经因素等都可导致急腹症，应以腹痛为重点，评估病史。

（二）症状体征评估

1. 腹痛的特征　包括腹痛的病因、诱因、开始部位、性质、转变过程、程度等。急性阑尾炎患者右下腹痛转为全腹痛往往是合并穿孔的征兆；阵发性绞痛是肠梗阻的表现，当转为剧痛、持续性疼痛时提示肠绞窄、肠坏死的可能。

2. 伴随的症状　体温升高、呕吐频繁、腹胀加重、大便转为血性便及尿量锐减等常常是病情恶化的表现之一，应提高警惕，善于识别。

3. 并发症　肺部感染、左心衰竭、右心衰竭、全心衰竭、血栓、脑出血、肠粘连、肠梗阻、手术切口感染等。

4. 辅助检查　白细胞计数提示有无炎症和中毒；红细胞、血红蛋白可用于判断有无腹腔内出血；尿中大量红细胞提示泌尿系统损伤或结石；尿胆红素阳性提示梗阻性黄疸；疑有急性胰腺炎时，血、尿或腹腔穿刺液淀粉酶明显增高；腹腔脓性穿刺液涂片镜检，革兰氏阴性杆菌常提示继发腹膜炎，溶血性链球菌提示原发性腹膜炎，革兰氏阴性双球菌提示淋菌感染；人绒毛膜促性腺激素（human chorionic gonadotropin，HCG）测定对诊断异位妊娠有帮助。

二、急救护理

1. 严密观察病情变化，监测生命体征。

2. 腹痛的处理　诊断不明者慎用吗啡类镇痛药，以免掩盖病情；明确原因后遵医嘱应用镇痛药物。

3. 非手术治疗　禁食、胃肠减压；维持水、电解质及酸碱平衡，纠正营养失调；适当给予镇静药；密切观察患者的症状、腹部体征、实验室检查的结果。

4. 手术治疗　尽可能对原发病灶做根治性处理，清除腹腔积液、积脓，并合理放置引流管。

5. 饮食与体位　病情较轻者给予流质饮食或半流质饮食，并控制进食量。胃肠减压的患者，胃管拔出、肛门排气后开始进食。一般采取半坐卧位，使腹腔渗液积聚在盆腔，便于吸收或引流，且有利于呼吸、循环功能。合并休克者宜采取中凹卧位或平卧位。

6. 做好静脉输液通路及各种引流管的护理，注意引流管是否通畅，观察引流物性质和量的变化。

7. 四禁　禁服泻药、禁止热敷、禁止活动、禁止灌肠，以免增加消化道负担或造成炎症扩散。

8. 对症护理　缺氧者给予氧疗；呼吸困难者早期机械通气辅助呼吸；合并黄疸者，给予维生素K和保肝药物；急性出血坏死性胰腺炎，应及时补钙。

9. 抗感染　遵医嘱应用抗生素，严格执行给药制度，观察疗效及不良反应。

10. 抗休克　及时补充水、电解质、维生素、蛋白质，准确记录24小时出入水量。

三、健康教育

1. 养成良好的卫生和饮食习惯，戒烟戒酒。

2. 均衡膳食，少食多餐，禁食刺激性及变质食物。

3. 积极控制诱因，有溃疡病者，应遵医嘱服药；肠胃功能差者，避免服用阿司匹林、吲哚美辛、皮质类固醇等；胆道疾病和慢性胰腺炎患者，需适当控制油腻饮食；反复发生粘连性肠梗阻者，应当避免暴饮暴食及饱食后剧烈活动；月经不正常者，应及早就医。

4. 手术患者应该早期下床活动，防止肠粘连。

5. 劳逸结合，保持良好心态，定期门诊随访，如有不适，及时就诊。

第六节　水、电解质紊乱急救护理

人体内水的容量和分布以及溶解于水的电解质的浓度都是由人体的调节功能加以控制，使细胞内、外液的容量，电解质浓度，渗透压等都能够经常维持在一定范围内，即水、电解质平衡。当这种平衡由于疾病、创伤、感染等侵袭因素或不正确的治疗措施而遭到破坏时，机体无力进行调节，或这种破坏超过了机体可能代偿的程度，便会发生水、电解质紊乱。

一、评估要点

（一）病因评估

了解水、电解质紊乱的程度，寻找并消除原发病因，防止或减少水和电解质的继续丧失，消除导致体液紊乱的根本原因。

1. 高渗性缺水　水、钠同时缺失，但失水多于失钠，血清钠高于150mmol／L。主要病因是摄入水分不足或失水过多，见于高热大量出汗、大面积烧伤暴露疗法、大面积开放性损伤、创面蒸发等。

2. 低渗性缺水　水、钠同时缺失，失钠多于失水，血清钠低于135mmol／L。主要病因是消化道液体大量或长期丢失，只补水不补钠，或使用利尿药等。

3. 等渗性缺水　水、钠等比例丢失，血清钠在135～150mmol／L。主要病因是消化液迅速大量地丢失，见于急性肠梗阻、急性腹膜炎、大面积烧伤早期大量体液渗出时，是外科等渗性脱水最常见的原因。

4. 水中毒　抗利尿激素（antidiuretic hormone，ADH）分泌过多或肾脏排水功能低下的患者输入过多的水分时，则可引起水在体内潴留，并伴有包括低钠血症在内的一系列症状和体征，即所渭水中毒。主要病因是ADH分泌过多、肾排水功能不足、摄入水分太多。

5. 低钾血症　血清钾浓度低于3.5mmol／L。主要病因是摄入不足、排泄增加，见于长期禁食、频繁呕吐、胃肠道瘘患者等。

6. 高钾随症　血清钾浓度大于5.5mmol／L。主要病因是钾潴留，见于钾摄入过多，肾小管分泌钾的功能缺陷，细胞内钾释出过多，如酸中毒等。

7. 低镁血症　血清镁浓度低于0.75mmol／L。主要病因是摄入不足、吸收障碍等。镁缺乏者常同时伴有其他微量元素缺乏。

8. 高镁血症　血清镁浓度高于1.25mmol／L。主要病因是摄入过多，肾功能不全，肾排镁减少。

9. 低钙血症　廓清蛋白浓度正常时，血钙低于2.25mmol／L。可发生于急性重症胰腺炎、坏死性筋膜炎、消化道瘘和甲状旁腺功能受损的患者。

10. 高钙血症　血清钙浓度高于2.75 mmol／L。主要见于甲状旁腺功能亢进，其次为骨转移性癌。

（二）症状体征评估

密切观察生命体征变化，了解体内水、电解质平衡是否紊乱。

1. 高渗性缺水。

（1）轻度脱水。主诉口渴，其他缺水症状、体征均不明显。

（2）中度脱水。口渴更明显，尿少，尿比重高，皮肤弹性差，口唇干燥，眼眶凹陷等，同时伴发运动功能下降，如四肢无力等。

（3）重度缺水。有意识障碍，表现为躁狂、幻觉、谵妄、昏迷等，还可表现为血压下降，甚至休克。

2. 低渗性缺水。

（1）轻度缺钠。血清钠130mmol／L左右，患者自觉疲乏、手足麻木、厌食，尿量正常或增多，尿比重降低。口渴不明显。

（2）中度缺钠。血清钠120mmol／L左右，表现为恶心、呕吐、直立性晕厥、心率加快、脉搏细弱，血压开始下降，浅静脉瘪陷。尿量减少，尿中几乎不含 Na^+、Cl^-。

（3）重度缺钠。血清钠110mmol／L左右，常伴有休克，主要表现为严重周围循环衰竭、低血容量性休克、意识障碍、神经肌肉应激性改变。

3. 等渗性缺水　轻中度患者常有口渴、尿少、尿比重高、皮肤弹性差、疲乏、厌食、恶心、呕吐、心率快、脉搏细弱而快、血压上下波动继之下降。重度患者表现为不同类型的意识障碍。

4. 水中毒　主要表现为急性水中毒，常见精神神经症状有凝视、失语、精神错乱、定向失常、嗜睡、烦躁等，并可伴有视神经盘水肿，严重者发生脑疝而致呼吸、心搏骤停。

5. 低钾血症　最早期表现为肌无力，精神萎靡，反应迟钝，定向力减退，严重者可呈嗜睡、木僵状，肌肉呈迟缓性麻痹。也可表现为传导阻滞或心律失常，严重者可出现心室颤动或心脏停搏于收缩期。易发生高血糖、负氮平衡，还可引起代谢性碱中毒。

6. 高钾血症　主要表现为对心脏和神经系统的毒副作用。患者由兴奋转为抑制状态，表现为神志淡漠、感觉异常、四肢软瘫、腹泻、低血压、皮肤苍白、心动过缓、心律不齐等。

7. 低镁血症　对神经肌肉的影响表现为小束肌纤维收缩、震颤；中枢神经系统出现反应亢进，对声、光反应过强；平滑肌兴奋可致呕吐、腹泻；在心脏导致心律失常；还可引起低钙血症和低钾血症。

8. 高镁血症　表现为嗳气、呕吐、便秘、尿潴留、嗜睡、昏迷、房室传导阻滞、心动过缓、肌肉无力甚至弛缓性麻痹。

9. 低钙血症　表现为手足抽搐、肌肉抽动等。

10. 高钙血症　表现为便秘和多尿。

二、急救护理

（一）去除病因

采取有效的预防措施或遵医嘱积极处理原发病，以减少体液继续丢失。

（二）病情观察

1. 一级护理，绝对卧床休息；测量体温、脉搏、呼吸和血压等生命体征。

2. 准确记录24小时出入水量；注意观察尿量，每小时尿量少于30毫升时，及时通知医生。

3. 烦躁不安者，适当给予约束或加床挡，防止坠床。

4. 轻度脱水患者可口服生理盐水，重者遵医嘱给予生理盐水或碳酸氢钠静脉补液。补液原则：先盐后糖，先晶后胶，先快后慢，见尿补钾。遵循定时、定量、定性原则。低渗、等渗脱水时避免大量喝开水，以免加重休克。及时采血化验，防止血钠过高。

5. 轻度缺钾患者，多吃含钾丰富的食物（如橘子原汁、鱼、蘑菇、香蕉等）或口服10%氯化钾溶液，重者遵医嘱静脉补钾。补钾时不宜过浓（500毫升液体中不超过15克10%氯化钾溶液）、不宜过快（每小时不超过1克）、不宜过量（24小时不超过6克）、不宜过早（每小时尿量在30毫升以上或每日尿量700毫升以上方可补钾）。静脉补钾时注意观察病情，发现有高钾血症时立即停止补钾，遵医嘱给予钙剂、碳酸氢钠、胰岛素等应用。

6. 患者四肢抽搐、血钙低于正常时，遵医嘱静脉注射或滴注钙剂，速度宜慢，避免外渗。

7. 遵医嘱严格掌握输液速度，以免输液过多过快而发生肺水肿，或滴速过慢达不到目的。

（三）对症护理

1. 等渗性脱水　寻找并消除原发病因，防止或减少水和钠的继续丧失，并积极补充。

2. 低渗性脱水　积极治疗原发病，静脉滴注高渗盐水或含盐溶液。

3. 高渗性脱水　尽早去除病因，防止体液继续丢失。鼓励患者多饮水，通过静脉补充非电解质溶液。

4. 水中毒　轻者只需限制水摄入，严重者除严禁水摄入外，还需静脉滴注高渗盐水，以缓解细胞肿胀和低渗状态。

5. 低钾血症　寻找和去除引起低钾血症的原因，减少或中止钾的继续丧失，根据缺钾的程度制订补钾计划。

6. 高钾血症　除积极治疗原发疾病和改善肾功能外，还要立即停用含钾药物，避免进食含钾量高的食物；对抗心律失常；降低血清钾浓度。

7. 低镁血症　症状轻者可口服镁剂，严重者可自静脉输注硫酸镁溶液。

8. 高镁血症　立即停用含镁制剂，静脉缓慢注射10%葡萄糖酸钙或10%氯化钙溶液，同时积极纠正酸中毒和缺水，必要时采用透析疗法。

9. 低钙血症　以处理原发疾病和补钙为原则。

10. 高钙血症　以处理原发病及促进肾排泄为原则。

三、健康教育

1. 高温环境作业者和进行高强度体育活动者出汗较多时，应及时补充水分且宜饮用含盐饮料。

2. 有进食困难、呕吐、腹泻和出血等易导致水、电解质紊乱症状者，应及早就诊治疗。

3. 长时间禁食者、长期控制饮食摄入者或近期有呕吐、腹泻、胃肠道引流者，应注意及时补钾，以防发生低钾血症。

4. 肾功能减退者和长期使用留钾利尿药者，应限制含钾食物和药物的摄入，并定期复诊，检测血钾浓度，以防发生高钾血症。

5. 合理补充微量元素，增加户外活动，补充日光浴，合理膳食。

第七节　酸碱平衡失调急救护理

适宜的体液酸碱度是维持人体组织、细胞正常功能的重要保证。人体在代谢过程中不断产生酸性和碱性物质，使体液中H^+溶液发生改变，机体通过体液中的缓冲系统、肺和肾进行调节，以维持pH值在7.35～7.45。当体内产生的酸碱物质超过机体的代偿能力，或调节功能发生障碍，平衡状态即被打破，导致酸碱平衡失调。常见的酸碱平衡失调有代谢性酸中毒、代谢性碱中毒、呼吸性酸中毒和呼吸性碱中毒。以上四种类型可单独存在，也可两种以上并存，后者称为混合型酸碱平衡失调。

一、评估要点

（一）病因评估

了解酸碱失调的根本原因，积极处理原发病和消除诱因。

1. 代谢性酸中毒　常见病因有体内有机酸形成过多；肾功能不全，使酸性物质潴留；丧失HCO_3^-，见于腹泻、肠瘘、胆瘘等。代谢性酸中毒是最为常见的酸碱平衡失调。

2. 代谢性碱中毒　常见病因有酸性胃液丧失过多（如严重呕吐、长期胃肠减压等）、碱性物质摄入过多（如长期服用碱性药物）、缺钾、某些利尿药的作用。

3. 呼吸性酸中毒　常见病因有肺部疾病如哮喘、肺气肿、肺不张，或因呼吸中枢受抑制、呼吸肌麻痹等引起呼吸功能不全，不能充分排出体内存在的二氧化碳（CO_2），致使血液中H_2CO_3原发性增多，血液酸度增高。

4. 呼吸性碱中毒　常见病因是因肺泡通气过度，体内生成的CO_2排出过多，以致血的PCO_2降低，引起低碳酸血症，见于癔症、精神过度紧张、发热、使用呼吸机不当等。

（二）症状体征评估

重点评估代谢性酸中毒、代谢性碱中毒、呼吸性酸中毒、呼吸性碱中毒的临床表现。

1. 代谢性酸中毒　轻者常被原发病的症状所掩盖，重者有疲乏、眩晕、嗜睡，可伴有感觉迟钝或烦躁。最突出的表现是呼吸深而快，呼气中有时带有酮味（烂苹果味）。患者面部潮红，心率加快，血压偏低，可出现神志不清或昏迷。患者有对称性肌张力减退，常伴有严重缺水的一些症状。代谢性酸中毒患者易发生心律不齐、急性肾功能不全和休克等。

2. 代谢性碱中毒　轻者无明显症状；较重者抑制呼吸中枢，患者呼吸浅而慢，出现头昏、烦躁、激动、定向力丧失，甚至嗜睡、谵妄或昏迷。由于碱中毒时，血清钙减少，可出现手足抽搐等症状，可伴有低钾血症和缺水的临床表现。

3. 呼吸性酸中毒　患者出现胸闷、呼吸困难、躁动不安等，因缺氧而出现头痛、发绀等；严重时可有血压下降、谵妄、昏迷等。

4. 呼吸性碱中毒　较重者可有神经肌肉兴奋性增高表现，如肌肉震颤、手足麻木、抽搐等。有时可有头昏、晕厥、表情淡漠或意识障碍，呼吸初期加快，随后浅慢或不规则。

二、急救护理

（一）纠正病因

积极纠正及治疗引起酸碱平衡失调的病因，绝对卧床休息。

（二）病情观察

1. 严密观察生命体征，观察有无呼吸浅快、脉搏细速、心率增快、脉压减小<20mmHg、收缩压<90mmHg或较前下降20～30mmHg、随氧饱和度下降等表现。

2. 严密观察患者的意识状态（意识状态反映大脑组织血液灌注情况），瞳孔大小和对光反射，是否有兴奋、烦躁不安或神志淡漠、反应迟钝、昏迷等表现。

3. 密切观察患者皮肤颜色、色泽，有无出汗、苍白、皮肤湿冷、花斑、发绀等表现，了解有无休克等并发症出现。

4. 观察中心静脉压（central venous pressure，CVP）的变化。

5. 严密观察每小时尿量，是否<30毫升，同时注意尿比重的变化。

6. 注意观察电解质、血常规、由血气分析、凝血功能及肝肾功能等检查结果的变化，以了解患者其他重要脏器的功能，了解有无并发症，如低钾血症、高钾血症等。

7. 密切观察用药治疗后的效果及不良反应。

（三）对症护理

1. 代谢性酸中毒　纠正高热、腹泻、缺水、休克，积极改善肾功能，保证足够的热量供应，避免因脂肪分解而产生酮体增多。轻度者血浆 HCO_3^-在16～18mmol／L时，只要消除病因，代谢性酸中毒就可以自行纠正；中、重度者须补充碱中和体内积聚酸，在用药后2～4小时复查动脉血气及血浆电解质浓度，根据测定结果边观察边调整，逐步纠正酸中毒。

2. 代谢性碱中毒　积极治疗原发病，恢复血容量，纠正Ca^{2+}、K^{+}不足，严重时补充酸性溶液，注意滴速，以免造成溶血等不良反应。

3. 呼吸性酸中毒　解除气道梗阻，恢复或改善通气功能，鼓励患者深呼吸，合理吸氧，促进排痰，采用体位引流、雾化吸入等辅助措施，必要时行气管插管或气管切开术。合理使用抗生素控制感染。

4. 呼吸性碱中毒　处理痉挛抽搐，密切观察，注意防护，防止受伤。遵医嘱使用钙剂，手足抽搐时用10%葡萄糖酸钙溶液10毫升等量稀释后，缓慢静脉注射。

三、健康教育

1. 告知患者应积极预防和治疗导致酸碱代谢失衡的原发疾病及诱因。

2. 注意饮食卫生，防止出现呕吐、腹泻、感染、饥饿等导致代谢性酸碱平衡失调的诱发因素。

3. 告知患者若在原有疾病的基础上出现呼吸改变、精神状态改变等，应及时到医院就诊。

第八节　休克急救护理

休克是指机体受到强烈致病因素侵袭后，有效循环血容量锐减、组织血液灌注不足所引起的以微循环障碍、代谢障碍和细胞受损为特征的病理性症候群，是严重的全身性应激反应。此时，机体处于细胞缺氧和全身重要器官功能障碍的状态。

一、评估要点

（一）病因评估

了解休克的原因，根据不同的病因采取相应的治疗措施，评估有无因此而导致的微循环障碍、代谢改变及内脏器官继发性损害等。

1. 低血容量性休克　常因大量出血或体液积聚在组织间隙导致有效循环r量减少所致。如大血管破裂或脏器（肝、脾）破裂出血，或各种损伤（骨折、挤压综合征）及大手术引起血液及血浆同时丢失。前者为失血性休克，后者为创伤性休克。见于严重创伤、大出血、严重呕吐、严重腹泻、严重烧伤等。

2. 心源性休克　主要由心功能不全引起的，见于急性心肌梗死、严重心肌炎、心包压塞等。

3. 梗阻性休克　见于心脏压塞、张力性气胸、肺栓塞等。

4. 感染性休克　多由严重感染、体内毒性物质吸收等所致。

5. 过敏性休克　系对药物或免疫血清等过敏而引起。

6. 神经源性休克　见于外伤骨折、剧烈疼痛和脊髓麻醉过深等。

（二）症状体征评估

休克早期体征是体内各种代偿功能发挥作用的结果，晚期体征则是器官功能逐渐衰竭的结果。

1. 临床休克分期。

（1）第一期（代偿性休克期）：患者神志清醒，但可有烦躁不安、恶心、呕吐，脉搏细速，收缩压正常或偏低，舒张压轻度升高，脉压减小。因外周血管收缩，面部皮肤苍白，口唇和甲床发绀，毛细血管充盈时间延长，肢体湿冷，出冷汗，尿量减少。此时体内各种代偿与防御机制正在积极发挥作用，如及时发现并给予有效治疗，则可使病情好转，否则将进一步恶化，进入失代偿期。

（2）第二期（失代偿性休克期）：代偿机制已不能补偿血流动力学紊乱，患者出现重要器官灌注不足的临床表现，如乏力、表情淡漠、反应迟钝、脉搏细速、呼吸表浅、皮肤湿冷、肢端青紫，收缩压下降至60～80mmHg，脉压减小，表浅静脉萎陷，每小时尿量少于20毫升，严重时可陷入昏迷状态，呼吸急促，收缩压低于60mmHg，无尿。此时若不积极救治，将发展为不可逆性休克。

（3）第三期（不可逆性休克期）：过度和持续的组织灌注减少将导致弥散性由管内凝血（disseminated inravascular coagulation，DIC）的发生和多器官损害，引起出血倾向和心、脑、肾、肺等重要器官功能障碍的临床表现，甚至进一步发展为多器官功能衰竭而死亡。

2. 不同类型休克的特征性症状。

（1）低血容量性休克：外周静脉塌陷，脉压减小，血流动力学改变，中心静脉压和肺毛细血管楔压降低，心排血量减少，外周血管阻力增加。

（2）心源性休克：有血流动力学改变，心排血量减少，中心静脉压和肺毛细血管楔压升高，外周血管阻力增加。

（3）梗阻性休克：肺栓塞时出现剧烈胸痛、呼吸困难、颈静脉怒张、肝脾大及压痛等；心包压塞患者可出现奇脉，听诊心音遥远。

（4）感染性休克：有发热、寒战；早期四肢皮肤温暖，血压正常或偏高，心动过速；晚期四肢皮肤湿冷，血压下降。

（5）过敏性休克：接触某种过敏原后迅速发生呼吸困难、皮肤红肿或发绀、心动过速和低血压等。

（6）神经源性休克：由于剧烈的神经刺激引起m管活性物质释放，血管调节功能异常，外周血管扩张，从而导致有效循环血量减少，组织器官灌注不良及功能受损。

二、急救护理

（一）病情观察

1. 严密观察生命体征的变化，观察有无呼吸浅快、脉搏细速、心率增快、脉压减小< 20mmHg、收缩压<90mmHg或较前下降20～30mmHg、氧饱和度下降等表现。

2. 严密观察患者的意识状态，瞳孔大小和对光反射，是否有兴奋、烦躁不安或神志淡漠、反应迟钝、昏迷等表现。

3. 密切观察患者皮肤颜色、色泽，有无出汗、苍白、皮肤湿冷、花斑、发绀等表现。

4. 观察中心静脉压（central venous pressure，CVP）的变化。

5. 严密观察每小时尿量，是否<30mL，同时注意尿比重的变化。

6. 注意观察电解质、血常规、血气分析、凝血功能及肝肾功能等检查结果的变化，以了解患者其他重要脏器的功能。

7. 密切观察用药治疗后的效果及不良反应。

（二）对症护理

1. 体位　去枕平卧，取床头抬高10°～20°、床尾抬高20°～30°的中凹体位，保持患者安静，在患者血压不稳定的情况下不能随意搬动患者。心力衰竭或存在肺水肿者可采用半卧或端坐位。

2. 供氧　保持气道通畅，高流量（6～8L／min）供氧，及时清除口、鼻、气道分泌物，避免误吸。对于昏迷并呼吸衰竭患者，配合医生行气管插管或气管切开术，做好人工气道的护理。

3. 建立静脉通路　补液是抗休克的基本治疗手段，应尽快建立静脉通路；外周静脉萎陷穿刺困难者可选择外周大静脉穿刺置管、静脉切开甚至中心静脉置管等；必要时行血流动力学监测以指导补液治疗。保持静脉通路通畅，并妥善固定，防止休克初期患者躁动而意外拔管。

4. 补充血容量　血容量的补充应以能够维持心脏适当的前、后负荷为度，可根据临床指标（意识、血压、心率、尿量等）和CVP逐步输入晶体溶液，应注意防止输液过多过快而诱发医源性心力衰竭。在休克治疗后期，循环状态逐渐稳定后，常易发生补液过量导致容量负荷过重，出现肺水肿，应及时给予利尿、脱水治疗j创伤及大出血的患者应尽快止血，并遵医嘱尽早输入血制品；注意配伍禁忌、药物浓度及滴速，用药后要及时记录药物疗效。

5. 纠正酸碱平衡失调及电解质紊乱　应及时发现各种酸碱平衡失调及电解质紊乱并尽快纠正。休克时代谢性酸中毒最常见，若改善通气及补足血容量后休克症状缓解不明显时，可给予100～250毫升碳酸氢钠溶液静脉滴注。

（三）药物护理

遵医嘱给予多巴胺、去甲肾上腺素、间羟胺、肾上腺素等药物应用。足量输液后赢压仍不稳定，或休克症状无缓解、血压继续下降者，应使用血管活性药物，其目的在于通过正性肌力作用增加心排血量，通过选择性缩血管作用增加重要脏器的血流量。保持血压于（110～130）/（60～80）mmHg较适宜，过高可增加心肌氧耗及心脏负荷，应注意避免。用药过程中注意防止药物外渗。

（四）患者护理

保持病室环境安静，温湿度适宜。加强对患者的保温，休克患者体表温度多有降低，应给予加盖棉被、毛毯等措施保暖，禁用热水袋、电热毯等方法，避免烫伤。体温过高时要采取适当措施降温。

三、健康教育

1. 创造安静、舒适的环境，减轻患者及其家属的紧张、焦虑情绪。

2. 过敏性休克因其机制不同，其临床表现亦不相同，临床症状有轻有重。应尽量避免接触易引起过敏的物质，及早到医院诊治，找出致病原因，对症治疗，以绝后患。

3. 绝对卧床，减少活动，积极防治感染。

第九节　急性弥散性血管内凝血急救护理

弥散性血管内凝血（disseminated inravascular coagulation，DIC）是由多种致病因素激活机体的凝血系统，导致机体弥散性微血栓形成，凝血因子大量消耗并继发纤溶亢进，从而引起全身性出血、微循环障碍乃至多器官功能衰竭的一种临床综合征。

一、评估要点

（一）病因评估

既往有无感染性疾病、恶性肿瘤、手术及创伤、医源性因素、各种原因引起的休克、输血及输液反应、全身各系统疾病等。

（二）症状体征评估

1. 出血倾向　发生率为84%～95%，观察出血症状、出血部位、出血量。出血具有突发性、自发性、多发性、广泛性、持续性，多见于皮肤、黏膜、伤口及穿刺部位，伤口和注射部位渗血可呈大片瘀斑。严重者可有内脏出血，如咯血、呕血、尿血、便血、阴道出血，甚至颅内出血而致死。休克程度与出血量不成比例。

2. 严密观察病情变化及生命体征　观察尿量、尿色变化。记录24小时出入水量，及时发现休克或重要器官功能衰竭。观察有无皮肤黏膜和重要器官栓塞的症状和体征，如肺栓塞表现为突然呼吸困难、咯血；脑栓塞引起头痛、抽搐、昏迷等；肾栓塞可出现腰痛、血尿、少尿或无尿，甚至发生急性肾衰竭；胃肠黏膜出血、坏死可引起消化道出血；皮肤栓塞可出现手指、足趾、鼻、颈、耳部发绀，甚至引起皮肤干性坏死等。持续、多部位的出血或渗血是DIC的特征，出血加重常提示病情进展或恶化，反之可视为病情有效控制。

3. 精神及意识状态　有无嗜睡、表情淡漠、意识模糊、昏迷等。

4. 观察实验室检查结果　如红细胞计数、凝血酶原时间（prothrombin time，PT）、血小板计数、血常规等。

二、急救护理

（一）一般护理

1. 绝对卧床休息，根据病情采取合适体位。保持病室环境安静、清洁，注意保暖，对意识障碍者应采取保护性措施，防止发生意外。

2. 保持气道通畅，给予氧气吸入，改善缺氧症状。

（二）对症护理

1. 出血时，护理人员应密切观察出血倾向，限制侵入性治疗，以免加重出血；静脉穿刺、骨髓检查等侵入性穿刺后，局部按压至出血停止为止；减轻血压袖带或衣服得紧束，选择柔软衣物。

2. 尽快给予静脉输液，建立静脉双通道。

（三）用药护理

熟悉DIC救治过程中各种常用药物的名称、给药方法、主要不良反应及其预防和处理，遵医嘱正确配置和应用有关药物，尤其是抗凝药物，严密观察治疗效果，注意观察患者的出血情况，监测凝血时间等实验室各项指标，随时遵医嘱调整剂量，预防不良反应。

（四）实验室检查

这是DIC救治的重要的环节，因实验室检查的结果可为DIC的临床诊断、病情分析、治疗及预后判断提供极其重要的依据。应正确、及时采集和送检各种标本，关注检查结果，及时报告医生。

（五）饮食护理

根据基础疾病选择饮食，选择高蛋白、高热量、高维生素、易消化的饮食，消化道出血时应酌情给予冷流质饮食或禁食。

三、健康教育

1. 向患者及其家属解释疾病发生的原因、主要临床表现、治疗方法及预后等，以取得配合。

2. 向患者及其家属解释反复进行实验室检查的重要性和必要性，特殊治疗的目的、意义及不良反应。

第十节　高热急救护理

高热是指体温超过39℃。根据致热源的性质和来源不同，常分为感染性和非感染性两大类。感染性高热以细菌引起的最多见，病毒次之。非感染性高热则多见于结缔组织病和肿瘤，其次为中枢性高热、中暑。

一、评估要点

（一）病因评估

1. 季节　高热性疾病有较强的季节性，如胃肠道感染、乙型脑炎、疟疾夏季多见，而呼吸道感染以冬、春季发病率高。

2. 流行病学史　是否到过流行疫区，有无接触过传染病患者。

（二）症状体征评估

1. 热型。

（1）稽留热：体温维持在38～40℃或以上，持续数天或数周，每天体温上下波动不超过1℃。见于肺炎、伤寒等。

（2）间歇热：高热与无热交替出现。常见于疟疾、肾盂肾炎和淋巴瘤。

（3）弛张热：体温超过39℃，波动幅度大，体温上下波动在2℃以上。见于败血症、风湿热、心内膜炎等。

（4）不规则热：发热无规律。常见于癌性发热、流行性感冒、支气管肺炎等。

2. 伴随症状和体征　常见寒战、结膜充血、单纯疱疹、淋巴结肿大、肝脾大、出血、关节肿痛、皮疹、昏迷。

二、急救护理

（一）一般护理

要求患者绝对卧床休息。

（二）病情观察

1. 密切观察生命体征，监测体温，必要时测量肛温。观察降温效果及患者反应，当体温骤降至36℃以下时，停止降温并酌情保暖，注意观察有无大汗、血压下降等现象，避免体温骤降发生虚脱，尤其是对年老体弱及心、肾疾病患者。

2. 观察高热的伴随症状及严重程度，监测呼吸、脉搏和血压。

3. 观察神经系统症状，有无意识障碍、昏迷、惊厥等。

4. 观察有无皮疹及皮疹的形状、颜色、分布、出疹日期、出疹顺序及特点，有无出血点、紫癜。

（三）对症护理

1. 病因治疗　高热急救的关键是积极针对病因进行抢救。如病因不明确，应慎用退热药和抗生素，以免掩盖病情，延误急救时机。

2. 遵医嘱合理选用退热药物　首选对乙酰氨基酚，严格遵循适应证和用法，忌用于有肝脏疾病或肝移植患者，避免肝脏损害；次选阿司匹林，但应注意避免酒后服用，以免加重对胃黏膜的刺激，导致胃出血，另外哮喘患者避免使用，因有加重哮喘和过敏反应的危险；对阿司匹林过敏及有溃疡病、肾功能不全和出血性疾病的患者慎用布洛芬。

3. 物理降温　冰帽、冰袋、冰毯、温水或酒精擦浴。用温热水擦浴时应防止发生寒战。中暑患者用冷水擦浴。

4. 纠正电解质紊乱，高热惊厥或谵妄患者可用镇静药。

5. 检查　血常规、尿常规、红细胞沉降率或C反应蛋白、风湿系列（包括抗核抗体、类风湿因子、双链DNA等）、血培养（使用抗生素前）、病毒系列（血、各种体液标本中病毒特异性IgM和检测病毒抗原等）、胸部 X线平片、超声检查（心脏和腹部脏器）、腹部CT。体格检查及相应的辅助检查可明确发热原因。

（四）饮食护理

给予高蛋白、高热量、高维生素易消化的流质或半流质饮食。鼓励患者多饮水，每日不少于3 000毫升。不能进食者遵医嘱给予静脉输液或鼻饲。

（五）安全护理

对谵妄、烦躁不安、昏迷的患者应加床挡或约束带，以防坠床。

（六）其他护理

1. 对老年患者出现持续高热时，应慎用解热镇痛药，降温的同时补充体液极为重要。

2. 对高热原因待查，疑似传染病者，先行一般隔离，确诊后再按传染病处理。

三、健康教育

1. 注意及时增减衣物，预防上呼吸道感染。
2. 日常要加强体育锻炼，增强机体免疫力。
3. 日常增加水的摄入，多食蔬菜、水果。

第十一节　昏迷急救护理

昏迷是最严重的意识障碍，表现为意识完全丧失，对外界刺激不能做出有意识的反应，随意运动消失，生理反射减弱或消失，出现病理反射，是急诊科常见的急症之一，死亡率高，应及时做出判断和处理。

一、评估要点

（一）病因评估

了解昏迷起病的缓急及发病过程。了解昏迷是否为首发症状，若是病程中出现，则应了解昏迷前有何病症；有无外伤史；有无中毒等原因。病因可分为原发性和继发性，原发性脑损伤常见于脑血管疾病、颅内占位性病变等。继发性脑损伤常见于呼吸系统疾病（肺性脑病）、消化系统疾病（肝性脑病）等。

（二）症状体征评估

重点评估患者的生命体征、瞳孔、血氧饱和度等，密切观察有无并发症等发生，如肺部感染、尿路感染、压疮、口腔感染等。根据格拉斯格昏迷评分法（GCS）及反应程度，了解昏迷程度。

1. 浅昏迷　患者随意运动丧失，仅对强烈的疼痛刺激有肢体简单的防御性运动和呻吟伴痛苦表情，各种生理反射如吞咽反射、咳嗽反射、瞳孔对光反射、角膜反射等存在，生命体征无明显变化。

2. 中昏迷　对周围事物及各种刺激全无反应，对激烈刺激全无反应，对剧烈刺激偶可出现防御反应，各种生理反射均减弱，生命体征有所变化，大小便潴留或失禁。

3. 深昏迷　全身肌肉松弛，对周围事物及各种刺激全无反应，各种生理反射均消失，呼吸不规则，血压下降，大小便失禁。

二、急救护理

（一）病情观察

1. 严密观察生命体征、瞳孔大小及对光反射。

2. 根据GCS及反应程度，评估昏迷程度，发现变化，立即报告医生。

3. 观察患者水、电解质的平衡情况，记录24小时出入水量，为补液提供依据。

4. 检查患者粪便，观察有无潜血阳性反应。

（二）对症护理

1. 平卧位头偏向一侧，及时清除气道内分泌物，给予吸氧、吸痰，保持气道通畅，必要时给予气管切开或气管插管，行人工辅助通气。抬高床头30° ~ 40° 或取半卧位，以促进脑功能恢复。

2. 保持静脉输液通畅，维持有效循环。

3. 检查　血、尿、粪常规，血糖，电解质，心电图，必要时做其他检查，如血气分析、头颅CT、X线片、B超、脑脊液检查等。

4. 对症治疗　如颅内压高者给予降颅内压药物，必要时行颅内穿刺引流等。预防感染，控制高血压及高热，控制抽搐。纠正水、电解质紊乱，维持体内酸碱平衡，补充营养。

5. 饮食护理　应给予患者高热量、易消化的流质饮食，不能吞咽者给予鼻饲。

6. 加强基础护理　每日进行口腔护理。躁动者应加床挡，适当给予约束带约束，必要时放置牙垫，防止舌后坠、舌咬伤。妥善固定各类管道，避免脱出。保持肢体功能位。

7. 预防烫伤　长期昏迷的患者末梢循环较差，尤其是冬季，手、脚较凉，避免使用热水袋保暖，以免发生烫伤。

8. 预防泌尿系统感染，保持大小便通畅。患者如能自行排尿，要及时更换尿湿的衣服、床单、被褥、隔尿垫；如患者留置导尿管，应注意定时给予会阴部清洗、消毒，导尿管要定期更换。帮助患者翻身时，不可将尿袋抬至高于患者膀胱，以免尿液反流造成泌尿系统感染。

9. 患者眼睑不能闭合时，定时用生理盐水擦洗眼部，用眼药膏或凡士林纱布保护角膜，预防角膜干燥及炎症。

三、健康教育

1. 做好患者家属的心理护理，使其协助配合治疗，指导患者家属对患者进行相应的意识恢复训练，帮助患者肢体被动活动与按摩。

2. 患者意识恢复后，应给予其情感支持，避免其情绪激动，以免造成心肌耗氧量增加。鼓励患者进行适度的体力活动，避免饱餐，防止便秘，

坚持服药，定期复查；改变不良的生活方式，提高生活质量，防止疾病复发。

第十二节　电击伤急救护理

电击伤是指一定强度的电流通过人体所引起的机体组织不同程度的损伤或器官功能障碍，甚至死亡，俗称触电。

一、评估要点

（一）病因评估

了解触电原因，常见于违反用电操作规范及暴风、地震、火灾、雷击时意外触电。判断触电经过，包括时间、地点、电源情况。

（二）症状体征评估

1. 全身症状。

（1）轻型：出现头晕、心悸、面色苍白、口唇发绀、惊恐、四肢无力、接触部位肌肉抽搐及疼痛、呼吸和脉搏加快，严重者可出现晕厥、短暂意识丧失，一般都能恢复。

（2）重型：出现持续抽搐、呼吸不规则、各种内脏损伤、严重的心律失常或昏迷等。严重者发生心室颤动或心搏、呼吸骤停，如不及时抢救，可致死亡。

2. 局部症状。

（1）低电压所致的烧伤：触电时间短者烧伤面小，直径0.5～2厘米，呈椭圆形或圆形，焦黄或灰白色，干燥，边缘整齐，常有进出口，与健康皮肤分界清楚。一般不损伤内脏，截肢率低。

（2）高电压所致的烧伤：常有一处进口和多处出口，创面不大，但可深达肌肉、神经、血管，甚至骨骼，进口处的创面比出口处严重，肌肉组织常呈夹心性坏死，可引起继发性出血或组织的继发性坏死，严重者可并发肾衰竭。

3. 并发症　短期精神异常、心律失常、肢体瘫痪、继发性出血或血供障碍、局部组织坏死继发感染、高钾血症、酸中毒、急性肾衰竭、周围神经病、永久性失明或耳聋、内脏破裂或穿孔等。

4. 辅助检查　早期可出现肌酸磷酸激酶及其同工酶、乳酸脱氢酶、谷丙转氨酶（glutamic pyruvic transaminase，GPT）的活性增高，尿液红褐色为肌红蛋白尿。心电图检查常表现为心律失常，常见心室纤颤，传导阻滞或房性、室性期前收缩等。

二、急救护理

1. 帮助患者脱离触电环境，关闭电源或拔掉插座，用干燥的木棒、竹竿等绝缘物挑开电线，必要时剪断电线，妥善处理电线断端，拉开触电者，并做好自我保护措施。

2. 严密观察生命体征及病情变化，持续心电监护。若出现呼吸、心搏骤停，给予心肺复苏术及时抢救。心室颤动者，给予电除颤。遵医嘱应用药物，如盐酸肾上腺素1～5毫克静脉注射或气管内滴入，如无效，可每5分钟注射一次；利多卡因，心室颤动时首次用量1mg／kg，稀释后缓慢静脉注射，必要时10分钟后再注射0.5mg／kg，总量不超过3mg／kg。

3. 保持气道通畅，及时清除气道分泌物，高流量吸氧，6～8L／min。必要时行气管插管，呼吸机辅助呼吸，维持有效通气。

4. 建立静脉通路，积极抗休克治疗，给予5%碳酸氢钠静脉滴注，维持酸碱平衡，纠正水、电解质紊乱。

5. 早期遵医嘱应用利尿药，并注意碱化尿液，积极防治肾衰竭。监测尿量，准确记录。如已发生肾衰竭，可采用血液透析或腹膜透析治疗。

6. 给患者头戴冰帽，降低脑代谢，改善脑缺氧，必要时行高压氧治疗，遵医嘱应用甘露醇、激素等药物，防治脑水肿。

7. 创面用消毒液冲洗后，用无菌敷料覆盖。及时行焦痂及筋膜切开减压术，给予深部组织探查、清创及创面覆盖。由于电击伤创面深，注意防治感染，特别是厌氧菌如破伤风和气性坏疽的感染，必要时给予抗生素、破伤风抗毒素等药物应用。电击伤肢体应制动，防止出血及血栓脱落，并观察患肢有无血液循环障碍及肿胀。对合并骨折、内脏损伤、软组织损伤的患者，给予相应的急救措施。

三、健康教育

1. 大力宣传安全用电知识和触电现场抢救方法。

2. 定期对线路和电气设备进行检查和维修，避免带电操作。

3. 雷雨天气切忌在田野中行走或在大树下躲雨。高压电周围要有明显标识。

4. 救火时先切断电源，不可用湿手触摸电源。

5. 电击伤截肢后的患者常出现幻肢痛，可用弹力绷带包扎残肢，或应用电频疗法、微波治疗，一般一年后患肢痛可消除。

6. 保护伤口、残肢清洁干燥，预防感染。伤口愈合后每日用中性肥皂水清洗残肢，条件允许时可给残肢涂抹护手霜。

7. 早期进行康复功能锻炼。

第十三节　溺水急救护理

溺水是指人淹没于水（包括其他液体）中，气道被水、泥沙、杂草等杂质堵塞，引起换气功能障碍，发生反射性喉头痉挛而缺氧、窒息，造成血流动力学及血液生化改变的状态。严重者如抢救不及时，可导致呼吸、心搏骤停而死亡。根据发生机制，分为干性淹溺和湿性淹溺。根据吸入水分的性质不同，分为海水溺水和淡水溺水。

一、评估要点

（一）病因评估

评估淹溺史，询问陪护人员溺水者溺水的时间、地点及水源性质、溺水者的心理状态及情绪变化等。干性淹溺是指入水后，因受到强烈刺激（惊恐、骤然寒冷等），发生喉头痉挛导致窒息，气道及肺泡很少或无水吸入。湿性淹溺是指入水后，喉部肌肉松弛，大量水被吸入气道及肺泡而发生窒息。

（二）症状体征评估

1. 有无面部发绀及肿胀、眼结膜充血、四肢厥冷、寒战、神志不清，严重者或出现昏迷，急性肺水肿，肾衰竭，呼吸、心搏微弱或停止。注意口、鼻、眼内有无泥沙等异物堵塞，并评估心、肺与腹部情况。检查身体有无硬物碰撞痕迹，有无外伤。

2. 并发症、肺水肿、肺炎、脑水肿、电解质紊乱、休克、肾衰竭或心力衰竭等。

3. 辅助检查。

（1）动脉阻气分析：低氧血症、高碳酸血症、呼吸性酸中毒合并代谢性酸中毒。淡水溺水者：低钠血症、低氯血症、高钾血症。海水溺水者：高钠血症、高氯血症、高钙血症、高镁血症。

（2）尿常规：血红蛋白阳性。

（3）肺部X线：肺不张、肺水肿的表现，肺野中大小不等的絮状渗出或炎症改变。

二、急救护理

1. 立即清除患者口、鼻、咽腔及胃内的水和泥沙等污物，可用膝顶法、肩顶法、抱腹法。保持气道通畅。吸氧，必要时行气管插管术，或采用机械通气，改善气体交换，纠正缺氧。尽早实施经支气管镜灌洗。

2. 恢复有效循环。对有呼吸、心搏骤停者，立即行心肺复苏术。心室颤动者，给予电除颤。

3. 严密观察病情变化，观察患者的神志、呼吸频率及深度，判断呼吸困难程度。监测尿的颜色及量。

4. 建立静脉通道，严格控制输液速度。淡水溺水者应从小剂量、慢速滴入开始，防止短时间内进入大量液体，加重血液稀释和肺水肿。海水溺水者出现血液浓缩症状时应及时给予5%葡萄糖和血浆等输入，切勿输入生理盐水。纠正淡水溺水引起的溶血与贫血，补充血细胞或全血。

5. 对症处理　急性肺水肿，采取加压给氧，以减少肺泡内毛细血管渗出液的产生，给予40%～50%酒精湿化吸氧，以降低肺泡内泡沫的表面张力，迅速改善缺氧状况。根据情况选用强心、利尿、扩血管药物，纠正血容量。防治脑水肿可使用甘露醇、利尿药。有条件者可行高压氧治疗。

6. 加强基础护理，注意保暖，给予营养支持。患者处于昏迷状态时，应注意为其翻身、拍背，及时清除其口、鼻、咽腔内分泌物，严防分泌物倒流引起或加重吸入性肺炎，并适时应用抗生素。

三、健康教育

1. 加强对游泳水域的管理，加强对游泳卫生常识的宣教。

2. 严格体格检查，潜水作业者应严格按照有关规定，防止过劳、工作时间过长。

3. 加强对溺水抢救知识的宣教，对溺水者及时救护，措施合理，提高抢救成功率。

4. 溺水者，特别是危重患者，常会有身心方面的较大创伤，应指导患者摆脱不安、恐惧、畏水等情绪，促进康复。

5. 对于自杀的患者，应引导其树立正确的人生观。

第十四节　中暑急救护理

中暑是指高温或烈日曝晒等引起体温调节功能紊乱，导致体热平衡失调，水、电解质代谢紊乱或脑组织细胞受损产生的一组急性临床综合征。分为先兆中暑、轻症中暑、重症中暑。重症中暑又分为热痉挛、热衰竭、热射病。

一、评估要点

（一）病因评估

评估患者中暑的环境，合理判断属于何种类型，对症处理。

（二）症状体征评估

1. 先兆中暑　主要表现为大量出汗、口渴、胸闷、心悸、恶心、全身疲乏、四肢无力、注意力不集中、动作不协调、体温正常或略高（37.5℃以下）。如能脱离高温环境，稍稍休息，补充适量水和盐后，短时间内即可恢复。

2. 轻症中暑　体温在38℃以上，表现为面色潮红、皮肤灼热、胸闷等，不能继续劳动。有早期周围循环衰竭的表现，如面色苍白、皮肤湿冷、血压下降、脉搏细速、大量出汗。此时如能及时处理，可在数小时内恢复正常。

3. 重症中暑。

（1）热痉挛：多见于健康青壮年。大多发生在强体力劳动大量排汗后，大量饮水而又未补充钠盐时，可引起短暂、间歇、对称性四肢骨骼肌的疼痛性痉挛，尤以腓肠肌多见，亦可波及腹直肌、肠道平滑肌、膈肌。多数可自行缓解，体温正常或低热。

（2）热衰竭：此型最常见，多见于老年人、儿童和慢性病患者。主要表现为起病急、眩晕、头痛、突然晕倒、面色苍白、皮肤冷汗、脉搏细弱、血压稍低、脉压正常、呼吸浅快。失水明显者表现为口渴、虚弱、烦躁，甚至手足抽搐、共济失调。失盐明显者表现为软弱乏力、头痛、恶心、呕吐、腹泻、肌肉痛性痉挛、体温无明显变化。

（3）热射病：是致命性急症，又称中暑高热。以高热、无汗、意识障碍“三联征”为典型表现。多见于老年人及慢性病患者。早期表现为头痛、头昏、全身乏力、多汗，不久体温迅速升高，可达40℃以上，继而颜面灼热潮红，皮肤干燥无汗，呼吸快而弱，脉搏细速，神志逐渐模糊，谵妄、昏迷、惊厥。严重者可出现弥散性血管内凝血（DIC）、肺水肿、脑水肿、心功能不全、肝肾损害等并发症。

4. 并发症　脑水肿、呼吸衰竭、心力衰竭、急性肾衰竭等。

5. 辅助检查。

（1）血常规检查：白细胞升高，尤以中性粒细胞为主。

（2）血生化：随尿素氮（BUN）、血肌酐（Cr）升高，高钾、低氯、低钠。

（3）尿常规：尿蛋白、血尿、管型尿。

二、急救护理

1. 立即将患者安置在阴凉通风处休息或静卧。可采用空调、室内置冰块等方法，使环境温度降至20～25℃。

1. 严密观察生命体征，注意观察体温、脉搏、呼吸和血压的变化。迅速降温，如头戴冰帽或头部放置冰袋，腋窝、腹股沟等大血管分布区放置冰袋或化学制冷袋，用冷水、40%～50%酒精全身擦浴。冰水浴：将患者浸浴在4℃冷水中，并不断按摩四肢皮肤，使缸管扩张，促进散热。年老体弱者，降温宜缓慢，不宜冰浴，以防心力衰竭。每10～15分钟测肛温一次，肛温降至38℃左右时应停止降温，并注意防止体温复升。必要时给予药物降温，氯丙嗪是调节体温中枢、协助降温的常用药物，用药后动态观察血压。

2. 保持气道通畅，及时清除气道分泌物，呼吸困难时给予高流量氧气吸入，呼吸衰竭时给予呼吸中枢兴奋剂，呼吸停止时立即行人工呼吸、气管插管或呼吸机辅助呼吸。

3. 鼓励患者多喝水，口服凉盐水或清凉含盐饮料。遵医嘱补充液体，保持水、电解质及酸碱平衡。有周围循环衰竭者应静脉补充生理盐水、葡萄糖溶液和氯化钾。一般患者经治疗后30分钟至数小时即可恢复。静脉输液时控制滴速，不宜过多过快，以防发生心力衰竭。

4. 对于烦躁不安或抽搐频繁者，给予镇静药。做好安全防护，防止患者舌咬伤或其他自伤行为；昏迷、药物降温者，定时翻身，保持床铺干燥、平整，预防压疮。

5. 对有脑水肿征象或尿少者，遵医嘱快速静脉滴注脱水药；休克者用升压药；心力衰竭者用洋地黄；肾衰竭者给予血液透析。

三、健康教育

1. 暑热季节要加强防暑宣传教育。改善年老体弱者、慢性病患者及产褥期妇女的居住环境。

2. 慢性心血管疾病、肝肾疾病患者和年老体弱者不宜从事高温作业。

3. 长期在高温环境中停留者，应适当饮用含钾、镁、钙盐的防暑饮料。

4. 炎热天气应穿宽松透气的浅色衣服，避免穿着紧身衣服。

5. 出现先兆中暑等情况时，应及时离开高温环境，在阴凉通风处休息，并服用清凉饮料或解暑药物。

6. 饮食应清淡、易消化。夏季出汗多者应多饮水，禁食辛辣刺激性食物，戒烟限酒。

7. 中暑恢复数周内，应避免室外剧烈活动和在阳光中曝晒。

第十五节　窒息急救护理

窒息是指因外界氧气不足或其他气体过多，或者呼吸系统发生障碍而导致呼吸困难甚至呼吸停止的现象。

一、评估要点

（一）病因评估

1. 常见窒息类型及其原因。

（1）机械性窒息：因机械作用引起的呼吸障碍，如缢、绞、扼颈项部，用物堵塞气道，压迫胸腹部，以及急性喉头水肿或食物吸入气管等。

（2）中毒性窒息：如一氧化碳中毒，大量的一氧化碳由呼吸道吸入肺，进入血液，与血红蛋白结合成碳氧血红蛋白，阻碍了氧与血红蛋白的结合，导致组织缺氧而造成窒息。

（3）病理性窒息：如溺水和肺炎等引起呼吸面积丧失。

（4）新生儿窒息及空气中缺氧的窒息：如关进箱、柜内，空气中的氧逐渐减少等。

（5）其他：脑循环障碍引起的中枢性呼吸停止。

2. 检查、治疗及护理经过　既往检查、治疗及护理经过及效果，目前用药情况，包括药物的种类、剂量和用法及用药后的效果等。

3. 有无过敏史，如接触各种粉尘、发霉的枯草，或进食某些食物时会出现喷嚏、胸闷，剧烈运动后出现胸闷、憋气等。

（二）症状体征评估

包括生命体征，意识状态，营养状况及皮肤、黏膜、甲床的颜色等。窒息一旦发生，病情危急，及时救治是关键。气道被异物阻塞时，患者可表现为突感胸闷、张口瞪目、呼吸急促、烦躁不安、严重发绀，吸气时锁骨上窝、肋间隙和上腹部凹陷，呼吸音减弱或消失。

二、急救护理

1. 将患者头偏向一侧，清除口鼻异物，防止分泌物吸入气管。定时拍背，及时吸痰，保持气道通畅。给予高流量（6～8L／min）吸氧，以缓解长时间的缺氧损害。

2. 备好呼吸机、吸引器、喉镜、气管插管、气管切开包等抢救物品。若心搏停止，应立即行心肺复苏术。

3. 急救措施。

（1）院外急救，对有明显气道梗阻的患者，可暂用粗针、剪刀行环甲膜穿刺或切开术。

（2）对舌后坠及喉梗阻者，可使用口咽通气管、拉舌钳以解除梗阻。

（3）对炎性喉头水肿、肺水肿者，定时给予气道湿化、雾化。

（4）如气管狭窄、下呼吸道梗阻所致的窒息，应立即行气管插管或气管切开术，必要时给予人工呼吸机辅助呼吸。

（5）由于支气管扩张、咯血所致的窒息，拍背或取头低足高俯卧位，卧于床沿，叩击患者背部以清除梗阻的血块。

（6）对颈部手术后引起的窒息，应迅速解除颈部压迫，迅速开放气道。

4. 观察辅助呼吸肌的活动情况，监测血氧饱和度，定时进行血气分析。

5. 监测生命体征，做好抢救记录。

三、健康教育

1. 广泛开展宣传教育工作，教育儿童勿将细小物件放入口内，家长及保育员应管理好儿童的食物及玩具。教育儿童进食时不要嬉戏、打闹。儿童进食时不可诱其发笑，也不能对其进行恐吓或打骂。

2. 如咽喉内有异物，绝不可用手指挖取，也不可用大块食物咽下，应设法吐出。尽早取出异物，帮助患者及其家属正确认识气道异物的危险性及预后。

3. 对有自杀倾向或有各种自杀因素的患者，应及时采取劝导、心理咨询和改变环境等措施，防患于未然。

4. 积极治疗引起窒息的原发病。

第十六节　多器官功能障碍综合征急救护理

多器官功能障碍综合征（multiple organ dysfunction syndrome，MODS）是指急性疾病过程中两个或两个以上的器官或系统同时或序贯发生功能障碍。过去称为多器官衰竭或多系统器官衰竭，其发病基础是全身炎症反应综合征（SIRS），也可南非感染性疾病诱发，如果得到及时合理的治疗，仍有逆转的可能。一般肺先受累，次为肾、肝、心血管、中枢神经系统、胃肠、免疫系统和凝血系统功能障碍。多器官功能障碍综合征发病的特点是继发性、顺序性和进行性。

一、评估要点

（一）病因评估

任何引起全身炎症反应的疾病均可能发生MODS，临床上常见的病因如下：

1. 各种外科感染引起的脓毒症；
2. 严重的创伤、烧伤或大手术致失血、缺水；
3. 各种原因的休克，心搏、呼吸骤停复苏后；
4. 各种原因导致肢体、大面积的组织或器官缺血再灌注损伤；
5. 合并脏器坏死或感染的急腹症；
6. 输瓶、输液、药物或机械通气。

（二）症状体征评估

尽管MODS的临床表现很复杂，但在很大程度上取决于器官受累的范围及损伤是南一次打击还是多次打击所致。

1. MODS的临床分型。

（1）速发型：指原发急性病在发病24小时后即出现两个或更多的系统、器官功能障碍，该类MODS常常提示原发急症特别严重。对于发病24小时内因器官衰竭死亡者，一般只归于复苏失败，而不作为MODS。

（2）迟发型：指首先出现一个系统或器官功能障碍（多为心血管或肾、肺的功能障碍），之后似有一稳定阶段，过一段时间再出现其他或更多系统、器官的功能障碍。

2. MODS的临床表现。

MODS临床表现的个体差异很大，一般情况下， MODS病程为14～21天，并经历4个阶段。每个阶段都有其典型的临床特征（表8-1），且发展速度极快，患者可能死于MODS的任何一个阶段。

表8-1 MODS的临床分期和特征

	第1阶段	第2阶段	第3阶段	第4阶段
一般情况	正常或轻度烦躁	急性病容，烦躁	一般情况差	濒死感
循环系统	容量需要增加	高动力状态，容量依赖	休克，心排血量减少，水肿	血管活性药物维持血压，水肿，SvO_2下降
呼吸系统	轻度呼吸性碱中毒	呼吸急促，呼吸性碱中毒，低氧血症	严重低氧血症，急性呼吸窘迫综合征ARDS	高碳酸血症，气压伤
肾	少尿，对利尿药反应差	肌酐清除率下降，轻度氮质血症	氮质血症，有血液透析指征	少尿，血透时循环不稳定
胃肠道	胃肠胀气	不能耐受食物	肠梗阻，应激性溃疡	腹泻，缺血性肠炎
肝	正常或轻度胆汁淤积	高胆红素血症，凝血酶原时间PT延长	临床黄疸	转氨酶升高，严重黄疸
代谢	高血糖，胰岛素需要量增加	高分解代谢	代谢性酸中毒，高血糖	骨骼肌萎缩，乳酸酸中毒
中枢神经系统	意识模糊	嗜睡	昏迷	昏迷
血液系统	正常或轻度异常	血小板减少，白细胞增多或减少	凝血功能异常	不能纠正的凝血障碍

3. 评估患者是否存在器官功能障碍或衰竭。

（1）肺：功能障碍时患者出现低氧血症，需呼吸机支持至少3～5天，进一步发展出现进行性ARDS，需PEEP（呼气末正压通气）>10cmH_2O和 FiO_2（吸入氧浓度）>50%时表示患者出现肺功能衰竭。

（2）肝：功能障碍时血清胆红素≥34～50 μmol／L，谷草转氨酶（GOT）、谷丙转氨酶（GPT）等≥正常值2倍。若临床上出现黄疸，胆红素≥272～340 μmol／L，表示患者出现肝功能衰竭。

（3）肾：功能障碍时患者出现少尿，24小时尿量<400毫升或肌酐上升≥177～270 μmol／L，进一步发展，需要血液透析时表示患者出现肾功能衰竭。

（4）消化系统：功能障碍时患者腹胀，不能耐受经口进食>5天，进一步发展，出现应激性溃疡需输血或无结石性胆囊炎时表示患者出现消化系统功能衰竭。

（5）血液系统：功能障碍时患者出现PT和APTT升高>25%或血小板<（50～80）$\times 10^9$／L，进一步发展，出现DIC时表示患者出现血液系统功能衰竭。

（6）中枢神经系统：功能障碍时患者出现意识混乱、轻度定向力障碍，进一步发展，出现进行性昏迷时表示患者出现中枢神经系统功能衰竭。

（7）循环系统：功能障碍时患者表现为心脏射血分数降低或毛细血管渗漏综合征，出现对正性血管药和正性心肌药无反应时表示患者出现循环系统功能衰竭。

4. 实验室检查及其他检查　观察患者血气分析、血氨、血胆红素及血肌酐的变化；观察有无水、电解质和酸碱平衡紊乱，凝血功能异常，心肌酶学及心电图变化。

5. 心理状态　鉴别患者是因疾病所产生的心理问题还是出现精神障碍的表现。评估患者及其家属对疾病的认识程度。

二、急救护理

1. 密切观察病情变化，对于存在创伤、休克、感染的患者，应掌握病程发展的规律，并有预见性地护理，发现异常，及时通知医生。

（1）循环系统：监测心率及心律，了解脉搏快慢及强弱、毛细血管充盈度及血管弹性，注意有无交替脉、短绌脉、奇脉等表现，密切监测血压、CVP、肺动脉楔压（PAWP）的变化。若患者出现休克、循环衰竭的情况，及早开始液体复苏，合并心力衰竭时，可静脉予以强心、利尿药物应用（详见“休克急救护理”与“急性左心衰竭急救护理”）。

（2）呼吸系统：监测呼吸频率及节律，观察是否伴有发绀、哮鸣音、“三凹”征（即出现胸骨上窝、锁骨上窝、肋间隙内陷）、强迫体位及胸腹式呼吸变化等，监测血氧饱和度和动脉血气及其变化，必要时做好机械通气的准备（详见“呼吸衰竭急救护理”）。

（3）肾功能监测：准确记录尿量，注意观察尿液的颜色、性状，监测血尿素氮（BUN）、肌酐（Cr）的变化，病情需要时可行肾脏替代治疗（详见“急性肾损伤急救护理”）。

（4）神经系统：观察患者的意识状态、神志、瞳孔反应等的变化。

（5）定时监测肝功能，注意保肝，必要时行人工肝治疗。

（6）消化系统功能监测与支持：根据医嘱正确给予营养支持，合理使用肠道动力药物，保持肠道通畅。

（7）监测体温变化，当严重感染合并脓毒性休克时，口温可达40℃以上而皮温可低于35℃，提示病情十分严重，常是危急或临终表现，注意观察末梢温度和皮肤色泽。

（8）监测血常规和凝血功能及电解质、酸碱平衡的变化。

2. 尽量减少侵入性操作，加强病房管理，严格控制院内感染，做好呼吸机相关性肺炎、血管内导管相关性血流感染、尿管相关性尿路感染、手术部位感染等的预防。

3. 控制患者的血糖水平，加强营养支持，维持能量的正平衡。

4. 保护重要脏器的功能，保证脑的供氧，减少氧耗，防止脑水肿，可采用亚低温和高压氧治疗。

5. 用药护理　合理安排用药时间，遵医嘱合理使用抗生素，条件允许的情况下尽早开始胃肠道营养支持。

6. 基础护理　症状缓解后，嘱患者绝对卧床休息，口腔护理2次／天，加强皮肤护理，定时翻身，预防压疮。待病情稳定进入恢复期时，制订康复计划，逐步增加活动量。

7. 心理护理　由于MODS患者一般病情较危重，病程进展快，死亡率高，患者会出现烦躁、紧张和恐惧情绪，应及时安抚患者，耐心解释病情、检查及治疗目的，稳定患者情绪。对于有意识障碍的患者，注意与其家属及时沟通病情变化，做好相关知识的解释工作，增强其对治疗的信心。

三、健康教育

1. 向患者及其家属宣传有关疾病的预防与急救知识，讲解本病的发生、发展过程及治疗、预后，使他们认识到疾病的严重性及预防的重要性。

2. 预防和控制感染对预防MODS有非常重要的作用，对可能感染或已有感染的患者，要配合医生合理使用抗菌药物，必要时行外科手术引流，积极治疗原发病。对于存在创伤、休克、感染的患者，指导患者认识可能发生器官功能障碍的表现，如呼吸急促、胸闷、发绀、少尿、食欲不振、黄疸、血压下降、意识混乱、定向力障碍等，发现异常，及时告知医生。

3. 鼓励患者树立战胜疾病的信心，保持乐观的情绪，积极配合医生的治疗，家属应给予患者以精神支持和生活方面的照顾。

4. 坚持合理的饮食，保证充足的休息。根据患者的病情和对日常活动的耐受性，指导患者合理安排活动与休息，养成良好的生活方式，提高自身免疫力，避免各种诱因。

5. 指导患者遵医嘱按时服药，定期随访。

第九章 护理操作常见并发症预防和处理

第一节 胃肠减压操作的常见并发症预防及处理

一、引流不畅

（一）原因

1. 置入胃管时病人的吞咽动作与操作者送管动作配合不当、送管太急，胃管进入胃内太多造成胃管在胃内盘曲、打结。

2. 昏迷病人吞咽反射减弱或消失，对咽部的刺激不敏感，插管时不能配合吞咽，胃管不易进入食管上口，或进入食管后缺少吞咽动作而盘旋在咽部或食管上段。

3. 胃管置入过深，见于胃肠吻合术时，胃管置入吻合口下的肠腔内，致使引流不畅。

4. 胃内容物消化不彻底，食物残渣或胃液黏稠、血凝块阻塞胃管。

5. 使用时间过长使胃管老化、变脆，管腔内粘连。

6. 胃管的前端紧贴胃壁，持续负压吸引时可能发生吸钳现象。

7. 减压器故障如胃肠减压装置漏气，失去负压等。

8. 患者烦躁不安，胶布固定不牢，使胃管向外滑出脱离胃腔。

（二）临床表现

患者腹胀无缓解或加剧，检查负压引流装置，无引流物引出，或引流物出现突然减少；引出的胃液量明显低于正常胃液分泌量；注射器回抽时阻力增大；注气时胃部听诊无气过水音；冲洗胃管，引流量明显小于冲洗量。

（三）预防及处理

1. 对于清醒的病人在插管过程中，耐心向其说明插管的目的和步骤，告知插管过程中配合的注意事项，医护人员的插管速度尽量与病人的吞咽速度相吻合，以免胃管在病人的口腔内盘曲；工作中加强责任感，定时检查胃管，及时发现和纠正滑出的胃管。

2. 为昏迷病人插胃管时，插管前先撤去病人的枕头，头向后仰，以免胃管误入气管；当胃管插入15厘米时，将病人的头部托起，使下颌靠近胸骨柄，以增大咽喉部通道的弧度，便于胃管顺利通过会厌部。防止胃管在咽部或食管上段盘旋。

3. 定期更换胃管，以防止胃酸长时间腐蚀胃管，使其变质从而发生粘连，造成胃管不通畅。

4. 对于昏迷、烦躁的病人进行适当约束，以防止胃管被拔除，减少胃管脱落。

5. 医护人员熟悉操作技术，确定胃管进入胃腔方可行负压引流，并注意插入的长度适中。

6. 禁止多渣黏稠的食物、药物注入胃管内。如从胃管内注入药物，需定时用生理盐水冲洗胃管。

7. 如发现胃管阻塞可先将胃管送入少许，如仍无液体引出，再缓缓地将胃管退出，并边退边抽胃液；每天定时转动胃管，并轻轻将胃管变动位置以减少胃管在胃内的粘连。

8. 如确定为食物残渣或血凝块阻塞胃管，可用α-糜蛋白酶加碳酸氢钠注射液从胃管注入以稀释和溶解黏稠的胃液、食物残渣或血凝块。

9. 上述处理无效，则拔除胃管，重新插入。

10. 若因胃液过少而不能引出时，可更换体位进行抽吸，对于此类的病人应结合腹部的症状来判断胃肠减压的效果。

二、插管困难

（一）原因

多见于急性肠梗阻病人，精神紧张、合并慢性支气管炎的老年病人，昏迷的病人以及医护人员对上消化道解剖与生理欠熟悉、操作技术不熟练等。

（二）临床表现

插管时困难可致患者鼻黏膜和咽部黏膜的水肿、甚至损伤出血；反复插管引起剧烈的咳嗽，严重者出现呼吸困难。

（三）预防及处理

1. 插管前做好病人心理护理，介绍插管经过，配合的要求，指导病人做有规律的吞咽动作，使护患配合默契，保证胃管的顺利插入；同时插管的动作要轻柔。

2. 对呕吐剧烈者，操作者可以双手拇指按压病人双侧内关穴3～5分钟，由重到轻，然后插入胃管；另可嘱其张口呼吸，暂停插管让病人休息；或选用适当的镇静剂或阿托品肌注。

3. 对于合并有慢性支气管炎的病人，插管前应用镇静剂或阿托品肌注，再进行插管。

4. 昏迷病人可采用昏迷病人插胃管法。

5. 选用质地优良的硅胶胃管，忌同一胃管反复使用。

6. 培训医护人员熟练掌握专业知识及专科操作技能。

7. 对咽反射消失或减弱者，可在气管镜或胃镜的配合下进行插管。反复插管困难者，可在胃管内置导丝辅助插管。

三、上消化道出血

（一）原因

患者有食管静脉曲张或食管梗阻强行插管；插管动作粗暴或病人剧烈恶心、呕吐时强行插管，损伤食道、胃黏膜；胃管附着在胃黏膜上，负压吸引致使胃黏膜缺血、坏死形成溃疡所致。

（二）临床表现

引流液由墨绿色变成咖啡色、暗红色甚至鲜红色；伴或不伴有呕血；出血量大时，排柏油样便，严重有晕厥、出汗和口渴等失血过多的表现。

（三）预防及处理

1. 有食道静脉曲张或食管梗阻患者忌经食道插管。

2. 插管操作动作熟练、轻柔，必要时使用专业导丝，以防引起机械性损伤；病人出现剧烈恶心、呕吐时，暂停插管，让病人休息片刻，待恶心、呕吐缓解后再缓缓将胃管送入，切勿强行插管。

3. 负压引流无液体引出时，要检查胃管是否通畅，如不通畅可向胃管内注入少许的生理盐水再回抽，不可盲目回抽。

4. 如发现引流液有鲜红色血液，应停止吸引，及时报告医生，遵医嘱给予补充血容量及止酸、止血治疗。同时加强口腔护理。

5. 早期可行急诊胃镜检查，及早确定出血部位。根据引起出血的原因，采取不同的胃镜下介入治疗方法。

6. 出血不止者可考虑选择性血管造影。内科治疗无效者，行外科手术治疗。

四、声音嘶哑

（一）原因

1. 由于胃管过粗、留置时间过长或反复插管使声带损伤、充血、水肿、闭合不全。

2. 胃管质地较硬，在往下插管的过程中损伤喉返神经。

3. 胃肠减压过程中由于病人剧烈咳嗽、呕吐等原因致使胃管移动引起局部的摩擦或胃管的机械刺激导致喉头组织水肿，压迫喉返神经，造成声带麻痹。

（二）临床表现

主要表现为声带闭合不全和发音困难。根据嘶哑程度和性质的不同可分为：

毛：极轻微的嘶哑，一般在讲话时并不察觉，仅在发某一高音时出现。

沙：是在发某一字眼时出现嘶哑。

轻：只能发较低的声音。

粗：指在发声时有强烈的气流冲击的声音。

哑：由于不同程度的声门闭合不全所致。

失声：近似耳语的声音。

全哑：不能发出任何声音。

（三）预防及处理

1. 选择粗细合适、质地柔软、表面光滑的胃管以减轻局部的刺激。勿强行插管，不宜来回抽查胃管及反复插管。

2. 胃肠减压过程中，嘱病人少说话或噤声，使声带得到充分的休息。遇剧烈咳嗽、呕吐时，先用手固定胃管，以防胃管上下移动，必要时使用止咳、止吐药物，以减轻咳嗽、呕吐症状。

3. 病情允许情况下，尽早拔除胃管。

4. 出现声音嘶哑者，注意嗓音保健，加强口腔护理，保持局部的湿润。避免刺激性的食物，不宜迎风发声，避免受凉，拔除胃管后的发音应由闭口音练到张口音。

5. 物理治疗。长时间插管引起的声带慢性炎症和黏膜的肥厚可用超声波理疗和碘离子透入法，促使局部组织的血液循环以软化肥厚的组织。药物疗法：可用B族或类固醇激素及抗生素雾化吸入，以减轻水肿，营养神经。

五、呼吸困难

（一）原因

1. 插管过程中由于病人不配合，当胃管从鼻腔进入时，病人突然产生头后仰、后伸的自卫动作，导致胃管顺着头后仰所形成的弧度较小的声门口进入气道。

2. 昏迷病人，吞咽反射消失或减弱，对咽部刺激不敏感，胃管误入气管。

3. 胃管脱出盘旋在口咽部。

4. 反复插管或长时间胃肠减压留置胃管而引起喉头水肿。

（二）临床表现

病人感呼吸困难，呼吸的节律、频率变快及幅度加深，呼吸困难加重后呼吸变浅、发绀、频繁咳嗽、血氧饱和度下降；呼吸困难刺激心脏使心率加快；出现焦虑、恐惧等心理反应。

（三）预防及处理

1. 插管前耐心向病人做好解释，讲解插管的目的及配合方法，以取得其理解和配合。插管过程中，严密观察病情变化，如病人出现呛咳、呼吸困难等症状，立即停止插管，检查胃管有无盘曲在口腔内或误入气管，一旦证实立即拔出胃管，让病人休息片刻再重新插管。

2. 对于昏迷病人可按昏迷病人胃管插入法进行插管，如插管困难，可在微管内置导丝或请医生在胃镜配合下插管。

3. 插管后用三种方法观察并确定胃管是否在胃内。

4. 病情允许情况下，尽早拔除胃管。

5. 反复多次插管或长时间胃肠减压留置胃管的病人可给予糜蛋白酶或地塞米松雾化以消除喉头水肿。

6. 根据引起呼吸困难的原因，采取相应的处理措施，必要时给予氧气吸入。

六、吸入性肺炎

（一）原因

1. 胃肠减压过程中由于咽喉部分泌物增加而病人又不敢咳嗽易致吸入性肺炎。

2. 胃肠减压病人长期卧床引起胃肠道蠕动功能减弱或逆蠕动，或胃肠减压引流不畅导致胃食管返流，造成吸入性肺炎。

3. 胃肠减压期间病人禁食、禁水致使细菌在口腔内大量繁殖，口腔护理清洗欠彻底，细菌向呼吸道蔓延引起肺部感染。

（二）临床表现

高热，体温可高达40.5℃，面颊绯红，皮肤干燥，同时伴有寒战，胸部疼痛、咳嗽、痰黏稠，呼吸增快或呼吸困难。肺部听诊可闻及湿啰音及支气管呼吸音；胸部X线检查可见肺部有斑点状或云片状的阴影；痰中以找到致病菌，血象检查可见白细胞增高；严重者血气分析可有呼吸衰竭的表现。

（三）预防及处理

1. 如病人咽喉部有分泌物聚积时，鼓励病人咳嗽、排痰，咳嗽前先固定好胃管及胃肠减压装置。不能自行咳痰的患者加强翻身、拍背，促进排痰。

2. 保证胃肠减压引流通畅，疑引流不畅时及时予以处理，以防止胃液反流。

3. 每日口腔护理二次，宜彻底清洗干净，以保持口腔清洁、湿润。

4. 病情允许情况下尽早拔除胃管。

5. 发生吸入性肺炎者，结合相应的对症处理。病人需卧床休息，高热可用物理降温或用小量退热剂；气急、发绀可给氧气吸入；咳嗽、咳痰可用镇咳祛痰剂鼻饲；咳嗽或胸部剧痛时可酌用可待因；腹胀可给予腹部热敷和肛管排气。同时密切观察病人尤其是老年体弱者的呼吸、心率、心律、体温、血压的情况，根据痰和血培养的结果选择敏感的抗生素进行治疗。

七、低钾血症

（一）原因

多见于持续胃肠减压的病人。胃肠减压持续时间过长，大量胃液引出，而病人禁食、钾盐补给不足，导致低钾血症。

（二）临床表现

神经系统症状：早期烦躁，严重时神志淡漠或嗜睡，往往勉强叫醒后随即入睡。同时肌肉软弱无力、腱反射减弱或消失，严重时出现软瘫。消化道症状：可有口苦、恶心、呕吐和腹胀症状，肠鸣音减弱或消失。循环系统症状：心动过速、心悸、心律不齐、血压下降，严重时可发生室颤而停搏。心电图出现U波，T波降低、变宽、双向或倒置，随后出现ST段降低、QT间期延长。血液化验血钾在3.5mmol／L以下。

（三）预防及处理

1. 病情允许情况下，尽早拔除胃管以减少从胃液中丢失钾。

2. 持续胃肠减压病人。经常检测血钾的浓度，发现不足及时遵医嘱静脉补充氯化钾，常用10%氯化钾溶液，静脉滴注含钾浓度一般不超过0.3%。因浓度过高可抑制心肌，且对静脉刺激甚大，病人不能忍受，并有引起血栓性静脉炎的危险。禁止直接静脉推注。成人静脉滴入速度每分钟不超过60滴。

第二节　鼻饲技术操作的常见并发症预防及处理

一、腹泻

（一）原因

1. 大量鼻饲液进入胃肠道时，刺激肠蠕动，使流质食物迅速通过肠道，导致腹泻。

2. 流质食物含脂肪过多引起脂性腹泻。

3. 由于大量使用广谱抗生素，使肠道菌群失调，并发肠道霉菌感染而引起腹泻。

4. 鼻饲液浓度过大、温度不当以及配制过程中未严格遵循无菌原则，食物被细菌污染等，均可引起病人腹泻。

5. 某些病人对牛奶、豆浆不耐受，使用部分营养液如“能全力”易引起腹泻。

（二）临床症状

病人出现大便次数增多、不成形或水样便，伴有（或无）腹痛，肠鸣音亢进。

（三）预防及处理

1. 每次鼻饲液量不超过200毫升，减慢管喂的速度，并可给予适量的助消化药或止泻药。

2. 菌群失调病人，可口服乳酸菌制剂；有肠道真菌感染者，可口服氟康唑0.4克，每天3次，或口服庆大霉素80 000IU，每天2次，2～3天症状可被控制。严重腹泻无法控制时可暂停喂食。

3. 鼻饲液浓度可由低到高，尽量使用接近正常体液渗透克分子浓度（300 mmol/L）的溶液，对于较高液渗透克分子浓度的溶液，可采用逐步适应的方法，配合加入抗痉挛和收敛的药物控制腹泻。

4. 鼻饲液配制过程中应防止污染，每日配制当日量，放置于4℃冰箱内存放。食物及容器应每日煮沸灭菌后使用。注入温度以39～41℃为宜。

5. 认真评估病人的饮食习惯，对牛奶、豆浆不耐受者，应慎用含此两种物质的鼻饲液。

6. 注意保持肛周皮肤的清洁干燥，腹泻频繁者，可用温水擦拭后涂氧化锌或鞣酸软膏，预防皮肤并发症的发生。

二、误吸

胃内食物经贲门、食管、口腔流出，误吸至气管，可致吸入性肺炎，甚至窒息，是较严重的并发症之一。

（一）原因

1. 衰弱、年老或昏迷等病人，吞咽功能障碍，贲门括约肌松弛，较易发生液体返流，误吸至气管。

2. 病人胃肠功能减弱，如大面积烧伤后病人反应差，胃排空延迟，易发生液体返流等并发症。

3. 鼻饲速度注入过快，1次注入量过多，胃内容物潴留过多，腹压增高引起返流。

（二）临床表现

鼻饲过程中，病人出现呛咳、气喘、呼吸困难、心动过速，咳出或经气管吸出鼻饲液。吸入性肺炎者，可出现体温升高，咳嗽，肺部可闻及湿性啰音和水泡音。

（三）预防及处理

1. 卧床病人鼻饲时应抬高头30°～45°，病情容许时，可采用半卧位。当病人出现呛咳、呼吸困难时，应立即停止鼻饲，取右侧卧位，吸出气道内吸入物，并抽吸胃内容物，防止进一步返流。

2. 选用管径适宜的胃管，注意鼻饲量及灌注速度，可用逐次递增鼻饲量的方法或采用输液泵控制以匀速输入。

3. 昏迷或危重病人翻身应在鼻饲前进行，以免胃因机械性刺激而引起返流。呼吸道损伤气管切开病人每次注入量不能过多，防止呕吐引起吸入性肺炎。吸痰时，禁止注入。

4. 大面积烧伤等病人在胃功能恢复前，应尽可能选择鼻孔肠途径喂养，可减少胃内潴留，并可降低细菌感染发生率，避免返流现象发生。

5. 喂养时辅以胃肠动力药，如多潘立酮（吗丁啉）、西沙必利等，可解决胃痉挛、返流等问题，一般在喂养前半小时由鼻饲管内注入。

三、恶心、呕吐

（一）原因

常因鼻饲溶液输注的速度过快与量过大引起。

（二）临床表现

病人可感觉上腹部不适、紧迫欲吐、面色苍白、流涎、出汗等，吐出胃内及肠内容物。

（三）预防及处理

1. 可减慢输注速度，液量以递增的方法输入，一般每日1000毫升，逐步过渡到常量2000～2500毫升，分4～6次平均输注，每次持续30～60分钟，最好采用输液泵24小时均匀输入法。

2. 溶液温度保持在40℃左右可减少对胃肠的刺激。

3. 颅脑损伤病人鼻饲时，注意区别因颅内压增高而引起的恶心、呕吐，可及时给予脱水剂，以缓解症状。

四、鼻、咽、食管黏膜损伤

（一）原因

1. 操作者对鼻、咽、食管解剖生理特点不了解，操作动作粗暴，造成损伤。

2. 反复插管或病人烦躁不安自行拔出胃管损伤鼻、咽、食管黏膜。

3. 长期留置胃管对黏膜的刺激引起口腔、鼻黏膜糜烂及食管炎。

（二）临床表现

有口腔、鼻黏膜糜烂、出血，咽部及食管灼热、疼痛，吞咽困难等临床表现。有感染时，可出现发热。

（三）预防及处理

1. 插管前向病人进行有效沟通，取得理解和合作。熟练操作过程，选择适宜的鼻饲管，注意食管的解剖生理特点。插管不畅时，切忌暴力，以免损伤鼻、咽、食管黏膜。

2. 长期鼻饲者，每天进行口腔护理及液状石蜡滴鼻1～2次，防止口腔感染及鼻黏膜干燥糜烂。每周更换胃管1次，晚上拔出，翌晨再由另一鼻孔插入。

3. 鼻腔黏膜损伤引起出血较多时，可用冰生理盐水和去甲肾上腺素浸湿的纱布条填塞止血；咽部黏膜损伤，可用地塞米松5毫克、庆大霉素8～16万U加入20毫升生理盐水内雾化吸入，以减轻黏膜充血水肿；食管黏膜损伤出血可给予抑酸、保护黏膜药物。

4. 用pH试纸测定口腔酸碱度，选用适当的药物，每天2次口腔护理，每周更换胃管1次，晚上拔出，次日晨由另一鼻孔插入。

五、便秘

（一）原因

长期卧床的患者胃肠蠕动减轻，加上鼻饲食物中含粗纤维较少，致使大便在肠内滞留过久，水分被过多吸收造成大便干结、坚硬和排出不畅。

（二）临床表现

大便次数减少，甚至秘结，患者出现腹胀。

（三）预防及处理

1. 调整营养液的配方，增加纤维素丰富的蔬菜和水果的摄入，食物中可适量加入蜂蜜和香油。

2. 必要时要用开塞露20毫升肛管注入，果导片0.2克每天3次管内注入，必要时用0.2～0.3%肥皂水200～400毫升低压灌肠。

3. 老年病人因肛门括约肌较松弛，加上大便干结，往往灌肠效果不佳，需人工采便，即用手指由直肠取出嵌顿粪便。

六、胃潴留

（一）原因

一次喂饲的量过多或间隔时间过短，而患者因胃肠黏膜出现缺血缺氧，影响胃肠道正常消化，胃肠蠕动减慢，胃排空障碍，营养液潴留于胃内（重型颅脑损伤患者多发）。

（二）临床表现

腹胀，鼻饲液输注前吸胃可见胃潴留量＞150毫升，严重者可引起胃食管反流。

（三）预防及处理

1. 每次鼻饲量不超过200毫升，间隔时间不少于2小时。

2. 每次鼻饲完后，可协助患者取高枕卧位或半坐卧位，以防止潴留胃内的食物反流入食管。

3. 在患者病情许可的情况下，鼓励其多床上或床边活动，促进胃肠功能恢复，并可依靠重力作用使鼻饲液顺肠腔运行，预防和减轻胃潴留。

4. 增加翻身次数，有胃潴留的重病患者，遵医嘱给予甲氧氯普胺每6小时一次，加速胃排空。

七、血糖紊乱

（一）原因

1. 患者自身疾病影响，如重型颅脑损伤患者，机体处于应激状态，肾上腺素水平增高，代谢增高，血糖升高；再者，大量鼻饲高糖溶液也可引起血糖增高。

2. 低血糖症多发生于长期鼻饲饮食突然停止者，因患者已适应大量高浓度糖，突然停止给糖，但未以其他形式加以补充。

（二）临床表现

高血糖症表现为餐后血糖高于正常值。低血糖可出现出汗、头晕、恶心、呕吐、心动过速等。

（三）预防及处理

1. 鼻饲配方尽量不加糖或由营养师配制。对高血糖患者可补给胰岛素或改用低糖饮食，也可注入降糖药，同时加强血糖监测。

2. 为避免低血糖症的发生，应缓慢停用要素饮食，同时补充其他糖。一旦发生低血糖症，立即静脉注射高渗葡萄糖。

八、水、电解质紊乱

（一）原因

1. 患者由饥饿状态转入高糖状态或由于渗透性腹泻引起低渗性脱水。

2. 尿液排出多，盐摄入不足，鼻饲液的营养不均衡。

（二）临床表现

1. 低渗性脱水患者早期出现周围循环衰竭，特点是直立性低血压，后期尿量减少，尿比重低，血清钠 < 135mmol / L，脱水征明显。

2. 低血钾患者可出现神经系统症状，表现为中枢神经系统抑制和神经—肌肉兴奋性降低症状，早期烦躁，严重者神志淡漠、嗜睡、软弱无力，腱反射减弱或消失和软瘫等。可出现窦性心动过速、心悸、心律不齐、血压下降。血清电解质检查钾 < 3.5mmol / L。

（三）预防及处理

1. 严格记录出入量，以调整营养液的配方。

2. 监测血清电解质的变化及尿素氮的水平。

3. 尿量多的患者除给予含钾高的鼻饲液外，必要时给予静脉补钾，防止出现低血钾。

第三节　静脉留置针操作的常见并发症预防及处理

近年来，静脉留置针的临床应用范围不断扩大，尤其在抢救危重病人和静脉营养等方面发挥了重要作用。然而，在应用过程中也出现了一些问题，特别是对长期置管病人常导致某些并发症的发生。因此，在静脉留置针置管期间做好并发症的预防及观察护理工作十分重要。

一、静脉炎

（一）原因

1. 细菌性静脉炎。多见于病人抵抗力低下，医护人员未能严格执行无菌操作，皮肤消毒不严格，套管脱出部分再送入血管内，局部表面细菌通过皮肤与血管之间的开放窦道逆行侵入，造成细菌性静脉炎，甚至引发败血症。

2. 化学性静脉炎。输注的药物和液体损伤静脉内膜或软管进入静脉太短，肢体活动较剧可引起液体自穿刺点缓慢溢出，引起炎性反应。

3. 机械性静脉炎。留置的静脉导管固定不牢，导管置于关节部位，导管型号较大而静脉较细，穿刺和送管动作不当等对静脉形成摩擦性损伤。

4. 血栓性静脉炎。由于留置的静脉导管固定不牢，导管型号较大，进针速度、角度不当，反复穿刺损伤静脉内膜所致。

（二）临床表现

穿刺部位血管红、肿、热、痛，触诊时静脉如绳索般硬、滚、滑、无弹性，严重者局部针眼处可挤出脓性分泌物，并可伴有发热等全身症状。

（三）预防和处理

1. 严格执行无菌技术。

2. 尽量选用较粗大的静脉血管，使输入药物足够稀释，减少刺激性药物刺激局部血管。

3. 在病情允许并经医生同意的情况下，减慢滴注速度。

4. 选择套管柔软的留置针，避免在关节处穿刺。

5. 避免反复穿刺造成的套管尖端劈叉现象，提高一次穿刺成功率。

6. 每次输液前后，均应观察穿刺部位和静脉走行有无红肿，询问病人有无疼痛与不适。如有异常情况，可及时拔除套管进行湿热敷、理疗等处理。

7. 对仍需输液者应更换肢体，另行穿刺。

8. 输注对血管刺激性较强的药物前后应用灭菌生理盐水冲管，以减少静脉炎的发生。

二、导管堵塞

（一）原因

1. 静脉高营养输液后导管冲洗不彻底。
2. 封管液种类、用量以及推注速度选择不当。
3. 病人的凝血机制异常。

（二）临床表现

静脉点滴不畅或不滴，推药阻力大。

（三）预防和处理

1. 根据病人的具体情况，选择合适的封管液及用量。
2. 应正确掌握封管时推注封管液的速度。
3. 避免封管后病人过度活动或局部肢体受压、高血压病人因静脉压力过高引起血液反流导致导管堵塞。
4. 静脉高营养输液后应彻底冲洗管道。
5. 指导病人自我护理。

三、液体渗漏

（一）原因

1. 由于穿刺时刺破血管或输液过程中针头滑出血管外，使液体进入穿刺部位的血管外组织而引起。
2. 固定不牢、病人躁动不安。
3. 外套管未完全送入血管内或套管与血管壁接触面积太大。

（二）临床表现

局部组织肿胀、苍白、疼痛、输液不畅，如药物有刺激性或毒性，可引起严重的组织坏死。

（三）预防及处理

1. 加强对穿刺部位的观察及护理，经常检查输液管是否通畅。
2. 牢固固定针头，避免移动。嘱病人避免留置针肢体过度活动。
3. 必要时可适当约束肢体，同时注意穿刺部位上方衣服勿过紧。
4. 发生液体外渗时，应立即停止输液，更换肢体和针头，重新穿刺。
5. 抬高肢体以减轻水肿，局部热敷可促进静脉回流和渗出液的吸收，减轻疼痛和水肿。

四、皮下血肿

（一）原因

穿刺及置管操作不熟练、操之过急、动作不稳等，使留置针穿破血管壁而形成皮下血肿。

（二）临床表现

局部皮肤瘀血、肿胀。

（三）预防及处理

1. 护理人员应熟练掌握穿刺技术，穿刺时动作应轻巧、稳、准。依据不同的血管情况，把握好进针角度，提高一次性穿刺成功率，以有效避免或减少皮下血肿的发生。

2. 局部湿热敷、理疗。

第四节　静脉输血操作的并发症预防及处理

一、发热反应

（一）原因

1. 外来或内生性致热源。蛋白质、细菌的代谢产物或死菌等，污染保存液或输血用具，输血后即可引发发热反应。

2. 免疫反应。病人血内有白细胞凝集素、人类白细胞抗原（human leukocyte antigen，HLA）、粒细胞特异性抗体或血小板抗体，输血时对所有输入的白细胞和血小板发生作用，引起发热。主要出现在反复输血和经产妇中。

（二）临床表现

多发生于输血过程中或输血后1～2小时，初起发冷或寒战；继而体温逐渐上升，可高达39～40℃，并伴有皮肤潮红、头痛、恶心、呕吐等症状，多数患者血压无变化。症状持续时间长短不一，多于数小时内缓解，少有超过24小时者；少数反应严重者可出现抽搐、呼吸困难、血压下降，甚至昏迷。

（三）预防和处理

1. 严格管理血库保养液和输血用具，采用无热源技术配制保养液，严格清洗、消毒采血和输血用具，或使用一次性输血器，可去除致热源。

2. 输血前进行白细胞交叉配血试验，选用洗涤红细胞时应过滤血液移除大多数粒细胞和单核细胞，可以减少免疫反应所致的发热。

3. 一旦发生发热反应，立即停止输血，所使用过的血液废弃不用。如病情需要可另行配血输注。

4. 遵医嘱给予抑制发热反应的药物；伴有寒战者予以抗组胺药物对症治疗；严重者予以肾上腺皮质激素。

5. 对症处理：寒战病人给予保暖，高热病人给予物理降温。

二、过敏反应

（一）原因

1. 病人是过敏体质，输入血中的异体蛋白同过敏机体的蛋白质结合，形成完全抗原而致敏。

2. 多次输血的病人，可产生过敏性抗体，抗原和抗体相互作用而产生过敏反应。

（二）临床表现

多数病人发生在输血后期或将结束时。表现轻重不一，轻者出现皮肤瘙痒、荨麻疹、轻度血管性水肿（表现为眼睑、口唇水肿）；重者因喉头水肿出现呼吸困难，两肺闻及哮鸣音，甚至发生过敏性休克，可危及生命。

（三）预防和处理

1. 勿选用有过敏史的献血员。

2. 献血员在采血前4小时内不吃高蛋白和高脂肪食物，宜用少量清淡饮食或糖水。

3. 发生过敏反应时，轻者减慢输血速度，继续观察；重者立即停止输血。呼吸困难者给予吸氧，严重喉头水肿者行气管切开，循环衰竭者应给予抗休克治疗。根据医嘱给予0.1%肾上腺素0.5～1.0毫升，皮下注射，或用抗过敏药物和激素如异丙嗪、氢化可的松或地塞米松等。

4. 既往有输血过敏史者尽量避免输血，若确定因病情需要输血时，应输注洗涤红细胞或冰冻红细胞，输血前半小时口服抗组胺药或使用类固醇类药物。

5. 输血前详细询问患者过敏史，了解患者的过敏原，寻找对该过敏原无接触史的供血者。

6. 过敏反应严重者，注意保持呼吸道通畅，立即给予高流量吸氧；有呼吸困难或喉头水肿时，应及时做气管插管或气管切开，以防窒息；遵医嘱给予抗过敏药物。

三、溶血反应

溶血反应是指输入的红细胞或受血者的红细胞发生异常破坏而引起的一系列临床症状，为输血中最严重的反应。

（一）原因

1. 输入异型血　多由于ABO血型不相容或献血者和受血者血型不符而造成。

2. 输入变质血　输血前红细胞已变质溶解，如血液储存过久。

3. 输血前将血液加热或震荡过剧，血液受细菌污染均可造成溶血。

4. 血中加入高渗或低渗溶液或能影响血液pH变化的药物，致使红细胞大量破坏所致。

5. Rh因子所致溶血　Rh阴性者接受Rh阳性血液后，其血液中产生Rh阳性抗体，当再次接受Rh阳性血液时可发生溶血反应。一般输血后1～2小时发生，也可延长至6～7天后出现症状。

（二）临床表现

1. 第一阶段　由于红细胞凝集成团，阻塞部分小血管，可引起头胀痛、四肢麻木、腰背部剧烈疼痛和胸闷等症状。

2. 第二阶段　由于凝集的红细胞发生溶解，大量血红蛋白散布到血浆中，可出现黄疸和血红蛋白尿。同时伴有寒战、高热、呼吸急促和血压下降等症状。

3. 第三阶段　由于大量血红蛋白从血浆中进入肾小管，遇酸性物质变成结晶体，致使肾小管阻塞；又因为血红蛋白的分解产物使肾小管内皮细胞缺血、缺氧而坏死脱落，也可导致肾小管阻塞。病人出现少尿、无尿等急性肾功能衰竭症状，严重者可导致死亡。

4. 其他　溶血程度较轻的延迟性溶血反应可发生在输血后7～10天，表现为不明原因的发热、贫血、黄疸和血红蛋白尿等。

（三）预防和处理

1. 认真做好血型鉴定和交叉配血试验，输血前认真进行“三查”“八对”，严格执行血液保存制度。

2. 采血时要轻拿轻放，运送血液时不要剧烈震荡，严格观察储血冰箱温度，并详细记录，严格执行血液保存制度，不可采用变质血液。

3. 出现症状立即停止输血，通知医生，保留血标本和剩余血送检验室重新鉴定。

4. 给予氧气吸入，保持静脉输液通道。按医嘱给升压药和其他药物。可静脉滴注碳酸氢钠碱化尿液，防止血红蛋白结晶阻塞肾小管。

5. 双侧腰部封闭，并用热水袋敷双侧肾区，解除肾血管痉挛，保护肾脏。

6. 严密观察生命体征和尿量，并做好记录。对少尿、尿闭者，按急性肾功能衰竭处理。

7. 有休克症状者给予抗休克治疗和护理。控制感染，必要时用换血疗法。

四、细菌污染反应

（一）原因

1. 采血袋、保养液及输血器具未消毒或消毒不彻底。

2. 献血者皮肤未经严格消毒或在有化脓病灶的皮肤处穿刺采血，或献血者有菌血症。

3. 采血时未能严格执行无菌操作原则，采完后针头帽拔出过早使空气进入采血袋。

（二）临床表现

细菌污染反应于静脉输血输液中、后发病，此反应虽然少见，但极为严重，可引起严重感染及休克，病死率高。

1. 突然剧烈发冷、寒战、高热、头胀、烦躁不安、呼吸困难、发绀、恶心、呕吐、腹痛、腹泻、皮肤潮红、结膜充血、大汗、脉搏细速、血压急剧下降而休克，甚至死亡。轻者以发热为主，可合并呼吸功能衰竭、急性肾功能衰竭和弥散性血管内凝血（disseminated intravascular coagulation，DIC）。

2. 全身麻醉（简称全麻）病人可仅表现休克和（或）创面渗血不止。

3. 剩余血浆呈暗灰色或黄褐色、混浊，有凝块及絮状物。血直接涂片可见大量细菌。血培养可有细菌生长，多为革兰阴性杆菌，如铜绿假单胞菌（绿脓杆菌）、大肠埃希菌等。病人血白细胞计数及中性粒细胞明显增高。

（三）预防和处理

1. 从采血到输血的全过程中，各个环节都要严格遵守无菌操作。凡血袋内血浆混浊，有絮状物或血浆呈瑰红色（溶血）或黄褐色，以及血浆中有较多气泡者，均应认为有细菌污染可能而废弃不用，以策安全。

2. 立即停止输血、输液，收集所输血液、药液及其输注等有关用具进行检验。

3. 严密观察生命体征和病情变化，配合医生进行抗感染、抗休克等治疗。

五、循环负荷过重

（一）原因

多发生在老年、小儿及心、肺功能不健全的病人，因输血过量或速度太快而造成循环负荷过重。

（二）临床表现

早期症状是头部剧烈胀痛、呼吸困难、发绀、咳嗽、咳大量血性泡沫痰。之后有周身水肿、颈静脉怒张、肺部湿啰音、静脉压升高等症状，胸部摄片显示肺水肿表现，严重者可致死。

（三）预防和处理

1. 严格控制输血速度。
2. 立即停止输血，通知医生并协助抢救。
3. 取半坐位、吸氧和利尿。
4. 在四肢轮扎止血带，以减少回心血量。
5. 清除呼吸道分泌物，保持呼吸通畅。
6. 进行心理护理，减轻病人的焦虑和恐惧。

六、出血倾向

（一）原因

长期反复输血或超过病人原血液总量的大量输血，由于库血中的血小板破坏较多，使凝血因子减少而引起出血。枸橼酸钠输入过多，枸橼酸钠与钙离子结合，使钙离子下降，从而导致凝血功能障碍。

（二）临床表现

皮肤、黏膜瘀斑，穿刺部位大块瘀血，或手术后伤口渗血。牙龈出血、血尿、消化道出血、静脉穿刺处出血等。

（三）预防和处理

1. 短时间内输入大量库血时，应密切观察病人意识、血压、脉搏等变化，注意皮肤、黏膜或手术伤口有无出血。

2. 尽可能地输注保存期较短的血液，情况许可每输库存血3～5单位，应补充新鲜血1单位。

3. 若发现出血表现，首先排除溶血反应，立即抽血做出血、凝血项目检查，查明原因，输注新鲜血、血小板悬液、补充各种凝血因子。

七、枸橼酸钠中毒

（一）发生原因

大量输血时随之输入大量枸橼酸钠，如肝功能不全，枸橼酸钠尚未氧化即和血中游离钙结合而使血钙下降，以致凝血功能障碍、毛细血管张力减低、血管收缩不良和心肌收缩无力等。

（二）临床表现

有手足抽搐、出血、血压下降、心率缓慢、心室纤维颤动等表现，甚至发生心跳停止。

（三）预防和处理

1. 严密观察病人的反应，检测血气分析和电解质检验结果。

2. 输入库血1000毫升以上时，须按医嘱静脉注射10%葡萄糖酸钙或氯化钙10毫升，以补充钙离子。

八、疾病传播

（一）原因

1. 献血者患有感染性疾病，其血液或血制品带有病原体而未能被检出。

2. 在贮血、输血过程中血液被污染。

（二）临床表现

输血后一段时间，出现经输血传播的相关疾病的临床表现。常见疾病有：乙型肝炎和丙型肝炎、艾滋病、巨细胞病毒感染、梅毒、人类疱疹病毒（epstein barr virus，EB病毒）、人类免疫缺陷病毒（human immunodeficiency virus，HIV）感染、黑热病、回归热、丝虫病和弓形体病。

（三）预防和处理

1. 严格掌握输血适应证，非必要时应避免输血。

2. 杜绝传染病病人和可疑传染病者献血。

3. 对献血者进行血液和血液制品检测，如乙肝表面抗原（hepatitis B surface antigen，HBsAg）、核心抗体（Hepatitis B core，抗HBc）以及抗HIV等检测。

4. 在血液制品生产过程中采用加热或其他有效方法灭活病毒。

5. 鼓励自体输血。

6. 严格对各类器械进行消毒。在采血、贮血和输血操作的各个环节，认真执行无菌操作。

7. 对已发现输血传染疾病者，报告医生，因病施治。

九、低体温

（一）原因

输入血液温度过低或输血过快、过量。

（二）临床表现

病人表现为发冷、寒战，皮肤冰冷，心律失常，体温降至35℃以下。

（三）预防和处理

1. 将大量备用的库存血放在温度适宜的环境中自然升至室温后再输入，也可用热水袋加温输血的肢体。

2. 快速输血时将房间温度控制在24～25℃。

3. 注意保暖。

4. 密切观察并记录病人的体温变化。

第五节　留置导尿术操作的常见并发症预防及处理

一、泌尿系统感染

（一）原因

1. 导尿操作过程中未严格执行无菌技术操作原则以及发生尿道黏膜损伤。

2. 留置导尿管时间过长，泌尿系统感染的发生率与留置时间呈正比。

3. 留置导尿管期未保持引流系统的密闭性，致使细菌侵入引流装置引起逆行感染。

4. 留置导尿管期间出现集尿袋高于膀胱高度或其他原因导致尿液返流的情况，促进逆行感染发生。

5. 留置导尿管期间尿道口、会阴部清洁消毒不彻底。

（二）临床表现

主要表现为膀胱刺激征，病人主诉尿频、尿急、尿痛，严重者尿道口可有脓性分泌物。尿常规结果显示有红细胞、白细胞，尿培养可有阳性。严重者可伴有寒战、发热等全身症状。

（三）预防和处理

1. 导尿时严格执行无菌技术操作原则。插管时动作轻柔，避免引起尿道黏膜损伤。

2. 尽量避免留置导尿管。必须留置导尿管时，尽量缩短留置时间，留置时间超过一周必须更换导尿管。

3. 留置导尿管期间每天清洁、消毒外阴和尿道口，保持会阴部清洁。

4. 保持引流系统的密闭性，集尿袋不得超过膀胱高度并避免挤压，防止尿液返流，集尿袋需24小时更换一次。

5. 在病情允许的情况下，鼓励病人多饮水以增加尿量，达到自然冲洗尿道的目的。

6. 发生尿路感染时，尽可能拔导尿管，根据病情运用相应的抗菌药物进行治疗。

二、尿道黏膜损伤

（一）原因

1. 使用双腔气囊导尿管时，导尿管气囊部未进入膀胱内就过早向气囊注水，膨胀的气囊压迫尿道，引起尿道黏膜损伤。

2. 病人耐受不了导尿管所致的膀胱、尿道刺激，自行牵扯导尿管造成尿道损伤。使用气囊导尿管的病人拉扯导尿管甚至可导致尿道破裂。

3. 没有合理安置留置气囊导尿管的引流系统，病人翻身或活动时导尿管过度牵拉，造成尿道损伤。

（二）临床表现

病人主诉尿道疼痛，伴局部压痛，排尿时加重。可见尿道出血，甚至发生会阴血肿。有些病人伴有排尿困难，甚至尿潴留。严重者可见尿道撕裂。

（三）预防和处理

1. 双腔气囊导尿管插管时应见尿液流出后，再插入4～6厘米，保证气囊部完全进入膀胱。

2. 妥善安置留置导尿管和引流管，避免过度牵拉。

3. 加强对留置导尿管的病人的健康宣教，告知留置期间的注意事项，不可随意过度拉扯导尿管。

4. 发生尿道黏膜损伤时，轻者无须处理或采用止血镇痛治疗，严重损伤者，根据情况采取尿道修补、尿路改道等手术治疗。

三、尿潴留

（一）原因

1. 最常见的原因是由于留置导尿管期间长期开放引流，没有间歇性夹管，导致膀胱括约肌张力减退，膀胱功能障碍，拔除导尿管后出现排尿困难。

2. 泌尿系统感染时，膀胱刺激征症状严重，影响排尿，导致尿潴留。

3. 导尿管滑脱离开膀胱，不能引流尿液。

（二）临床表现

尿液大量存留在膀胱内，不能自行排出，膀胱膨隆。病人主诉下腹胀痛，排尿困难。

（三）预防和处理

1. 留置导尿期间注意训练膀胱反射功能。可采取间歇性夹管方式：夹闭导尿管，每3～4小时开放1次，使膀胱定时充盈排空，促进膀胱功能的恢复。

2. 留置导尿管期间采取相应措施，避免或减少泌尿系统感染的发生。

3. 加强对留置导尿管病人的护理，防止导尿管滑脱，注意观察有无尿潴留发生。

4. 如发生尿潴留，采取诱导排尿等措施无效的情况下，需重新留置导尿管或再次导尿。

四、膀胱结石

（一）原因

1. 长时间留置导尿管，病人饮水少，活动少，尤其是长期卧床病人，易发生膀胱结石。

2. 长期留置导尿管时发生泌尿系统感染，易形成感染性结石。

3. 气囊导尿管质量差或过量注水到气囊，导致气囊破裂，碎片残留后可形成膀胱结石。

（二）临床表现

可表现为尿频、尿痛，排尿时尿流可突然中断，常伴有终末血尿。

（三）预防和处理

1. 选择优质的导尿管，往气囊内注入液体时不可超过所规定的气囊容积。

2. 加强留置导尿管病人的护理，避免或减少泌尿系统感染的发生。

3. 在病情允许的情况下，鼓励病人多饮水和适当活动，每天尿量应维持在2000毫升左右，以产生足够的尿液冲洗膀胱、尿道。

4. 长期留置导尿管应定期更换，尽量减少留置导尿时间。如有导尿管滑脱，应仔细检查气囊是否完整，以免异物残留于膀胱，形成结石核心。

5. 如发生膀胱结石，根据情况采取相应的碎石治疗。若结石直径大于4厘米，可行耻骨上膀胱切开取石术或激光碎石术。

第六节　大量不保留灌肠操作的常见并发症预防及处理

一、肠壁穿孔

肠壁穿孔是指灌肠时导管在肠腔内盘曲进而损伤肠壁造成穿孔的一种严重并发症。

（一）原因

1. 医护人员为病人灌肠操作时动作粗暴，特别是遇到插管有阻力时用力过猛易造成肠壁穿孔。

2. 为昏迷或麻醉未清醒病人灌肠时，由于病人感觉障碍较易造成肠壁穿孔。

3. 为兴奋、躁动、行为紊乱病人进行灌肠时，因病人不配合操作、护士用力不均也易造成肠壁穿孔。

4. 肛管质地粗硬或反复多次插管。

5. 灌入液量过多，肠道内压力过大。

（二）临床表现

病人起病急，突然感觉下腹部疼痛，这种疼痛可以是牵拉痛或弥散的痛，也可是附近皮肤的牵涉性痛。同时出现大出血。

（三）预防和处理

1. 选用质地适中，大小、粗细合适的肛管。

2. 操作前先用液体液状石蜡润滑导管，插管时动作要轻柔缓慢，切忌粗暴用力。遇有阻力时，要回抽导管或轻转导管，同时请病人深呼吸放松腹壁，使导管缓缓插入。

3. 插管时要注意直肠在矢状面上的2个弯曲，即骶曲和会阴曲，同时也要注意在冠状面上的3 个弯曲。

4. 对于兴奋、躁动、行为紊乱的病人尽量在其较安静的情况下进行灌肠操作。操作时动作要轻盈，以减轻对病人的恶性刺激。

5. 如病人出现肠壁穿孔应立即停止操作，及时通知医生，配合医生进行止血等抢救。严重者立即手术缝合救治。

二、肠黏膜损伤

（一）原因

1. 医护人员为病人灌肠操作时未注意直肠的生理弯曲，动作不够轻柔可致肠黏膜损伤。

2. 灌肠溶液应为40℃左右，如果溶液温度过高，可致肠黏膜烫伤。

3. 为昏迷或麻醉未清醒病人灌肠时，由于病人感觉障碍较易造成肠黏膜损伤。

4. 为兴奋、躁动、行为紊乱病人进行灌肠时，因病人不配合操作，护士用力不均也易造成肠黏膜损伤。

（二）临床表现

病人感觉下腹部疼痛，肠道有少量出血。

（三）预防和处理

1. 操作前先用液状石蜡润滑导管，插管时动作要轻柔缓慢，切忌粗暴用力。遇有阻力时，要回抽导管或轻转导管，同时请病人深呼吸放松腹壁，使导管缓缓插入。

2. 插管时要注意直肠在矢状面上的2个弯曲，即骶曲和会阴曲，同时也要注意在冠状面的3个弯曲。

3. 对于兴奋、躁动、行为紊乱的病人尽量在其较安静的情况下进行灌肠操作。操作时，动作要轻柔，以减轻对病人的恶性刺激。

4. 如病人出现肠黏膜损伤应立即停止操作，及时通知医生，配合医生进行止血等抢救。

5. 选择粗细合适、质地软的肛管。

第七节　PICC置管常见并发症的预防与处理

经外周静脉穿刺中心静脉置管（peripherally inserted central venous catheters，PICC）是由外周静脉（贵要静脉、肘正中静脉、头静脉）穿刺插管，并使其顶端位于上腔静脉或锁骨下静脉内的深静脉导管植入术。常见并发症的预防和处理方法如下：

一、导管堵塞

1. 未按时冲管或冲管方法不当。

2. 输注特殊药物如：乳剂、甘露醇、化疗药物、配伍禁忌药物致药物沉淀阻塞导管。

4. 采血后未及时冲管。

5. 输液速度过慢、导管扭曲、打折、接头松动、脱落

6. 患者血液呈高凝状态。

（二）预防

1. 保持PICC导管的通畅，避免扭曲、打折，穿刺及送管时动作要轻柔，避免损伤血管壁，减少血栓形成。

2. 穿刺点外露导管妥善固定以“S”形，在置管后，记录每个患者的导管置入长度，在每次换药和冲管过程中，仔细观察现有长度是否与置入长度相符。

3. 正确的冲管方法是置管成功后立即用肝素稀释液脉冲式冲管等，输注黏稠度较高的液体及血制品后，要用生理盐水把导管完全冲干净。

4. 输液完毕时应及时封管，以生理盐水行脉冲式推注冲管，使用输液接头正压封管。（使用中冲管3次／日，间歇期1次／周，有特殊情况及时处理）

（三）处理方法

1. 先仔细检查导管外露部分有无打折、扭曲及长度。

2. 若为血栓形成阻塞导管，可采用肝素或尿激酶溶栓治疗：先抽回血，若遇有阻力不见回血，切不可用暴力、导丝或冲管来清除凝块，以免使导管损伤、破裂或造成栓塞，可用负压方式进行再通，反复数次，见回血后抽3～5毫升血，使导管畅通。如三次溶栓不成功，可考虑拔管。

二、静脉炎、穿刺点感染

（一）原因

以肘正中静脉置管与头静脉置管出现静脉炎最为明显，大多数患者在置管后2～3天内出现静脉炎，少数患者在置管后15天左右出现。临床表现主要是沿穿刺点向上出现局部红肿。PICC 置管后静脉炎与穿刺点感染的发生可能与以下原因有关：

1. 护理操作、病人体质、免疫力等个体差异。
2. 对导管材质过敏，被穿刺静脉小，导管型号大或材料过硬。
3. 置管初期术肢剧烈运动导致导管与血管壁产生机械摩擦、感染等。
4. 置管后血液流速减慢，血栓形成。
5. 导管、药物在血管内造成异物刺激，加之病人紧张致使血管收缩痉挛，造成上肢肿痛、疼痛而发生静脉炎。
6. 敷料不透气，穿刺部位皮肤潮湿。
7. 病人机体抵抗力下降等。

（二）预防

1. 置管前选择粗直弹性好的血管和型号匹配的导管，首选肘正中静脉，其次是贵要静脉（静脉瓣少，血管粗）。

2. 血管最好选择右侧路径，因左侧路径较长、弯曲，插管时难度较大而且容易损伤血管内膜：导管的型号应于血管的大小相适宜。

3. 严格执行无菌操作技术，置管前严格消毒局部皮肤，置管后定期换药（4～7天一次），及时检查创口情况，保持穿刺点周围皮肤清洁。穿刺时置管动作要轻柔，被穿刺肢体制动，可减少对血管的机械性刺激，以免损伤血管内膜；穿刺完毕后以无菌透明贴固定，便于观察穿刺点，及早发现静脉炎。

4. 根据病人情况，及时更换敷贴，特别是当病人出汗较多时，更换时采用适当的敷贴，消毒范围大于10厘米。透明贴不粘或被污染时应及时更换。

（三）处理方法

静脉炎通常发生于穿刺后48～72小时，一旦发生应给予对症处理。

1. 局部用50%硫酸镁溶液湿敷，每天2次，每次20分钟。

2. 置管后如发现穿刺点出现红肿、疼痛和（或）局部出现脓性分泌物，应按伤口感染处理。

3. 如出现发热、寒战等症状。应考虑是否并发感染性败血症，应严密观察。

4. 若为机械损伤、药物刺激导致的静脉炎，一般可通过热敷、远红外线照射（每天3次，每次30分钟）、抬高患侧手臂、外用消炎止痛膏、限制患肢过多活动及调整输入液体的浓度等处理。

5. 若为血栓性静脉炎，可给予热敷或同血栓堵塞导管处理方法。

6. 情况严重者及时拔除PICC管。

三、穿刺点渗血、水肿

（一）原因

1. 穿刺针过粗而置入导管过细。
2. 病人凝血功能异常。
3. 局部反复穿刺。

（二） 预防

1. 病人血管情况好，穿刺针应与导管相适应。
2. 剧烈频繁咳嗽时可用手指按压在穿刺点，防止因静脉压增高而渗血。
3. 置管前常规检查凝血功能，穿刺后按压穿刺点2～3分钟，凝血机制较差者按压的时间应增至5～10分钟，制动30分钟，24小时内限制插管侧上肢过度活动，或加压敷料固定24小时，必要时停服抗凝剂，给予止血剂。

（三）处理方法

1. 在穿刺点加盖无菌纱布，再透明敷贴固定后指压穿刺点5～10分钟或局部给予冰袋或沙袋压迫止血，以促进血液凝固。嘱患者在咳嗽、咯痰或如厕时按压穿刺部位，防止压力过大血液渗出。

2. 穿刺部位皮肤潮湿多汗，创口易于出现渗出物，可酌情增加换药次数，能有效地抑制渗出物的出现。

四、导管漂移或脱出

（一）原因

1. 导管固定不牢固，更换贴膜时方法不正确。
2. 过度牵拉导管，主要是由于病人肢体频繁活动。
3. 患者缺乏自我保护导管方面的知识。

（二）预防

1. 指导病人休息与活动，穿刺侧肢体勿频繁活动，妥善固定导管。
2. 定期检查导管，记录好外留导管的位置与长度，发现异常情况及时采取措施。
3. 更换贴膜时手法轻稳、正确，顺着导管方向从下往上揭去贴膜，以免将导管拔出。

（三）处理方法

1. 导管漂移时，拍胸片找出漂移的位置，使导管移至正常位置，若无不适感可继续使用。

2. 导管外脱时，严格无菌操作从里向外碘附消毒脱出的导管，嘱病人手臂外展90°，然后将外脱的导管送到“0”点。

五、静脉血栓

（一）原因

1. 导管因素。

留置导管尖端对静脉壁的刺激，导管直径过粗，头端置入位置过浅，留置时间过长。

2. 疾病和用药因素。

肿瘤患者血液呈高凝状态，化疗药物引起血管壁硬化和血管内皮损伤。

3. 其他。

老年病人血细胞老化，变形能力差，聚集性强，易促进血液凝固和血栓形成。

（二）预防

1. 在操作前应做好患者的心理工作，解除患者的心理负担，使患者放松心情，防止由于患者过度紧张而使血管痉挛，造成穿刺后送管困难，为防止状况的发生，必要时可给予局麻下操作，减轻穿刺时给患者带来的痛苦和恐惧，增加置管的成功率。

2. 护士应具有高度的责任心，严格执行无菌操作并遵守操作规程，操作时应使用无粉手套，如是滑石粉的手套，一定要冲净滑石粉，操作中动作轻柔，手套尽量不要直接接触管壁。

3. 在穿刺及送导管时，要使患者上肢尽量外展和身体呈90°，导管头到达患者肩部时，嘱患者将头转向穿刺侧90°，并将下颌贴近肩部，以避免误入颈静脉。而其要求护士操作时动作要轻柔，穿刺时尽量一次成功，避免反复穿刺给血管内膜造成损伤，防止血栓形成。

4. PICC置管后应指导患者

（1）注意冬季保暖，插管侧肢体不要过度活动致导管随肢体运动增加对血管内壁的机械刺激，但可以加强插管侧手部活动，促进穿刺上肢的血液回流，可减少血栓形成的概率。

（2）加强对插管患者的巡视，提醒患者避免压迫插管侧肢体。

（3）嘱患者在置管侧肢体出现酸胀、疼痛等不适感觉时及时报告，以便及时处理。

（三）处理方法

如果疑似血栓形成，应立即进行血管造影或多普勒超声检查，确诊后，与血管外科联系，可先不急于拔管，在血管外科，可利用PICC管将溶栓药物直接作用于栓子处，边溶栓边拔管，溶栓期间要做好患者的护理工作。

1. 心理护理。护士应主动与患者交流，减轻其紧张恐惧心理，并讲解深静脉血栓发生的过程及溶栓治疗的必要性、安全性以及注意事项，使患者对治疗心中有数，保持良好的心境，积极配合治疗和护理。

2. 患肢的护理。急性期患者绝对卧床休息7～14天，抬高患肢20°～30°，以促进血液回流，每天测量患肢、健肢同一水平臂围，观察对比患肢消肿情况，并观察患肢皮肤颜色、温度、感觉及桡动脉搏动，做好记录及时判断效果。

3. 患肢制动，避免按摩。

4. 避免在患肢输液和静脉注射，预防肺栓塞的形成。

5. 注意出血倾向，监测患者血常规、血小板、出凝血时间、凝血酶原时间。

6. 抗凝、溶栓治疗。

第十章　危重症患者的疼痛管理与镇静

疼痛造成患者痛苦，并可能留下精神创伤，且会导致躯体应激反应，出现生理、心理和行为异常，如血压增高、焦虑、躁动，甚至攻击行为，使治疗与护理措施难以进行。对危重症患者的疼痛管理和镇静能将患者维持在一个相对舒适和安全的状态，并通过调节患者的代谢和以交感神经兴奋为主的神经内分泌活动，使其适应患病时期的循环灌注和氧合状态，减轻器官功能负担，促进器官功能恢复，尽可能减轻患者的精神创伤。

第一节　危重症患者的疼痛管理

◎导入案例与思考

患者，女，72岁，“外伤后双侧股骨颈骨折，进行双侧全髋关节置换术后”入ICU。术后保持外展、外旋、轻度屈曲位。患者全麻清醒后诉双下肢及臀部疼痛。查体：血压（blood pressure，BP）135／80mmHg（17.96／10.64kPa），脉搏（pulse，P）100次／分，呼吸频率（respiratory frequency，R）17 次／分，SO_2 95%。双侧引流管通畅，引出少许淡血性液。

（1）患者目前的护理问题是什么?

（2）护士对此患者的评估要点包括哪些?

（3）护士应如何进行疼痛护理?

一、疼痛概述

疼痛是组织损伤或潜在损伤导致的不愉快感觉和情感体验。疼痛给患者带来痛苦，并引发一系列躯体并发症。

1. 内分泌／代谢　机体释放抗利尿激素、促肾上腺皮质激素、皮质醇、儿茶酚胺激素、胰高血糖素增加。

2. 心血管系统　交感神经兴奋，使血管阻力、心肌耗氧量增加；血小板黏附功能增强，纤溶活性降低，血液处于高凝状态。

3. 呼吸系统　呼吸浅快，肺通气功能下降。

4. 消化系统　胃肠道的蠕动和排空减缓；机体处于高代谢状态，易发生负氮平衡。

5. 骨骼肌肉系统　肌肉痉挛，张力高，关节活动度下降。

6. 泌尿系统　抗利尿激素和醛固酮的异常释放，使尿量减少、水钠潴留。

7. 免疫系统　抑制炎症和免疫反应，易发生感染，甚至脓毒症。

疼痛管理是对疼痛进行评估和诊断，使用药物和非药物方法预防、减轻和消除疼痛的全方位的治疗与护理。

二、危重症患者疼痛的评估

危重症患者的疼痛多源自躯体疾病。因此，首先应对患者的健康史及病情进行评估，分析疼痛的原因。其次，护士应细心观察，耐心倾听患者主诉，使用疼痛评估工具判断患者是否存在疼痛并确定疼痛程度。在实施了镇痛的治疗和护理措施后，对疼痛进行持续监测，以此作为判断镇痛效果和调整镇痛措施的依据。

由于疼痛是主观感受并有显著个体差异，而且危重症患者通常无法对疼痛进行主动的表达和描述，因此，常使用量表判断疼痛和评估治疗效果。常用的量表包括行为疼痛评估量表（behavioral pain scale，BPS）和危重监护疼痛观察工具（critical care pain observation too1，CPOT）。语言评分法、数字评分法、二视觉模拟评分法和面部表情法等普通的疼痛评估工具也适用于危重症患者。不应单独使用生命体征对危重症患者进行疼痛评估。

三、危重症患者疼痛的护理

药物干预是用于危重症患者疼痛管理的最主要方法，亦常配合使用物理、认知-行为疼痛管理等非药物镇痛方法。

（一）药物镇痛的护理

1. 熟悉镇痛药物的药理作用。

常见镇痛药物包括：

（1）非甾体抗炎药：作用于外周疼痛感受器，主要通过抑制受伤局部前列腺素的产生而发挥镇痛作用，长期使用无成瘾性。常用药物包括阿司匹林、布洛芬等。

（2）阿片类镇痛药：通过与阿片受体相结合以改变患者对疼痛的感知，长期使用会产生耐受性和成瘾性。常用药物包括：吗啡、可待因、哌替啶等。

（3）非阿片类镇痛药：曲马多是一种中枢镇痛药，发挥弱阿片和非阿片两种镇痛机制，成瘾性弱于吗啡，呼吸抑制的作用比吗啡轻。对乙酰氨基酚通过抑制前列腺素的合成与释放，提高痛阈而起到镇痛作用。

（4）局麻类镇痛药：通常与阿片类药物联用，用于术后硬膜外镇痛，通过抑制神经细胞去极化而发挥作用。主要药物包括利多卡因、丁哌卡因等。

2. 遵医嘱正确用药 护士应严格根据医嘱，正确给药。疼痛管理的用药主要分为预防和治疗两部分。在手术后或执行侵入性操作前，医生防性地给予镇痛药物。对于已经存在的疼痛，药物的作用是减轻或消除疼痛。护士应了解各种镇痛药的代谢周期，严格把握给药的时间间隔。

危重患者的生理病理状态特殊，应根据患者病情选择恰当的给药方式：

（1）常规给药方式：包括口服、肌内注射、静脉输注和经皮给药等。若使用口服途径，需考虑危重症患者的胃肠道功能是否减弱而影响药物吸收。若使用肌内注射途径，因危重症患者多有心输出量和组织灌注的改变，可影响药物的吸收。

（2）皮下持续注射：将镇痛药以微量注射泵为动力持续推注到患者皮下（通常为腹部）的方法。这种方法避免了皮下注射时药物浓度大、持续时间短的缺点。危重症患者的血管条件较差，皮下持续注射法避免开放静脉，并能持续稳定发挥镇痛效果。

（3）硬膜外注射：一般术前或麻醉前为患者置入硬膜外导管，将阿片类或局麻药物以间断单剂推注、持续输注或由患者自控推注等方法，注入硬膜外。硬膜外注射法能避免深度镇静患者，对患者呼吸循环等生理功能影响小，减少阿片药物的使用量，并能获得更持久的镇痛。硬膜外镇痛的并发症包括恶心、呕吐、皮肤瘙痒、尿潴留和血压下降等。因为置管位置特殊，要求护士严格遵守无菌原则，确保导管无移位、敷料完整，密切观察穿刺部位有无炎症以及背部是否有肿胀。

此外，也可根据患者病情选择使用患者自控镇痛（patient controlled analgesia，PCA），指当疼痛出现时，由患者自行按压机器按钮而向体内注射一定量的镇痛药以达到镇痛效果的方法。临床上可分为静脉PCA、皮下PCA、硬膜外PCA。PCA适用于清醒合作并有能力控制镇痛泵按钮的患者，目前已有各种设计以尽量减少患者按镇痛泵按钮的难度。

3. 密切观察药物效果 使用药物后，护士应观察药物的起效时间，可借助本机构规定的疼痛评估量表，评估镇痛效果。如果镇痛效果不理想，应及时报告医生，对药物进行调整。

4. 严密监测药物副反应 对于使用了非甾体抗炎药的患者，护士应注意患者是否出现胃肠道出血，并需监测肝肾功能。使用了阿片类镇痛药后，应严密监测患者是否出现呼吸抑制、血压下降、过度镇静、胃肠蠕动减弱、尿潴留和恶心呕吐等副反应。使用了局麻类镇痛药后，应注意监测有无嗜睡、呼吸抑制、低血压、心动过缓和心律失常等。一旦患者出现副反应，应立刻报告医生进行处理。

（二）非药物镇痛的护理

对于危重症患者配合使用非药物的镇痛方法能降低镇痛药物的使用量，减少并发症的发生。

1. 经皮电刺激神经疗法（transcutaneous electrical nerve stimulation，TENS） 该疗法是将特定的低频脉冲电流通过皮肤输入人体以治疗疼痛的方法。

2. 注意力分散法 通过使用音乐、对话、看电视等方法，转移患者对疼痛的关注程度以达到镇痛效果。

3. 想象法 引导患者通过想象一些美好的情境而达到镇痛的效果。

4. 放松法 放松法能使患者耗氧量下降，舒缓呼吸，降低心率血压和肌肉的张力。

5. 深呼吸和逐步放松法 可引导患者先进行深呼吸，随后配合肌肉放松练习。

6. 抚触、按摩法 抚触或按摩可刺激A-α和A-β传入神经，达到类似TENS的效果；抚触、按摩带来的刺激亦可分散患者对疼痛的注意力而减轻疼痛感。

第二节 危重症患者的镇静

由于处于强烈的应激状态，危重症患者常躁动不安，有可能引发意外事件，并增加机体耗氧。因此镇静是对危重症患者重要的治疗措施之一。

一、镇静概述

镇静指应用药物、精神和心理的照护与抚慰等措施，减轻焦虑、躁动和谵妄，使危重症患者处于安静状态，催眠并诱导顺行性遗忘的治疗方法。镇静的原则包括：

1. 去除焦虑躁动原因，并首先使用非药物方法进行安抚。
2. 实施有效的镇痛后再考虑镇静。
3. 持续监测镇静程度，做到“无监测勿镇静”。
4. 根据患者情况，实施每日间断镇静或轻度镇静等策略。

二、危重症患者镇静的评估

（一）镇静适应证的评估

首先应根据患者病情，确定是否需要镇静。镇静的适应证包括：疼痛、焦虑、躁动、睡眠障碍和谵妄。

（二）镇静的主观评估

镇静开始后，应有规律地持续对患者的镇静程度进行评估。镇静评估是评价镇静效果和调整镇静方案的依据。镇静的主观评价方法主要包括：

1. 镇静评分标准 总分1~6分，1分表示镇静程度最浅，6分表示镇静程度最深。

2. Riker镇静和躁动评分（sedation agitation scale，SAS） 根据患者不能唤醒、非

常镇静、镇静、安静合作、躁动、非常躁动和危险躁动等7种不同行为进行评分，总分1～7分。1分表示镇静程度最深，7分表示最严重的躁动。

3. 肌肉活动评分法（motor activity assessment scale，MAAS） 由SAS演化而来，增加了一些目的性运动评价条目，包括无反应、仅对恶性刺激有反应、触摸或叫姓名有反应、安静合作、烦躁但能配合、非常躁动和危险躁动等7个层级，总分0～6分。0分表示镇静程度最深，6分表示最严重的躁动。

4. Richmond躁动-镇静量表（Richmond Agitation Sedation Scale，RASS）。

（三）镇静的客观评估

对接受了神经肌肉阻滞药的患者不宜使用镇静的主观评价方法，可使用脑功能的客观评估指标，如脑电双频指数（bispectral index，BIS）、听觉诱发电位（auditory evoked potentials，AEPS）、患者状态指数（patient state index，PSI）等。

◇B OX 16-1 脑电双频指数用于镇静监测。

BIS的临床应用开始于麻醉学专业，作为监测患者麻醉状态下意识水平的指标，目前其应用延伸至ICU，尤其适合于使用肌松剂患者镇静状态的监测。BIS在一定程度上弥补了主观评估的缺陷，能对患者的镇静程度进行客观、实时的监测，避免额外给患者带来刺激。

三、危重症患者镇静的护理

危重症患者镇静的护理包括：镇静前、镇静中和镇静药撤离的护理。

（一）镇静前护理

1. 尽量减少对患者的刺激，集中安排护理操作，需对患者进行约束时，应保持其肢体处于功能位并适时松解。

2. 加强心理护理，理性乐观地安抚、鼓励患者，并引导其使用深呼吸、冥想等放松技术，保持患者处于平稳的精神状态。

3. 尽量营造安静的环境，改善患者睡眠质量。

4. 评估患者是否具有镇静的适应证，遵医嘱准备进行镇静治疗。

（二）镇静中护理

1. 药物的镇静护理。

（1）熟悉镇静药物的药理作用：常用的镇静药包括：

①苯二氮䓬类：通过与中枢神经系统内γ-氨基丁酸受体相互作用，发挥催眠、抗焦虑和顺应性遗忘作用。常用药物包括咪达唑仑、地西泮等。

②丙泊酚：通过激活γ-氨基丁酸受体发挥镇静催眠、顺应性遗忘和抗惊厥作用，特点是起效快，作用时间短，撤药后患者可迅速清醒。

③α_2受体激动药：有很强的镇静、抗焦虑作用，同时具有镇痛作用，可减少阿片

类药物的用量，亦具有抗交感神经作用。常用药物有右旋美托咪定。

（2）遵医嘱正确用药：护士应严格根据医嘱，正确给药。镇静药物的给药途径以持续静脉输注为主，此外，还包括经肠道（口服、肠道造瘘或直肠给药）、肌内注射等。

（3）密切观察药物效果：使用药物后护士应观察药物的起效时间，持续评估患者的镇静程度。如果镇痛效果不理想应及时报告医生，对药物进行调整。

（4）严密监测药物副反应：

①苯二氮䓬类：负荷剂量可引起血压下降，尤其是对于血流动力学不稳定的患者，护士应严密监测生命体征。护士应注意该类药物的作用存在较大个体差异。老年患者、肝肾功能受损者药物清除减慢，肝酶抑制药也会影响其代谢。反复或长时间使用可致药物蓄积或诱导耐药的产生。

②丙泊酚：单次注射时可出现暂时性呼吸抑制和血压下降、心动过缓，护士应严密监测心脏储备功能差、低血容量患者的生命体征。丙泊酚的溶剂为乳化脂肪，长期或大量使用应监测血脂。

③α_2受体激动药：右旋美托咪定由肝脏代谢，经肾排出，故肝肾功能障碍的患者应减少使用量。该药物作用机制在于迅速竞争性结合并激动α_2受体，护士应注意给药过快会导致α_2受体骤然兴奋而产生一过性高血压；其后由于α_2受体与儿茶酚胺结合反应性下降可能导致心率和血压下降，护士应密切观测。

◇B OX 16-2患者自控镇静。

患者自控镇静（patient controlled sedation，PCS）是在PCA技术的思路上发展起来的，在医师预先设定程序和安全限量基础上，由患者控制镇静药的速度和次数以控制自身的镇静水平。PCS的安全性建立， 在“安全控制”效应的基础上，因随着镇静程度的加深，患者的反应变得越来越迟钝，进行有效按压的次数减少；当患者一旦进入睡眠，就不可能再进行按压，也就不会进一步加深镇静的程度。在PCS中，药物的用量根据药物在个体产生的效应来调节，克服了麻醉师给药时根据患者一般情况和体重平均用药带来的缺陷。目前用于PCS的药物主要是丙泊酚和咪唑地西泮。

2. 镇静策略　镇静不足患者会出现焦虑、躁动、与呼吸机对抗等。镇静过度会造成患者呼吸抑制、血压下降、肠麻痹等，因此，护士应配合医生实施恰当的镇静策略。间断镇静每日唤醒策略是指每日停用一定时间的镇静药物唤醒患者。每日唤醒策略能打断镇静剂造成的神经–肌肉阻滞，避免呼吸机依赖、肌肉失用等情况的发生，而且为医生提供了评估患者病情、并发症和治疗效果的机会。在执行每日唤醒策略期间，应密切观察患者停用镇静药后的苏醒状况，一旦患者发生躁动等情况应采取保护、约束等措施确保患者安全。

3. 镇静患者的常规护理　护士应遵医嘱给予镇静药物，并加强对患者精神心理的支持和安慰。镇静治疗开始后，应加强基础护理。

（1）确保安全：患者自我防护能力减弱甚至消失，护士应谨慎操作，确保患者安全。

（2）做好呼吸道管理：患者咳嗽排痰能力减弱，尤其是呼吸机支持呼吸的患者，应定时评估呼吸道分泌物和肺部呼吸音情况。

（3）预防压疮：患者自动调整体位的能力减弱或消失，应为患者定时翻身，预防压疮。

（三）镇静药物的撤离

当患者病情恢复、大剂量或较长时间使用镇静剂而可能产生生理性依赖时，需撤除镇静药物。护士应严格根据医嘱，有计划地递减镇静药剂量。撤药过程中应密切观察患者的反应，警惕患者出现戒断症状，保护患者安全。

第十一章　精神心理感官类疗法护理规范

第一节　芳香疗法护理规范

一、芳香疗法概念

芳香疗法是指将气味芳香的药物，如丁香、香、木香、白芷、薄荷、冰片、麝香等，制成适当的剂型，或以萃取自植物的精油等为媒介，透过吸嗅、按摩、熏等各种方式作用于全身或局部，使身体吸收而影响情绪，改善身体机能以防治疾病的方法。

二、适应证

香味不仅给人以舒适的感觉，还能净化空气，对人体健康有益。芳香疗法是指用芳香油和其他一些芳香物质防治精神和神经方面的疾病，如疲劳症、易怒、失眠及皮肤病、变态反应等症还有助于增强肌体的抵抗力、刺激性欲和治疗某些不孕症等。

三、禁忌证

对于孕妇、高血压患者、青光眼患者慎用。过敏体质、癫痫、哮喘等病的患者禁止或限制使用。体虚多汗者慎用。

四、评估要点

1. 评估患者的临床表现、既往史和药物过敏史。
2. 评估所用香药或精油的作用及患者是否耐受。

五、护理操作规范要点

（一）按摩法

适用症状：脸部护理、全身按摩、肌肉紧张、肩膀僵硬、减肥健胸、痛经、腹痛、便秘、抽筋等。

建议用法：脸部，精油1～4滴添加于5ml的天然油，搅匀后即可用来按摩身体，精油5～8滴添加于10ml的基底沐浴或按摩精油，搅匀后即可用来按摩。

（二）沐浴法

适用症状：全身机能调理、神经衰弱、解除疲劳、风湿关节痛循环系统不佳、焦虑和沮丧、精神紧张等。

建议用法：沐浴，将精油5～8滴添加于10ml的基底沐浴胶中，搅匀后即可用来淋浴泡澡，将精油5～8滴加入装有温水的浴盆中，搅匀后即可用来泡澡。

（三）熏蒸法

适用症状：可安抚情绪、改善精神状况、失眠、增加记忆、净化空气、维护空气质量、提升情欲：并可消毒、避免呼吸道感染及预防感冒等。

建议用法：将熏香灯或熏香陶瓶加入八分满的水，再放入5～6滴的精油，点燃底部的无烟蜡烛可连续燃烧4小时。

（四）嗅吸法

适用症状：改善呼吸系统问题、鼻塞、气喘、醒脉、头晕、反胃等。

建议用法：将23滴的精油滴在手帕上，直接吸嗅即可。

六、注意事项

1. 有些精油有明显的收缩血管等作用，因此孕妇、高血压患者、青光眼患者慎用

2. 有些精油对中枢神经有强烈的兴奋或抑制作用，一定要注意控制用量，且癫、哮喘等病的患者禁止或限制使用。

3. 有些精油有发汗作用，体虚多汗者慎用。

4. 活动性肺结核患者慎用。

5. 最好在医师和专门从事芳香疗法的专家的指导下使用。

6. 使用精油沐浴以适中的水温为主，以免使精油挥发得太快浸泡时需避免溅到眼睛。

第二节　心理疗法护理规范

一、心理疗法概念

心理疗法又叫精神疗法，是医生与患者交往接触过程中，通过语言来影响患者的心理活动的一种治疗方法，包括：心理咨询支持性心理治疗、领悟治疗或说理治疗、信念治疗、放松治疗、系统脱敏治疗、行为治疗、集体治疗等。

二、适应证

心理疗法适应于神经症，人格障碍，行为障碍，心身疾病，性心理异常，处在缓解期的某些精神障碍。干预的特点：强调人格的改造，问题行为的矫正，重视症状的消除。

三、禁忌证

心理疗法无绝对禁忌证，对不配合者不宜使用。

四、评估要点

1. 患者的临床表现、既往史。

2. 患者的年龄、心理状况。

五、护理操作规范要点

（一）心理疗法

包括心理咨询、支持性心理治疗、领悟治疗或说理治疗、信念治疗、放松治疗、系统脱敏治疗、行为治疗、集体治疗等。

1. 个别心理治疗　指治疗师与来访者个别进行谈话形式进行的心理治疗。治疗师与来访者交谈的目的在于治疗师了解疾病发生的过程与特点，帮助来访者掌握自己疾病的情况，对疾病有正确的认识，消除紧张不安的情绪，接受治疗师提出的治疗措施，并与治疗师员合作，与疾病作斗争。个别心理治疗是一种普遍应用的心理治疗方式。

2. 集体心理治疗　指治疗师把有同类问题的来访者组织起来进行心理治疗。一般把来访者分成几个小组，每个小组由数个或十几个来访者组成，并选出组长。集体心理治疗的主要方法是讲课、活动与讨论。治疗师根据患者中普遍存在的心理因素及观点.深入浅出地对来访者讲解有关的症状表现、病因、治疗和顶后等。使来访者了解问题的发生发展的规律，消除顾虑，建立信心。或组织组员进行活动，之后大家分组讨论。来访者联系自身实际情况进行活动，讨论时要力求生动活泼，鼓舞来访者进行分析和自我分析。治疗师可邀请治疗效果较好的来访者做治疗的经验介绍，通过现身说法、起到示范作用。

个别心理治疗与集体心理治疗还可以结合起来。集体心理治疗着重同类来访者的共同的问题，个别心理治疗侧重解决患者的具体问题。

3. 家庭心理治疗　治疗师根据来访者与家庭成员之间的关系，采取家庭会谈的方式，建立良好的家庭心理气氛与家庭成员之间的心理相容，家庭成员共同努力使得来访者适应家庭生活。在家庭心理治疗时，必要的家庭成员都要参加。

（二）中医心理治疗的方法

1. 暗示解惑法　暗示疗法是采用含蓄、间接的方式，对患者的心理状态产生影响，以诱导患者“无形中”接受医生的治疗性意见，或产生某种信念，或改变其情绪和行为，甚或影响人体的生理机能，从而达到治疗疾病的目的。暗示的方法，一般多采用语言，也可采用手势、表情，或采用暗示性药物及其他暗号来进行。

2. 顺情从欲法　人的一切活动，都是为了满足生理或心理的需要。物质决定精神，需求的满足与否，会影啊人的情绪与行为。必需的生活欲望不能得到满足，不仅影响正常的生理活动，甚至导致精神神志的病变而出现失眠症。对其仅用劝说疏导、移情易性，甚至采取强行压制的办法，是难以解除患者的疾苦的。只有当其生活的基本欲望得到满足时，疾病才有可能痊愈。

3．劝说开导法　在一定条件下，言语刺激对心理、生理活动都会产生很大的影响。因此，正确地运用“言语”这一工具，对患者采取启发诱导的方法，宣传疾病的知识，分析疾病的原因与机制，解除患者的思想顾虑，提高其战胜疾病的信心，使之主动积极地配合医生进行治疗，从而促进健康的恢复。所以，运用言语对患者进行劝说开导，是精神治疗的基本方法，对心理疾病防治具有较重要的价值。

六、注意事项

1．患者要受过适当的教育，能理解医生的解释和说明。

2．向患者讲明心理分析治疗的时间要长一些，至少三个月或更长时间。因此，请患者做好准备。

3．要求患者在治疗过程中，对生活中重要的事暂不做决定待治疗结束后再考虑。患者必须遵守治疗原则。

4．要求患者必须随时把浮现在脑子里的任何观念、想法全部说出来。

5．治疗环境要安静，不能有其他人员在场，以免干扰患者。

6．治疗前要经过严格的躯体和精神检查。有幻觉、妄想和严重行为紊乱的精神患者，不能进行心理分析治疗。因为他们思维不清，不能理解心理医生的解释。

第三节　音乐疗法护理规范

一、音乐疗法概念

音乐疗法又称为音乐治疗（Music therapy），是以心理治疗的理论和方法为基础，运用音乐特有的生理、心理效应，使求治者在音乐治疗师的共同参与下，通过各种专门设计的音乐行为经历音乐体验，达到消除心理障碍，恢复或增进心身健康目的的一种方法。

二、适应证

音乐疗法的适应证是神经症、严重精神疾病、心身疾病、综合医院有关心理疾病、各类行为问题、社会适应不良、某些老年病、各种心理障碍、人格障碍和性变态、亚健康状态等一般心理问题。还包括智力障碍、心智障碍、生理残疾（试听和言语障碍、外形缺陷以及脑和肢体瘓）、解毒、怯场、临终关怀、孤独自闭症等。

三、禁忌证

音乐治疗不同于一般的音乐欣赏，它是在特定的环境气氛和特定的乐曲旋律、节奏中，使患者心理上产生自我调节作用，从而达到治疗的目的，因此音乐疗法无绝对禁忌证，对不配合者不宜使用

四、评估要点

1. 患者的临床表现、既往史。
2. 患者的教育情况及家庭背景等情况。
3. 患者的心理素质。

五、护理操作规范要点

（一）主动音乐疗法

主动音乐疗法注重患者的参与，大多采取治疗师与患者合作的方式，成立治疗演奏团，治疗师和患者分别使用不同乐器，治疗者与患者一对一组合，或使患者与治疗组的1人或数人组合，或让患者一边敲击钢琴一边演唱自己喜欢的歌曲，使患者在演奏演唱中情绪高、心理充实而达到放松、治疗的效果。

（二）被动音乐疗法

被动音乐疗法注重治疗师的引导作用，强调欣赏音乐的环境设置。采取这种形式的方法也很多样。有的把心理治疗与音乐治疗相结合，治疗时，先对患者催眠，使患者潜意识中的活动呈现出来，通过播放事先选好的音乐，边听边进行中性的引导，让患者产生想象，然后自由联想，不断报告他的感受，患者跟着音乐走，医生跟着患者走，使患者在不知不觉中，充分进行自我认识，重新认识丰富的世界。有的把音乐作为转移注意力的手段，每人配发一台带耳机装置的盒式录音机和他们平素最喜欢听的音乐磁带，在手术期间倾听。有的研究尝试把传统的中医经络穴位学说与音乐治疗相结合，使用音乐电疗仪，把音乐信号转变成与音乐同步的低、中频电流，嘱患者戴上耳机仰卧，然后将电极衬垫浸湿放在电极板上，安置于人体的不同穴位，输出1～2mA的电流，通过不同声波的输入、输出，使物理能量对肌体产生振动，而产生局部麻颤、肌肉收缩、紧迫等感觉，从而改善局部血液循环，起到镇静、镇痛、消炎、缓解血压等作用。

（三）综合疗法

一般来说，具体施治并不局限于哪种方法的使用，主动、被动往往双管齐下。如提供几种活动方法，在音乐声中由音乐治疗师带领或由患者自己进行肢体上的运动。国外音乐疗法分别有以柔和的体操伴随熟悉的充满激情的音乐，或以面部按摩伴随熟悉的轻松音乐，或以治疗家间或指导的专门音乐进行肌肉松弛，或播放音乐前提示与抑郁情绪和机能障碍性想法相反的松弛意象以暗示性意象伴随熟悉的标题音乐，或指导患者伴

随音乐的特殊意象，构想自己起着积极作用，解决某个问题或改善情绪，或播放反复慢速音乐以加速入睡或尽量放松，或以有节奏的音乐以增强活力.或在绘画或其他艺术活动的同时听音乐，以欣赏或陶冶情绪等；还有人利用音乐导引练静松功、静养功，诱导患者入静，利用“内气”而治病；或利用通俗流行的轻音乐，根据音乐风格与人格类型、生物节律等并综合考虑病症、病因、体质、患者的文化背景、职业、性格、爱好诸因素，开列音乐处方实行辨证施乐。

（四）中医五音疗法

1．五音调情志　音乐能养生、治病、已被中外许多学者认，尤其是中国古典音乐，曲调温柔，音色平和，旋律优美动听，能使人忘却烦恼，从而开阔胸襟，促进身心健康。

在两千年前，中医的经典著作《黄帝内经》就提出了“五音疗疾”的观点。中医认为，五音，即角、徵、宫、商、羽，对应五行（木、火、土、金、水），并与人的五脏和五种情志相连。如宫调式乐曲，悠扬沉静、淳厚庄重，有如“土”般宽厚结实，可入脾脾；商调式乐曲，高亢悲壮、铿锵雄伟、具有“金”之特性，可入肺；角调式乐曲，朝气蓬勃，生机然，具有“木”之特性，可入肝；徵调式乐曲，热烈欢快、活泼轻松，具有“火”之特性，可人心；羽调式音乐，凄切哀怨，苍凉柔润，如行云流水，具有“水”之特性，可入肾。中医的“五音疗疾”就是根据五种调式音乐的特性与五脏五行的关系来选择曲日，以调和情志，调理脏腑，平衡阴阳，达到保持机体气机动态平衡、维护人体健康的目的。

依据上述原理，可采用以下方法调畅情志：

浮躁在五行中属“火”，这类人做事爽快，爱夸夸其谈，争强好胜。平时未发作时，应引导其积极的一面，听些徵调音乐如《步步高》《狂欢》《解放军进行曲》《卡门序曲》等，这类乐曲激昂欢快，符合这些人的性格，能使人奋进向上。在情绪浮躁时，则应用水来克制，听些羽调式音乐，如《梁祝》《二泉映月》《汉宫秋月》等，缓和、制约、克制浮躁情绪。

压抑在五行中属“土”，这些人多思多虑，多愁善感。平时应多听宫调式乐曲，如《春江花月夜》《月儿高》《月光奏鸣曲》等这些曲目悠扬沉静，能抒发情感。当遇到挫折，极度痛苦压抑时，应听角调式音乐，如《春之声圆舞曲》《蓝色多瑙河》《江南丝竹乐》，此类乐曲生机勃勃，能以肝木的勃朝气制约脾土的极度压抑，使其从痛苦抑郁中解脱出来。

悲哀在五行中属“金”，悲痛时，应听商调式乐曲，如《第三交响曲》《嘎达梅林》《悲怆》等，能发泄心头郁闷，摆脱悲痛，振奋精神。对于久哭不止，极度悲伤的患者，应听徵调式音乐如《春节序曲》《溜冰圆舞曲》《闲聊波尔卡》等。其旋律轻松愉快、活泼，能补心平肺，摆脱悲伤与痛苦。

愤怒在五行中属“木”，愤怒生气时，应多听角调式乐曲，疏肝理气，如《春风得意》《江南好》等。在愤怒至极，大动肝火时，应听商调式乐曲，如德沃夏克的《自新大陆》，艾尔加的《威风堂堂》等，以佐金平木，用肺金的肃降制约肝火的上亢。

绝望在五行中属“水”，这些人多因遇到大的挫折及精神创伤而对生活失去信心，产生绝望，故必须以欢快、明朗的徵调式乐曲，如《轻骑兵进行曲》《喜洋洋》，中国的吹打乐等，补火制水，重新唤起对美好未来的希望。

音乐治疗每日2～3次，每次以30分钟左右为宜。最好戴耳机免受外界干扰。治疗中不能总重复一首乐曲，以免久听生厌。治疗的音量应掌握适度，一般以70dB以下疗效最佳。

2. 五音手诊调理

（1）宫调式乐曲（脾音土音）——平衡的感觉。

曲目如：《春江花月夜》《月儿高》《月光奏响曲》。

（2）羽调式乐曲（肾音水间）——按摩的享受。

曲目如：《二泉映月》《汉官秋月》《喜洋洋》。

（3）商调式乐曲（肺音金音）——火炙的作用。

曲目如：《第三交响曲》《悲怆》《嘎达海林》。

（4）角调式乐曲（肝音木间）——拔罐的体会。

曲目如：《江南好》《春风得意》《江南竹丝乐》。

（5）调式乐曲（心音火音）——拍打的快感。

曲目如：《步步高》《狂欢》《解放军进行曲》。

3. 五音脉冲治疗

中医五音，是古代的宫、商、角、徵、羽五种调式音乐的特性与五脏五行的属性关系来选择曲日，进行调养治疗。

（1）宫调式乐曲：

特点：风格悠扬沉静、淳厚庄重，有如“土”般宽厚结实，可入脾。可调节消化系统功能、对神经系统、精神的调节也有一定的作用。

宫调式乐曲，如《春江花月夜》《月儿高》《月光奏鸣曲》等。

（2）商调式乐曲：

特点：风格高亢悲壮、铿锵雄伟，具有“金”之特性，可入肺可调节呼吸系统功能，对神经系统、内分泌系统有一定的影响。

商调式乐曲，如《第三交响曲》《嘎达梅林》《悲怆》。

（3）角调式乐曲：

特点：构成了大地回春，万物萌生，生机盎然的旋律，曲调亲切爽朗，生气蓬勃、清澈馨香，如暖流温心，清风入梦、具有“木”之特性，可入肝；主要调节神经系统，对内分泌系统、消化系统也有调节作用。

角调式乐曲：《春之声圆舞曲》《蓝色多瑙河》《江南丝竹乐》《春风得意》《江南好》。

（4）徵调式乐曲

特点：旋律热烈欢快、活泼轻松，构成层次分明、情绪欢畅的感染气氛，具有“火”之特性，可入心；主要调节循环系统，对神经系统与精神系统疾病也有调节作用。

听些徵调音乐，如《步步高》《狂欢》《解放军进行曲》《卡门序曲》等。

（5）羽调式音乐：

特点：风格清纯，凄切哀怨，苍凉柔润，如天垂晶幕，行云流水，具有“水”之特性，可入肾。主要对泌尿与生殖系统有调节作用。

羽调式音乐，如小提琴协奏曲《梁祝》《二泉映月》《汉宫秋月》《轻骑兵进行曲》《喜洋洋》等中国的吹打乐。

4. 琴声五音与养生

（1）宫调式：乐曲的风格主要是悠扬沉静、温厚庄重，给人以浓重厚实的感觉。根据五音通五脏的理论，音入脾，对脾胃系统作用比较明显，促进消化系统，滋补气血，旺盛食欲，同时能够安定情绪稳定神经系统。

宫音匹配土型人，即阴阳平和之人。其为人态度和顺可亲忠厚朴实，端庄持重，观察事物逻辑分明，易听取别人的意见，乐于助人，但性情略为保守。其性情温厚，阴阳调和，一般不容易感染疾病，音乐养生中可以多听典雅温厚的宫调乐。使身心更为健康。

代表曲目有：《梅花三弄》《高山》《流水》《阳春》等。

（2）商调式：商调式的风格铿锵有力，高亢悲壮，肃劲嘹亮。听商调音乐可以增强肌体抗御疾病的能力。商音入肺，可以加强呼吸系统的机能，对于改善卫气不足的状况。

商调匹配金型人，又称少阳之人。金型人意志坚定，性格开朗，独立意识强，判断是非能力及组织能力、自制能力颇强，有自以为是的倾向。金型人阳气较盛，音乐养生应该以调和阴阳为主发散阳气，适合听柔和的羽、角调式的音乐。

代表曲目有：《慨古吟》《长清》《鹤鸣九皋》《白雪》等。

（3）角调式：角调式乐曲悠扬，生机勃勃，象征春天万木皆绿，角音入肝，对诸如胁肋疼痛、胸闷、脘腹不适等肝郁不舒的诸种症状作用尤佳。

角调匹配木型人、为少阴之人。性格多愁善感，对人生比较悲观，认识事物的能力强，钻研学问，具有才华。木型人大多优柔寡断，沉默寡言，有时让人难以亲近。由于木型人阴气偏重阳气不足，建议配合用角调乐或宫调乐来调节阴阳。

代表曲目：《列子御风》《庄周梦蝶》等。

（4）徵调式：徵调的风格欢快，轻松活泼，像火一样升腾，具有炎上的特性。徵调入心，对心血管的功能具有促进作用，对血脉淤阻的各种心血管疾病疗效显著。

徵调匹配火型人，火型人属太阳之人，性格开朗，乐观，反应敏捷，积极主动，志向远大，即使失败也不易后退。但容易急躁冲动，自制力不强，甚至控制不了自己。火型人阳气过多、阴气不足，应配合听羽调式音乐，调和阴阳，避免阳气过剩而导致的一系列疾病和情绪上的失控。

代表曲目：《山居吟》《文王操》《樵歌》《渔歌》等。

（5）羽调式：羽调式清幽柔和，哀婉，有如水之微，羽声入肾，故可以增强肾的功能，滋补肾精，有益于阴虚火旺，肾精亏损，心火亢盛而出现的各种症状，如耳鸣、失眠、多梦等。肾精有补髓生脑之功，故羽调式的水乐有益智健脑的作用。

羽调匹配水型人，为太阴之人。性格内向，喜怒不露于表，不喜欢引人注目，心思缜密，谨慎精明，认识事物细致深刻。学问颇好，但含而不露。水型人阴气太重，医家主张，应该用水乐泄其阴气，再以火乐振奋其阳气，从而获得阴阳平衡。代表曲目：《乌夜啼》《稚朝飞》等。

六、注意事项

1. 注意根据患者的病情选择合理的音乐。
2. 临床中对五音的选择注意辨证。
3. 可以与音乐工作者紧密合作开展治疗。

第四节　足浴疗法护理规范

一、足浴疗法概念

中药足浴疗法是根据传统中医理论和现代全息生物学理论，应用托毒透邪、补肾活血养血方药，通过足部药浴，药性通过穴位直达脏腑，并施以足部穴位按摩，疏通经气，调理气血，这样达到托毒透邪、补肾活血养血的功效

二、适应证

足浴可改善足部的血液循环、消除疲劳、改善睡眠、调整血压、养生美容、养脑护脑、活血通络等。

临床应用中足浴疗法的适应证有：风湿、类风湿、关节炎、肩周炎、颈椎病、膝关节痛、腰腿痛、背痛、腰椎间盘突出、强直性脊柱炎、头痛、面症、手脚麻木、中风后遗症、心脑血管病、高血脂、脑血栓、神经衰弱、咽炎、坐骨神经痛、失眠、胃肠疾病便秘、遗精、阳痿、早泄、产后风、盆腔炎、卵巢囊肿、附件炎、乳腺增生等疾病。

三、禁忌证

1. 妊娠及月经期的妇女不宜进行足浴。

2. 各种严重出血病或局部受伤在24小时以内的患者不宜进行足浴。

3. 恶性肿瘤、肾衰竭、心力衰竭、败血症等各种危重病患者不宜进行足浴。

4. 急性传染病、外科急症或中毒的患者不宜进行足浴。

5. 正处于大怒、大喜、大悲之中的人不宜进行足浴。

6. 身体过度疲劳、精神紧张或精神患疾患的人士不宜进行足浴。

7. 饭前、饭后30分钟以内或过饥、过饱以及醉酒后的人士不宜进行足浴。

8. 足部患开放性软组织损伤、严重感染以及较重静脉曲张者不宜进行足浴。

9. 属特意体质的人士足浴可能出现过敏反应，应立即停止。

10. 在浴足过程中，由于足部血管受热扩张，可能会出现头等现象，若出现这类现象时，应暂停足浴，平卧休息，待症状消失后在进行足浴。

四、评估要点

1. 患者的临床表现、既往史及药物过敏史。

2. 患者的教育情况及心理素质等情况。

3. 患者足部皮肤及对温热的耐受程度。

五、护理操作规范要点

先将脚放入37℃左右的水中，然后让浴水逐渐变热至42℃左右即可保持水温，浴足时水通常要淹过踝部，且要时常搓动。

浴足时间不要少于30分钟，40分钟较适宜，这是普通热浴足方法。还有中药热浴足方法。每次足前先在水里放入煎煮过的药液（可兑水稀），然后按普通热浴足的方法进行。

六、注意事项

1. 足浴时要注意温度适中（适宜温度在40～45℃），既防止水温过热灼伤皮肤，尤其是昏迷、生活不能自理者，同时凉水欢血管的收缩作用而有利健康。最好能让水温按足部适应逐步变热。

2. 足浴的时间在30～40分钟为宜，足浴时间内水温要保持，尤其进行足浴治疗时，只有保持一定的温度和确保规定的足浴时间，才能保证药物效力的最大限度发挥，从而起到治疗的效果。

3. 足药浴时，如给予足部以适当的物理刺激，如按摩、捏脚或搓脚等，有条件者也可使用具有加热和按摩功能的足浴盆进行足浴，效果更佳。

4. 饭前、饭后30分钟不宜进行足浴，由于足浴时，足部血管扩张，血容量增加，造成胃肠及内脏血液减少，影响胃肠的消化功能。饭前足药浴可能抑制胃液分泌，对消化不利，饭后立即足浴可造成胃肠的血容量减少，影响消化。

5. 足药浴治疗时，有些药物外用可起泡，或局部皮肤发红瘙痒。有的患者属特异体质，用药后可出现过敏反应。出现这些症状后，应停止用药。

6. 足药浴所用外治药物，剂量较大，有些药物尚有毒性，故一般不宜入口。同时，足药治疗完毕后，应洗净患处，拭干。

7. 有传染性皮肤疾病者，如足癣患者，应注意自身传染和交叉传染的可能。同一家庭成员，最好各自使用自己的浴盆，以防止交叉感染或传播传染病。

8. 在进行足浴时，由于足部及下肢血管扩张，血容量增加，可引起头部急性贫血，出现头晕、头眩。出现上述症状时，可用冷水洗足，使足部血管收缩，血流充分流向头部，消除头部急性贫血，缓解症状。

9. 有出血等症状患者，不宜足浴。

第五节　饮食疗法护理规范

一、饮食疗法概念

饮食疗法又称食疗或食治，即是在中医理论指导下利用食物的特性来调节机体功能，使其获得健康或愈疾防病的一种方法。

二、适应证

通过食疗可以调理身体，还可以减肥、护肤、护发，适用范围广泛。

三、禁忌证

食物不仅能提供营养，而且还能治疾祛病。如近代医家张锡纯在《医学衷中参西录》中曾指出：食物“患者服之，不但疗病，并可充饥；不但充饥，更可适口，用之对症，病自渐愈，即不对症，亦无他患”。因此，临床使用时需根据不同疾病确定饮食的禁忌情况。

四、评估要点

1. 临床表现、既往史及食物过敏史。
2. 患者年龄及心理情况。患者合作情况。

五、护理操作规范要点

饮食疗法即可预防疾病、延年益寿，又可对疾病起治疗作用。

（一）糊类

糊类经过物理处理将食物打碎成糊状并加工成熟供人们直接食用。

（二）粥类

粥即用米加水煮制而成，如加入药物同煮便称作药，亦可将适量药汁兑入中供患者服用。它包括了食疗与药疗的双重效果。如干姜是中医用于温中散寒的药物、但无补养作用，只适用于里寒之症；粳米或糯米可以健脚益气，却没有散寒力量。若用干姜与米合煮粥服食，就成为具有温补脾胃，治疗脾胃虚寒的食治良方。又如用糯米煮成粥，在煎煮时加入适量葱、姜，煮熟后兑入一小杯醋，既能治疗感冒，又能防感冒。由于谷米煮粥，加入药特别是补益性的药粥，可以正常当作早餐或点心食用，既可充饥，又作食治。粥类食品简便易行，在古今食疗中用的最多。

（三）羹类

羹又称汤，它是以肉、蛋、奶、海味等为主体原料，制成的较稠厚的汤液。可作为正餐，亦可作为佐餐食用。如百合银耳羹，用百合50g，银耳25g，冰糖50g，先将百合、莲子、银耳加水煮熟，用文火煨至汤汁稍黏，再加入冰糖，冷后即可食用。具有安神健脑之功，每晚睡前服，治失眠、多梦、焦虑、健忘。

（四）茶类

又称“代茶饮”，是指含有茶叶或不含茶叶的药物，经粉碎混合而成的粗末制品（有些药物不经粉碎亦可）。一般不用峻猛或过苦的药材。药茶用开水沏后或加水煮后，即可象日常饮茶一样频频饮之。如治疗风寒感冒的姜糖茶，即由生姜、红糖组成。又如菊花茶，即以中药菊花用水沏后频服，可治头晕、目眩，具有清热、明目之功。

（五）酒类

亦称“药酒”，即用中药与酒相结合的一种液体剂型，可用浸泡法或酿制法制备。中医认为，酒能通血脉，去寒气，行药势。常用的药酒有枸杞酒、人参酒、鹿茸酒、健美酒等。但这种药酒的缺点是不能饮酒的人或肝肾功能差的人不宜用。

六、注意事项

遵守食疗原则有利于人体健康和疾病的防治。与此相反，若不遵守食疗原则就不利于这种目的，甚至有害，有关注意事项分述如下。

（一）盲目进补

必须对症进补，防止滋腻太过，这也是进补中常易出现的错误。如老年人如确实阴虚，要用熟地、阿胶之类，也应小量，不宜过于滋腻。鹿茸确能补精助阳，是著名补阳药，如骤用大量，就会出现鼻子流血、眼红、头晕等上火症状。所以要掌握一个度，从小量开始。

有些人想当然进补，认为多补无妨。比如鱼肝油含维生素A及维生素D人体在维生素A缺乏时可得眼干燥症及夜盲症，维生素D缺乏时可导致佝偻病，但实际上从食物中摄取维生素A已足够生理需要，只有在得了慢性肝炎、胰腺炎、腹泻时才会出现维生素A缺乏。如盲目长期大量服用.可致中毒，出现头痛、恶心、呕吐，毛发脱落，皮肤瘙痒，维生素D盲目长期大量应用，可致低热、烦躁、厌食、肝脏肿大、肾脏损害、骨骼硬化等。其他的维生素类药品，也不宜盲目想当然用来作为补药，如维生素C长期大量服用，可致肾、输尿管、膀胱结石；维生素B大量应用可致头痛、烦、心律失常、浮肿和神经衰弱。

（二）滥用药物食品

近年来，“药物食品”流行起来。这些“药物食品”一旦滥用，危害很大。它能使人体正常的生理活动遭到破坏，甚至致病。如含人参、鹿茸、石斛等的食品，常常不辨体质和病情，盲目乱用。

（三）不辨宜忌

在进行食疗的过程中，辨清食物的寒热温凉属性及其相应的作用，使用官忌十分重要。比如鱼所含的鱼油主要是二十碳五烯酸，具有抑制血小板凝集的作用，对防治冠心病和脑血栓形成大有益处，可是因其降低了血小板的凝聚性，可引起各种自发性出血，包括脑出血。所以，有脑出血倾向或已经有过脑出血史的人，就不宜盲目大量进食鱼类。

（四）食不偏嗜

合理膳食首先要求人们饮食要多样化。中医以五味代表各种食物及其特点，也认为各种食物的摄取不能有偏：如果长期偏食，就会影响正常生理状态甚至发生疾病。如《黄帝内经》说：“味过于酸，肝气以津，脾气乃绝：味过于成，大骨以劳，短肌，心气；味过于甘，心气喘满，色黑，肾气不衡；味过于苦，脾气不濡，胃气乃厚；味过于辛，筋脉沮驰，精神乃央。”又说：“多食成，则脉凝泣而变色；多食苦，则皮槁而毛拔；多食辛，则脉急而爪枯…”都反复说明了这一问题。

此外，《黄帝内经》指出：“饮食者，热无灼灼，寒无沧沧”。《金匮要略》也说：“服食节其冷热”。说明既不能过食生冷、瓜果也不能食温度过高、辛温燥热的食物。因为前者易损伤脾背阳气，引起少食腹泻、腹痛，或妇女月经不调等；后者易肠胃积热、伤阴劫液，引起口渴咽干、胃脘灼热或腹痛、便秘，也是诱发食管癌的重要因素。

（五）饮食有节

饮食有节或饥饱适当都是指饮食要适度，不能过少也不能过多。它是保证合理膳食的重要内容之一。一般来说，当食欲得到满足时，热量需要即可以满足，表示人体健康的标准之一的体重也可以维持正常。进食过少引起消瘦，进食过多引起肥胖，无疑都是不好的。

我国古代对饮食过多给人带来的损害十分注意。《黄帝内经》说，饮食“勿使过之，伤其正也”。首先是“饮食自倍，肠胃乃伤”。再则可引起某些疾病。对于饮食营养过于丰富造成的严重后果，《寿世保元》指出：“恣口腹之欲，极滋味之美，穷饮食之乐，虽肌体充腴，容色悦泽，而酷烈之气内蚀脏腑，精神虚矣”《饮膳正要》说：“故善养性者，先饥而食，食勿令饱。先渴而饮，饮勿令过。食欲数而少，不欲顿而多。”，即明确了如何掌握好饮食有节。

（六）妊娠产后饮食

妊娠、产后因孕育胎儿或哺乳等特殊生理情况，因此要选用适宜的饮食而避忌不适宜的饮食。学妇饮食要从谷物粮食、动物性食物中获得足够的热量，并根据妊娠不同阶段拟定饮食。如早期出现孕吐，饮食要投其所好，少吃多餐。2～3月呕吐消失后应多食富含蛋白质的动物性食物、大豆与干果，富含维生素、纤维素的蔬菜、水果。忌食过成、含钠多的饮食，如成鱼、腊肉。妊娠后期有水肿等情况时，饮食宜清淡，要少吃盐，宜食有健脚利湿功能的鲤鱼、鲫鱼、赤小豆、薏苡仁；同时还应食含铁、钙丰富的动物肝脏、肉松、豆制品。此期由于胎儿逐渐长大，影响脾胃运化，故应少食番薯、蚕豆、豌豆等易引起腹胀的食物。此外，妊娠期因脏腑经络之血皆注于冲任以养胎，机体相对处于阴血偏虚、阳气偏盛的状态，所以一般都应忌食辛辣刺激和温燥的饮食，如姜、辣椒、桂皮、酒、羊肉、狗肉等。

产后因产时的体力消耗与出血，产妇处于虚弱状态，又有哺乳的需要，因此应多食富含脂肪、蛋白质和能补养气血的饮食如动物性饮食、豆类、千果，或在膳食中添加黄芪、党参、当归大枣等。产后大便困难者，可多食蔬菜、芝麻、胡桃仁等。食量要根据产妇的胃口逐渐增加，饮食要容易消化。勿食生冷坚硬和过于肥腻味厚的食物，以免损伤胃气。

（七）病中饮食宜忌

汉代《金匮要略》说：“所食之味，有与病相宜，有与身为害，若得宜则宜体，害则成疾”。表明患病时对饮食应有所选择，由于疾病和证候的不同，饮食宜忌也不一样。如脾胃虚寒，腹泻腹痛者，宜食易消化、能补温中的饮食，如含山药、莲子、大枣砂仁、胡椒之类的饮食：忌食寒凉的生冷瓜果和滋腻的饮食.如冰棒、冷饮、西瓜、糯米饭、海参、肥肉。阴虚内热、发热心烦、口渴者，宜食能养阴清热的饮食，如含西瓜、番茄、芹菜、莲子心、麦冬之类的饮食；忌食温燥、辛烈刺激的饮食，如姜、辣椒、羊肉、浓茶、酒、咖啡。糖尿病患者宜食有助于降糖的饮食，如含山药、麦冬、甜菊叶、黄芪之类的饮食；忌食精制糖及其制品。一般来说，患病期间，都宜食性质温和、易消化、营养合理的饮食，忌食坚硬、黏滞、腥臭和过于油腻的饮食。

在疾病初愈，食欲刚好转时宜以糜粥调养，不可骤进日常饭菜或肉食之类厚味的饮食。以免难于消化，脚胃受累，甚至病难痊愈或疾病复发。尤其是胃肠道疾病较为常见

（八）四季饮食宜忌

四时调食，即顺应自然界四时之变化.适当调节自己的饮食。这种四时调食的观点是建立在中医养生学整体观念基础上的。饮食是人体与外界联系的一个方面，所以在饮食方面也应该适应自然界四时气候的变化，而做相应的调整。

春三月，人体肝气当令，所以饮食宜减酸益甘，以免肝气生发太过，特别是素体肝阳偏亢者，春季最宜复发，因此除了注意饮食调节外，最好以药物预防，可用甘味食物养脾气。

夏三月，气候暑热，人体消化机能下降，故宜吃清淡、宜消化的食物，特别要注意多吃些营养丰富的蔬菜、水果等。夏天出汗较多，津液相对匮乏，故适量饮用“绿豆汤”等冷饮，补充水分、清热解暑。但冷饮不宜过量，否则有害无益。我国人民自古就有饮茶解暑的习惯。现代研究证明，茶叶除含有粗纤维、胶质、叶绿素外，还含有生物碱、黄酮类、鞣质、维生素、麦角田醇、挥发油，以及少量的烟酸、叶酸、蛋白质、矿物质等。饮茶能提神醒脑，解除疲劳，增强记忆力。因此，夏季饮茶解暑要比冷饮效果更好。

秋三月，是肠胃道疾病的好发季节，此时尤应注意饮食卫生，以防“病从口入”。此外，立秋之后，不可贪吃冷饮凉食，以免损伤脾胃。

冬三月，阴盛阳衰，是身体虚弱者进补的较好时机。冬季进补的关键是食补，补益之品甚多，可因人而宜。

参考文献

［1］王桂兰，刘义兰，赵光红．专科疾病护理常规及操作规程［M］．武汉：湖北科学技术出版社，2006.

［2］李文珍，黄正新．护理风险应急预案与作业指导［M］．北京：人民卫生出版社，2006.

［3］李小寒，尚少梅．基础护理学［M］．北京：人民卫生出版社，2008.

［4］尚少梅．鲁昌盛．外科护理技术［M］．北京：北京出版社，2011.

［5］刘玲，李晓玲．临床护理指南丛书：泌尿外科护理手册［M］．北京：科学出版社，2011.

［6］刘新民．现代妇产科疾病诊断与治疗［M］．北京：人民卫生出版社，2012.

［7］李乐之，路潜．外科护理学［M］．北京：人民卫生出版社，2012.

［8］胡露红．外科护理学知识精要与测试［M］．武汉：湖北科学技术出版社，2013.